養育情感性障礙的孩子

如何克服憂鬱症和躁鬱症的障礙

Mary A. Fristad & Jill S. Goldberg Arnold 著
鄭麗月 譯

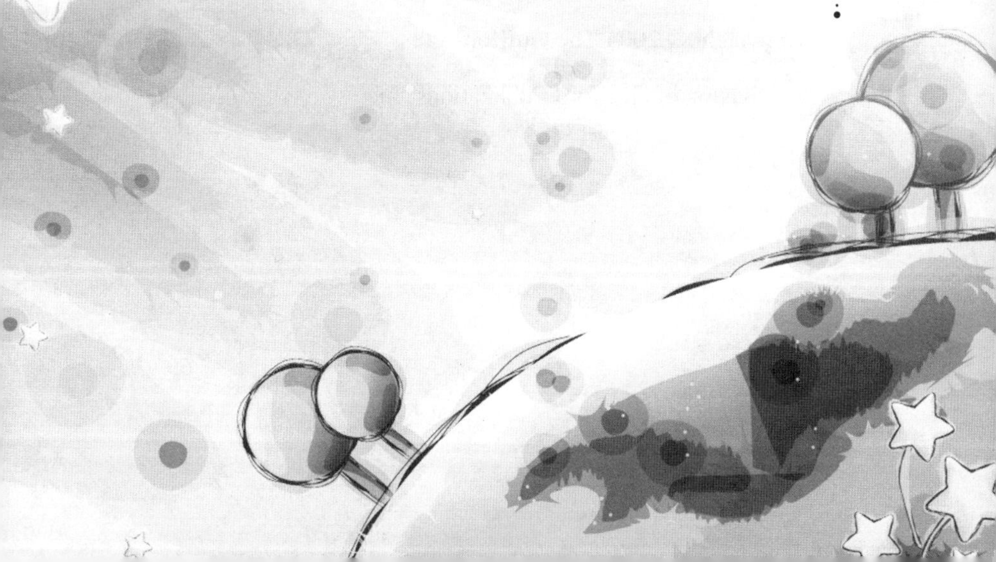

Raising a Moody Child

How to cope with depression and bipolar disorder

By Mary A. Fristad & Jill S. Goldberg Arnold

A Division of Guilford Publications, Inc.

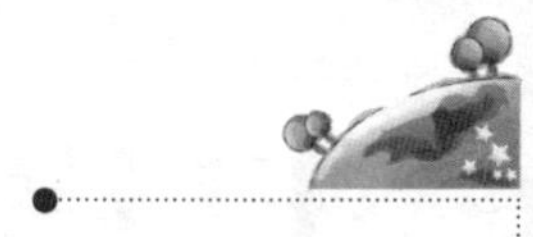

獻給參與研究和臨床治療的家庭——
感謝你們教導我們有價值的課程

獻給我們的家庭——
感謝你們的愛、支持和鼓勵

目錄 Contents

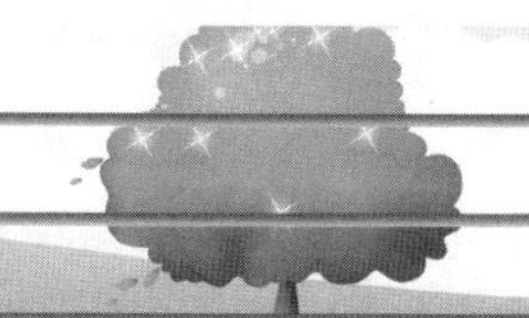

（正文頁邊數字係原文書頁碼，供索引檢索之用）

RAISING a MOODY CHILD

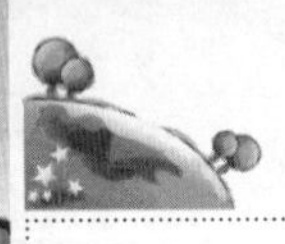

譯者簡介

鄭麗月

國立台灣師範大學教育學系畢，美國匹茲堡州立大學特殊教育碩士，美國密蘇里大學教育行政／特殊教育哲學博士。曾任台北市立大直國中特殊教育教師，美國堪薩斯州Lakeside 小學、加州洛杉磯學區Tierra Del Sol特殊教育教師及副校長，國立台北教育大學特殊教育中心主任。現任國立台北教育大學特殊教育系副教授。研究領域包括特殊教育行政、兒童及青少年嚴重情緒障礙、注意力缺陷／過動障礙及自閉症。於2001年和2007年分別修訂過情緒障礙量表（SAED）與注意力缺陷／過動障礙測驗（AD-HDT），並在台灣地區建立常模。

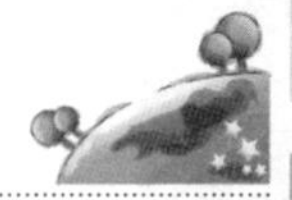

譯者序

從事特殊教育工作三十多年來，最大的挑戰莫過於和情緒障礙者以及他們家人的工作歷程。在過去，許多情緒困擾者不被認為是障礙，主要的原因是他們沒有身體明顯的外在差異，也沒有智能方面表現的落差，甚至有的人擁有優異的學業表現。這些情緒困擾者因為心理的障礙，無法執行日常生活的功能，就像學生無法讀書，家庭主婦無法持家，年輕人無法工作一般。他們的障礙常被一般社會人士誤解，認為他們無法執行生活功能的原因是懶惰、生活散漫、不知上進、故意搗亂、缺乏家庭教育等。有些兒童在學校裡因行為無法控制而干擾班級教學，常被教師或其他學生排斥，甚至招致一些學生家長的集體抗議，要把情緒障礙的孩子趕出校園。這些現象仍然存在於特殊教育發達的台灣，實在是一大諷刺。政府每年雖然花費不少經費在特殊教育方面，然而對於情緒障礙孩子的重視與實質的輔導卻仍有許多努力的空間。

情緒障礙的兒童和青少年過去一直存在著，只是法規上並未認定他們是屬於身心障礙者，故未提供相關的協助。直到1997年，政府才把情緒障礙兒童列為身心障礙類。根據2002年教育部修訂之身心障礙及資賦優異學生鑑定標準第九條：「……所稱嚴重情緒障礙，指長期情緒或行為反應顯著異常，嚴重影響生活適應者；其障礙並非因智能、感官或健康等因素直接造成之結果。情緒障礙之症狀包括精神性疾患、

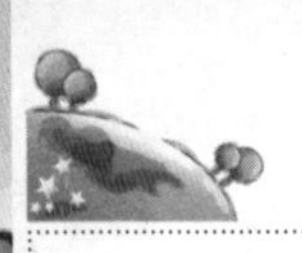

情感性疾患、畏懼性疾患、焦慮性疾患、注意力缺陷／過動症，或有其他持續性之情緒或行為問題者。」根據這個法規，情緒障礙孩子的教育，在法律上始獲得保障。從情緒障礙的定義來看，情緒障礙是一個泛稱，包含的症狀很多。其中，情感性疾患或是情感性障礙是許多人不太了解的對象，卻也是目前社會上問題最多的一群。

情感性障礙就是一般所稱的憂鬱症和躁鬱症。其類別有單極性、雙極性等複雜類型。目前，全世界約有兩億人口患有此症，占世界人口的5%左右。這些患者常有痛苦的內心體驗，是「世界上最消極、悲傷的人」。罹患者不分職業、種族、性別或年齡均可能發生。在與這種障礙抗爭的名單中，不乏舉世聞名的人物，如美國總統林肯、羅斯福、英國首相邱吉爾、荷蘭畫家梵谷、美國影星瑪麗蓮夢露、美國作家海明威和英國王妃黛安娜等都曾患有此障礙。目前兒童及青少年有憂鬱症者約有2%至8%，若以兒童和青少年因沮喪而需要特殊教育的比例大概有20%至25%。這個數字並不包括許多未被確定的兒童及青少年，他們常表現出學習困難、成績不佳和情緒障礙。由於這種障礙導致的自殺率高達12%至14%，對於這些有情感性障礙的孩子，我們更應積極的去了解他們，幫助他們。

鑑於國內對於情感性障礙兒童的認識與輔導之臨床經驗有限，而這類障礙學生在學校的人數卻不少。許多家長和教育人員在輔導情感性障礙兒童時，常感到困難。譯者以過去在美國曾實際參與嚴重情緒障礙兒童教學的工作經驗，在尋找輔導資料時發現Fristad和Arnold博士所著的《養育情感性障礙的孩子：如何克服憂鬱症和躁鬱症的障礙》（*Raising a Moody Child : How to cope with depression and bipolar disorder*)中，

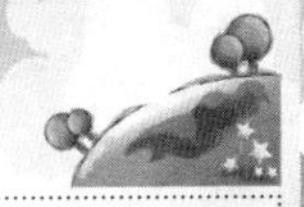

對於情感性障礙的學理有清楚的說明，簡單易懂。此外，本書以案例為主，提供很多臨床個案治療和輔導的例子，很適合家長與教師在輔導情感性障礙兒童時參考。因此，著手翻譯成中文，希望提供一些資料，讓家長或教師在輔導和處理情感性障礙兒童時有方法可循。

敝人才疏學淺，在工作忙碌中，仍利用有限的時間翻譯本書，時間短促，匆忙付梓，疏漏之處必多，懇望各位先進們不吝賜教。

鄭麗月謹識

2008年7月於國立台北教育大學

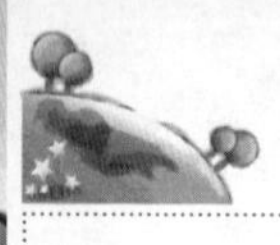

作者簡介

Mary A. Fristad，哲學博士（PhD, ABPP），現為美國心理學專業理事會委員，也是美國俄亥俄州立大學教授暨俄亥俄州立大學兒童及青少年精神科研究與心理服務部主任。她的專業領域是兒童情感性障礙。她的著作超過一百篇以上的專題研究報告和書籍，其主題包括兒童早發性的憂鬱症、自殺與躁鬱症的評估和治療，最近她與同事合編《兒童及青少年嚴重情緒困擾手冊》（*Handbook of Serious Emotional Disturbance in Children and Adolescents*, John Wiley & Sons出版）。Fristad博士曾獲得十二次以上美國聯邦、州、地方和工業研究獎助金，並擔任研究主持人和協同主持人。目前，她接受國家心理衛生機構的研究獎助，正進行一個五年期的研究「調查多元家庭的心理教育小組在治療兒童情感性障礙的成效」，以及由俄亥俄州心理衛生部提供的一個兩年期的研究獎助金，主要在調查「個別家庭心理教育在治療兒童早發性躁鬱症的成效」。

Jill S. Goldberg Arnold，哲學博士（PhD），畢業於美國紐約州立大學賓厄姆頓校區研究所，並在俄亥俄州立大學接受博士後研究訓練。後來，加入俄亥俄州立大學兒童及青少年精神科部門，擔任臨床精神科助理教授，專攻兒童情感性障礙研究。在那裡她協同州和聯邦經費資助的研究計畫，探討情感性障礙兒童的家庭在多元家庭心理教育的衝擊。Goldberg Arnold博士發表過許多關於情感性障礙兒童的專題研究。目前，在賓州的布林莫爾市從事私人開業。

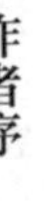

作者序

作為情感性障礙孩子的家長，或是本身為情感性障礙的青少年，可能面臨的是孤單、掙扎、挫敗、心碎和無法抗拒的打擊。無論你的孩子是否在最近兩年甚至於兩星期前被診斷為憂鬱症或躁鬱症，或是仍未確定有任何情感上的問題時，你可能很疲憊或是感到挫折地在尋找著這樣的一本書。我們希望此書能引導你找到一些新的策略以克服困難，幫助你尋找重要的途徑，讓當地的治療團隊和你及孩子一起工作。假如，你的孩子尚未被診斷為情緒障礙，希望透過我們的建議，先請一位專家做第一步的鑑定。

每天，我們和許多家庭接觸與工作，可能就像你的家庭一樣，我們幫助家長了解他們情緒有障礙的孩子，也幫助青少年了解自己的情形。在下面的章節裡，我們分享在每天的實際工作和研究中提供給許多家庭的理念、資訊和輔助器材。在與上百個家庭工作的經驗中，我們看到了家長（和孩子）相信他們能改善自己的狀況，結果，他們真的改善了。假如這本書能提供你一些新的希望，減輕一些挫折，和清除任何你與情感性障礙孩子生活的痛苦，我們將感到十分高興。

我們用了三十年和許多家中有情感性障礙孩子的家庭一起工作的經驗，並蒐集資料來寫這本書。我（Mary A. Fristad）從1990年代初期開始，閱讀令人振奮的表達情緒和心理教育的資料——那就是，精神

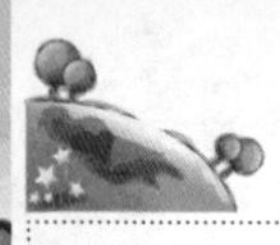

疾患者和家庭的教育——首先是成人精神病患者，然後是情感性障礙者。

首先，心理教育只是一個治療的名稱，在我與患病孩子和他們父母工作時尚未有如此的意義。過了十年之後，我們與家庭做治療的課程、團體輔導和研習，以及完成了許多面談和問卷的調查，讓我們對心理教育有更進一步的詮釋——那是支持的、教育的、成長導向的臨床介入模式——是我們知道用來協助家庭克服困難症狀和病情的最好模式。我們寫這本書的目標，是要將我們多年來與許多人工作的內容、發展出來的資料與同僚們一起研究和與許多家庭臨床工作經驗的資料，分享給更多的家庭。

我從事於兒童的情感性障礙、家庭治療和認知一行為技術的工作訓練開始於1980年代初期。那時我從事研究的是嬰兒期的情感性障礙。首先，我要感謝Elizabeth B. Weller醫師、Ronald A. Weller醫師，和堪薩斯大學臨床心理學教授們的協助。我和我的同事Stephen M. Gavazzi博士在俄亥俄州立大學的家庭科學系，開始把心理教育作為兒童治療的模式。在1993年初，Gavazzi博士和他的研究生Diane Centolella、Julie Law和我做了一些早期文獻探討，並發展了一些問卷，以便使用在我們的研究中。我們開始試驗介入方法以協助Kitty W. Soldano博士，她是俄亥俄州立大學兒童和青少年精神部的臨床社工人員。我們嘗試不同的方式——一個患者家長的研習會（這是我和Mitzi Arnett的助理共同的研究），和門診病人團體。根據我們早期團體工作的經驗，我們幸運的獲得俄亥俄州心理衛生部（ODMH）經費的資助，得以進行實驗的研究。此研究是檢視多元化家庭心理教育團體（MFPG）在治療情感性障礙兒童的效果。

到了1998年，Jill S. Goldberg Arnold博士加入了多元化家庭心理教育團體的方案，成為博士後研究的協調者。她臨床的洞察力，心理教育模式的執行（她在博士班的發展性障礙研究和她付諸於實習中與注意力缺陷／過動障礙兒童家長工作的經驗是相當的），對家庭的同理心，使得我們的方案獲致成功。除此之外，我們繼續從Soldano博士處獲得臨床智慧的好處。當我們經費短缺時，她貢獻了寶貴的時間。我們也要感激許多在俄亥俄州臨床兒童心理學博士班的學生——Kara Fitzpatrick Bijot、Julie Cerel和Amy Shaver。他們利用時間並努力協助，使得我們能透過研究來幫助兒童獲得進步。

當我們的研究結束時，Goldberg Arnold博士加入了俄亥俄州立大學的臨床教授，並提供住院和門診的協助以及兒童和青少年精神部的治療服務。Goldberg Arnold博士進一步的發展並改善許多兒童的治療方法，這些將可在本書中看到。

我們要感謝國家心理衛生研究所在2001年提供的經費，使我們可研究更多的多元化家庭心理教育團體治療情感性兒童的效果。因為它讓我們能擴充研究的人力，包括Barbara Mackinaw Koons博士——新的MFPG博士後研究的協調人員；Catherine Malkin博士和Soldano博士，兩者均為研究臨床專家；一些優秀的研究生——Kristen Holderle、Dory Phillips Sisson、Kate Davies Smith——的熱心幫忙，促使目前的研究獲得成功。在此研究中，我們目前共有一百六十五個家庭參與研究，你將可以在書中聽到他們的聲音。

最近，俄亥俄州心理衛生部開始為我們未來的研究工作提撥實驗基金：研究「個別化家庭心理教育」（individual family psychoeducation，簡稱IFP）的效能，包括二十個八至十一歲患

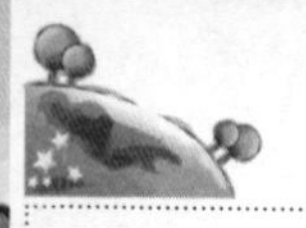

有躁鬱症兒童的家庭。因為這個研究，Nicholas Lofthouse博士最近加入了我們的團隊，成為個別化家庭心理教育博士後研究人員，他的英國腔調以及強烈的介入模式貢獻，使得研究團隊以及參與研究的家庭獲益良多。

我們要感謝支持研究的兩個單位，一個是俄亥俄州立大學精神醫學系，它提供我們很好的臨床研究空間和優秀的臨床專家學者；另一個是心理學系，系裡的臨床兒童心理學研究生和無數的大學生持續的協助與參與實習以及獨立研究的經驗。

雖然Goldberg Arnold博士的家庭在一年前搬到外州，也因此，她有足夠的時間讓這本書的資料整合在一起。Soldano博士持續並積極推動這本書的出版，她非常小心地修訂每一章節。我們也特別高興和Guilford出版社的Kitty Moore和Chris Benton一起工作。他們對兒童心理衛生和家庭功能的知識和極出色的編輯能力絕非誇大其詞。希望為那些有情感性障礙孩子的家庭，提供一本有診斷、治療和復元的書。

最後，我們要感謝我們最重要的支持來源——我們的信心和我們的家庭。我們的另一半Joe Fiala和Moore Arnold，照顧我們的子女Elise和Peter Fiala以及Aidan和Brendan Arnold，讓我們能專心寫書；我們的家人鼓勵我們從事這項工作；我們的孩子提供我們精神的支持。

Understanding your child's problems

第一部分 ▸▸▸▸▸

了解你孩子的問題

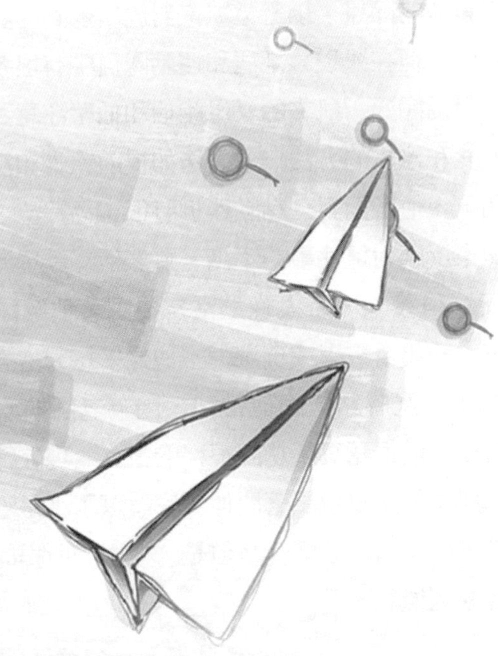

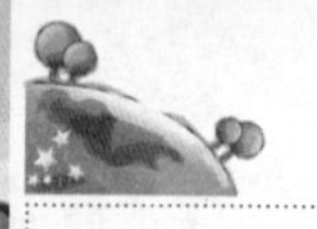

1 困難、憤怒、不可能：養育情感性障礙孩子的挑戰

3 凱文十歲。雖然在過去十年中，大部分時間是快樂、平安無事的。然而，他的父母說凱文對於失望的事或無法預期的事，在情緒控制上常有困難。父母也曾試著在改變行程前給予預告，但仍然不免引起他的憤怒。當有些事情無法依照凱文的意思時，全家人幾乎是小心翼翼的唯恐凱文生氣。

凱文對於學業功課方面的學習沒有問題，雖然他常會擔心要把它做得很好。他是一個容易憂慮的人。他的父母常在傍晚時關掉電視新聞的節目，以避免凱文對於所聽到的廣播新聞憂慮得無法睡眠。他在學校、鄰居和運動隊員中有很多好朋友。

從兩個月前開始，凱文的父母鮑伯和仙蒂注意到他們幫助
凱文克服改變和挫折的方法無效（例如提前預告和提供較多的
時間和空間）。他在面對一點點挫折時很容易哭泣，同時會用
長時間生氣來反應對這件事的不滿。雖然他喜歡玩遊戲，也和
家人一起玩，但後來，家人晚上常需要哄著他離開自己的房
4 間，和全家人一起看電影或玩遊戲。他幾乎每天抱怨肚子痛，
他的老師寫了家庭聯絡簿讓他帶回，因為老師擔心他是否生
病；老師發現之前很認真、功課很好的凱文，現在卻無法完成
他的作業。凱文的父母也試著問他到底怎麼了？是否生病了？
或是在學校裡同學對他怎麼樣？但是，他對於所提的問題只是
低語抱怨並感到憤怒。

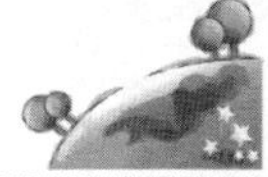

過了兩個星期，凱文從房間走出來對著家人包括父母、八歲的妹妹，甚至於他從小鍾愛的小狗馬克斯吼叫。小狗馬克斯從小和凱文一起睡覺。一天早上，當小狗馬克斯跳向凱文要向他示好時，凱文一把將牠推開並詛咒小狗，這件事讓凱文的媽媽仙蒂大為吃驚。

凱文也開始在週末時孤立自己，他抗拒去打棒球和比賽，這些活動都是他之前最在意的每週活動。他甚至於拒絕朋友邀請去玩。凱文對於學校功課開始擔心起來，最近並要求母親讓他待在家裡，因為他擔心假如那天去上學的話，常識科一定會考壞。

鮑伯和仙蒂感到無能為力。在之前的兩個多月，他們嘗試過所有想到的方法，如閱讀自助書籍和雜誌、上網蒐集資料、在教會裡參與家長課程和有孩子的親戚朋友聯絡想獲得協助，但是毫無用處。事實上，事情愈變愈糟。當小女孩愛美開始抱怨父母對哥哥特別寵愛時，鮑伯感到十分痛心。仙蒂暗自擔心家裡緊張的情形促使丈夫再度碰觸戒了五年未喝的酒——這件事是她不希望再度發生的。

凱文的父母總是認為他是個「情緒化」的孩子，但是現在他們已開始認清這是一種良性的症狀，也就是大多數人無法完全了解他們及他們的孩子所經歷的問題。他們做了什麼事讓凱文如此不高興？凱文的毛病出在哪裡？

到了最後，仙蒂去看凱文的內兒科醫師，由內兒科醫師轉診至心理醫師。心理醫師為凱文做了評估並診斷他為憂鬱症。一旦知道事情的真正原因，使得鮑伯、仙蒂、甚至連凱文也減低了許多心理負擔。凱文並非是「情緒化」的小孩，而他的父母既不是無能力，也不是殘酷無情的人。凱文就像成千上萬的

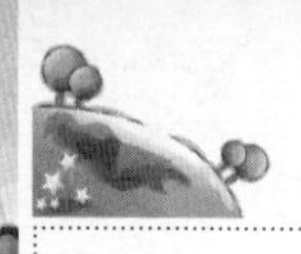

美國兒童一樣患有憂鬱症。現在他服用藥物Zoloft，一種抗憂鬱症的藥，並參與一個個別的和家庭的綜合治療計畫，主要是幫助凱文和他的父母了解憂鬱症、如何處理此種症狀、如何一起共同對抗疾病，於是事情漸漸變得好轉。

凱文有憂鬱症，這是一種心理疾病。閱讀本書將幫助你對於**心理疾病**這個名詞感到自在，同時認識情感性障礙是可以治療的疾病。當你愈能自在地使用這些我們在本書中所介紹的學術名稱時，你將愈能克服心理的烙印，並且能用最大的支持來對待你的孩子。

什麼是情感性障礙呢？當使用「情感性障礙」，我們指的是兩種相關的疾患：憂鬱症和躁鬱症。憂鬱症包括沮喪或憤怒的情緒，可持續數個星期甚至於數年之久。躁鬱症包括躁症和鬱症相互的輪替，當躁症發作時，可能生氣或誇大表現。此症狀是情感在狂躁和憂鬱交互出現（例如狂躁期可能持續兩年）或者是相互交替（例如狂躁和憂鬱出現時間在一天左右，但交替出現）。在第二章裡，我們將敘述憂鬱症和躁鬱症兩種症狀的區別。

不幸的是，大多數治療情感性障礙並非像凱文的個案那麼的順利。兒童有情感性障礙通常問題比較複雜。兒童不容易被診斷出來，一部分原因是兒童表現的症狀和成人情感性障礙有很大的不同。例如，兒童憂鬱症比較常表現為發脾氣和生氣，而成人比較傾向於憂鬱或沮喪。成人躁鬱症常表現出單一時期的狂躁二到三個星期，接著是一段數個月的憂鬱期，而兒童躁鬱症常表現出每天躁症和鬱症數次的交替循環。此外，許多個案很難診斷出來，因為診斷完畢之後，疾病往往持續發展。例如，假如凱文在三個月前因為對於改變某些事情或碰到挫折而憤怒發脾氣，但是一般來說他的表現仍然很好，憂鬱症是無法

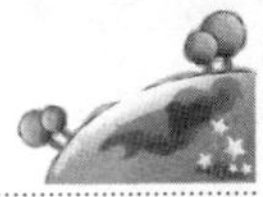

立即診斷出來的。同時，兒童情感性障礙通常伴隨著問題，像是焦慮和行為障礙。凱文是個很好的例子，除了憂鬱外，他變得過度焦慮，像強烈地擔心學校功課的表現，以及一些與他不相干的問題和情況（例如電視報導的新聞）。

雖然給予治療，一個情感性障礙兒童的一生中，可能要面臨不斷的挑戰——他們可能很難自我克服、「不可能」去掌控情境、通常表現出憤怒或是平靜的情緒。他們不穩定的情緒會干擾學校課業、他們的友誼，和他們兄弟姐妹的感情。他們通常需要很多的協助才能在這個世界生活下來，雖然他們已接受了好的治療。

十三歲的柯蘭似乎沒有快樂過，根據她父母的描述，這種情緒傷害了她生活中許多方面——從她與兄弟間與日俱增的敵意到和同學間的疏離（同學們愚弄她為野蠻人，她用不友善的態度對待他們）。甚至於連她的父母也與她保持距離。

妲妮莎，十五歲，她無法訴說自己是如何的難過沮喪，也很難起床。她大部分時間在哭泣，她曾經是位樂手，現在連豎笛都拿不起來。一位過去是成績A的學生，現在連一段短文的作業都無法完成。雖然她感到非常沮喪且有罪惡感，妲妮莎對父母持續的想安慰她卻發脾氣。她的父母感到愈來愈無力和無助。

六歲的傑瑞米，他的父母形容他像「傑奇醫生和海德先生」（Dr. Jekyll and Mr. Hyde）[1]，然後，很悲傷的更正為「他

1此說出自於蘇格蘭作家羅勃・路易士・史帝文生（*Robert Louis Stevenson*, 1860-1894）在1886年問世的小說《化身博士》（*The Strange Caee of Dr. Jekyll and Mr. Hyde*）。《化身博士》是心理小說的先驅，書中的人物Jekyll和Hyde成為後來心理學「雙重人格」的代名詞。主角傑奇醫生是個家財萬貫聞名的善人，但天性潛藏邪惡，發明一種藥水，可讓人改變個性，外型也隨之改變，故得以變成另一種身分而為所欲為。原來的傑奇醫生是公眾的大善人，喝下藥水後，就變成令人憎惡的海德先生。海德先生作惡多端，和傑奇醫生剛好是一體兩面，又同屬於一個人。此後，許多人常以此比喻一個人有雙重人格。

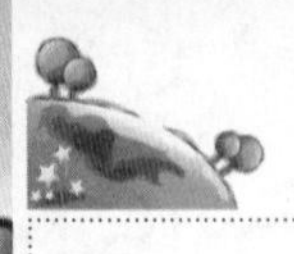

比較像海德先生和海德先生」。他的情緒焦躁不安，滔滔不絕的講，有時爆發怒氣，有時無助的消沉和十分的悲傷。這個小男孩打、踢父母，甚至於向父母丟東西。他向父母示威，對母親搖屁股，並說要「像電影那樣和媽媽接吻」。

十一歲的安雅在家裡嚇壞了她的家人和客人，她在屋子裡裸奔，歇斯底里，時而咯咯笑，時而啜泣。她誇張地向大家宣稱她可以跑得比街上的車子還快，而且她會讀老師的心，所以她可以考滿分。

假如我們所描述的孩子像你的小孩，你的孩子可能符合所謂的**情感性**障礙。你可能感到失落、排斥、無力感並且無助。
7 許多你所遇到的障礙，有些看起來幾乎是無法克服的，也可能導致你在這個時候受到重大打擊。為孩子的問題感到自責只會徒增痛苦，甚至你還看到家人和雜貨店陌生人責備的眼光。這時，你對孩子、配偶、家裡的寵物、在你前面那輛車裡的人或是上帝都充滿了憤怒。這種不知道如何轉換焦慮和不知道如何幫助自己的小孩，簡直是無法忍受的。

假如我們所描述的孩子使你的家庭困惑、無力和無助，本書很適合你。你可能關切你孩子的行為，不確定如何去做才有意義，擔心如何**做**才是對的。這本書將幫助你了解兒童情感性障礙——他們看起來怎麼樣、專業人員如何診斷和治療他們、你需要知道如何與孩子的學校合作、如何讓他在家裡生活得更好。簡單的說，我們希望透過本書，幫助你成為一位更好的心理衛生照顧者，同時將賦與你去幫助兒女和家庭的能力。讓我們開始澄清某些「情感性障礙」的事實與迷思。

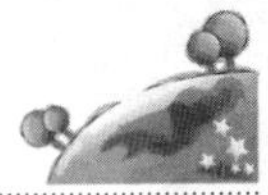

事實與迷思：澄清不讓情感性障礙兒童獲得幫助的錯誤概念

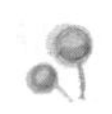

情感性障礙兒童——憂鬱症和躁鬱症——是非常普遍的，然而他們卻常未被診斷出來，同時也嚴重的缺乏治療。以美國一千九百萬的憂鬱症成人而言，僅有四分之一的人尋求幫助。兒童方面的統計資料就更糟。此外，為數眾多罹患憂鬱症的少年和兒童，不但未獲得診斷或誤診，甚至於未接受治療。沒有確認和治療躁鬱症的青年也是個嚴重的問題。Peter Lewinsohn和他的同事在奧勒崗研究院（Oregon Research Institute）對青少年躁鬱症的研究指出，只有一半以下的躁鬱症青少年接受治療。目前估計大約有0.5%的兒童患有躁鬱症；有四分之一到二分之一的兒童和青少年的憂鬱症將變成躁鬱症。

憂鬱症是精神疾患最普遍的障礙，大約有10%到25%的婦 8
女和5%到12%的男性在他們的一生中患有憂鬱症。以較為保守的估計，大約6%的青少年和2%的兒童有沮喪的現象。憂鬱症患者的發生，不論年齡、經濟收入、種族和文化的差異（甚至於動物都可能罹患憂鬱症）。躁鬱症亞型的障礙（在第二章中有不同類型的界定）患者大約有3%到6%，它的發生情形男女比率相當。躁鬱症也發生在青少年晚期，大約有1%。大約有5%的晚期青少年因躁鬱症而產生問題，雖然無法明確的診斷出來有完全的障礙。在早期青少年階段，躁鬱症比較少，雖然Janet Wozniak和Joseph Biederman和他們的同事在麻省綜合醫院（Massachusetts General Hospital）發現，有16%的兒童在精神醫學臨床上被診斷為躁鬱症。這些比率轉換成數據，

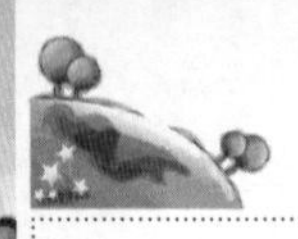

就有一百八十萬的少年和六十萬的兒童在**任何時間**患有憂鬱症，而且至少有三十萬的少年和未知數目的兒童患有躁鬱症。[2]

成千上萬的情感性障礙兒童和他們的家庭，其所花費的金錢以及伴隨障礙所耗費的精神，顯然是無法估計的。對這些孩子來說，社會的代價更高。假如一個孩子憤怒、發脾氣、缺乏動力或表現非期望的行為，其他孩子可能不喜歡他、避開他，或忽略他，導致失去共同遊戲的機會。一段時間之後，失去互動機會將產生社交能力的退步，也就會愈形孤單。治療可能是昂貴的，也可能導致家庭沉重的負擔；即使有的家庭可能有很好的醫療保險可支付，或是治療時只須付一部分的費用，然而，醫療的費用也會很快的增加。父母間對治療意見的不一致，或對管教子女意見的相左，均可導致夫妻間婚姻的不和諧。為避免下個危機造成的緊繃，會導致緊張的關係和讓其他子女感受到他們的需求是擺在其次的。情感性障礙孩子的一些無法預期或干擾的行為，像是安雅表現的不當行為，會使得家人變得孤立，因為家人為了避免孩子的不當行為造成尷尬局面，而不與朋友做社交的聚會。

9 這裡提出一個重要的問題：假如情感性障礙兒童是如此的普遍，也影響深遠，為什麼沒有很多人尋求協助？除了兒童期情感性障礙非常複雜外，主要的原因在於許多人有錯誤的概念而延誤了治療的時機。

第一個錯誤的概念是認為孩子不會得憂鬱症。兒童不像大人有許多事要做、要煩惱。即使有，也不至於嚴重到會得到憂鬱症，是嗎？**錯誤！**兒童的情感性障礙在最近才被診斷出來，

---

2 統計數據是根據1990年的普查資料，以6%的青少年有憂鬱症，2%的兒童有憂鬱症，和1%的青少年有躁鬱症計算。

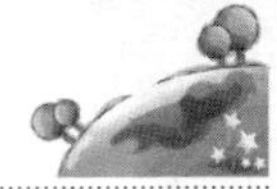

兒童憂鬱症是在1970年代到1980年代被診斷出來，在1980年代中期，才發現有兒童躁鬱症。這種錯誤的心理疾病概念常認為情感性障礙是來自於心理上或環境的因素，並相信兒童不會有憂鬱症或躁鬱症。當了解生物學的角色，特別是基因之後，使得人們更加了解兒童的情感性障礙，不但需要加以確認、研究，進一步應給予治療。

第二個錯誤觀念是認為憂鬱症會很快的自動消失。事實上，單一的症狀會持續到七至九個月，甚至於整學年。有憂鬱症的兒童有40%在兩年內會復發，有70%在五年內會再發。單一症狀會使兒童本身和他的家庭陷入敵對的狀況，而一再的發作會導致更大的傷害。憂鬱和躁鬱常常是不預期發作，它使得事情變得更複雜。治療可幫助減低復發的次數和嚴重性，家庭需要注意再度復發的徵兆。情感性障礙的症狀會隨著時間而加劇，做好早期和有效的治療就特別重要了。

第三個錯誤概念是「每個人都會有情感性障礙」。雖然我們每個人都會有高興和不愉快的時候，但是並未達到醫療標準的高標或低標。在第二章中，提供了一個不同類型情感性障礙的插圖，這個圖可以看出並比較正常人和不健康者在情緒的差距。以十歲的凱文為例，他是典型的對失意所表現的沮喪，他雖然努力的想恢復，卻始終無法對失望事件表現出自我控制的行為。所有的兒童都可能會有不恰當的行為表現，有時，就像
他們遊戲中一部分的超能力，然而像安雅歇斯底里的咯咯笑就 10
遠超過一般兒童的行為。

第四個錯誤概念是憂鬱症者必須要自己改變態度。就像沒有人能告訴喉嚨痛或耳朵感染的兒童把不舒服變為舒服一般。相對的，兒童生病應去看醫生並開立處方接受治療。某些個案

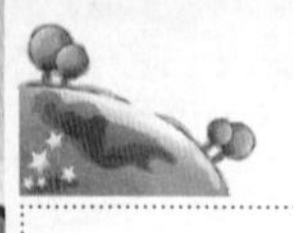

的治療包括醫療使用藥物。然而，找到理想的藥物或綜合藥物來治療某些特別的情感性障礙症狀確實不容易。某些個案，藥物治療是有幫助的，但只是一部分而已。治療有許多的變數；決定去看哪個醫生或如何治療都是很複雜的。在第二部分中，我們將討論不同方式的治療和幫你開始發展一條路徑，以幫助你了解孩子的治療需求。

第五個錯誤概念，也是最具傷害的迷思是，接受治療是軟弱和失敗的象徵。許多成人避免治療，因為他怕自己軟弱的一面。這就像青少年或是較大的兒童覺得自己能處理自己的事一樣。家長有時也避免為他們的孩子尋求治療，因為他們害怕自己成為失敗的父母。這種錯誤概念常導致延誤治療，即使病情一再惡化，也不尋求幫助。

第六個錯誤概念是所有的青少年都是情緒化的，因此不需要在意他們的情況。雖然青少年在某些特殊情況下會有其情緒起伏的情形，但是情緒起伏的頻率、強度和長度也沒有之前的憂鬱症和躁鬱症的起伏那麼高。例如，當你看柯蘭第一眼時，她像一位正常的青少年。她穿著整潔，雖然與同學很疏離，她大部分時間在自己的房間裡，把自己封閉起來不與家人互動。最重要的是，她從未表現出快樂的情緒。一個健康的青少年會自己發現並享受愉快的事：他們可能不熱中參與家庭的遊戲，但他們至少會有一些時候是好玩或快樂的。以一個青少年來說，逐漸減少興趣和活動力並開始尋求特別的單調的興趣是不
11 正常的。排斥所有的活動，以及對任何事都不感興趣，那就不是一般青少年應有的行為。

最後，第七個錯誤的概念是情緒障礙的兒童和青少年是壞孩子或懶惰的孩子。因為他們屢次的破壞、敵對、暴怒的行

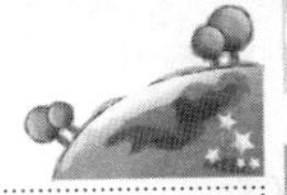

為，以及毫無表情的樣子、對事情了無興趣、注意力無法集中，常被認為是懶散與行為不好。這些症狀使得他們在父母、老師和其他人之間產生負面的影響。當症狀被視為是孩子本身負面的特質，而非需要求助的顯著問題時，家長或老師便不會尋求治療了。

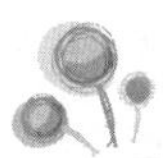

從閱讀這本書，我能得到什麼？

除了情感性障礙的錯誤觀念充斥著我們的社會，家長為其子女尋求幫助的過程亦是障礙重重。首先，父母們不自覺的自責。自責的情況幾乎是所有情感性障礙兒童的家長都有的現象。許多家長自責於他們沒有能讓孩子快樂或是自責於激怒孩子，使他們長時間的憤怒生氣。妲妮莎的父母像其他家長一樣，自問他們做錯了什麼。六歲傑瑞米的父母屢次懷疑他們為什麼讓孩子失去控制。事實上，妲妮莎和傑瑞米的父母都沒有造成孩子的問題。他們的孩子都是生物醫學的疾病，父母無須自責。不幸的是，自責只增加了父母面對的痛苦。

自責的必然結果就是彼此互相指責，柯蘭的父親責怪妻子過度迎合女兒的要求，而太太指責丈夫對女兒太苛求並疏離女兒。責備對方只會增加緊張的關係，使得治療子女的疾病以及解決管理問題的情形更加困難。

除了自責外，尚有一些實際的挑戰是許多家庭要面對的。醫療保險的給付是有限的，也僅有少數社區可以提供治療。而這些提供治療者不一定是兒童情感性障礙的專家。除此之外，12
好的醫師經常是有許多的病患排長隊的。對許多家庭來說，等待兩三個月做第一次的評估是很正常的。當你的孩子每天激

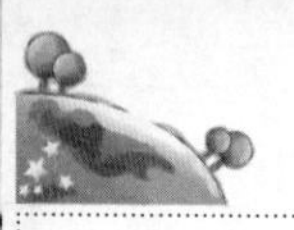

怒、凌晨一兩點還不睡覺，並且暴躁到你想要和他說話都變成不可能時，兩個月或三個月（或即使是一個星期）就像一個無窮的時間。

評估過程有時讓人感到十分挫折和浪費時間。兒童的情感性障礙很難和行為問題、注意力缺陷／過動障礙、衝動和違抗或不順從等行為加以區分。雖然有些評估者對兒童行為問題有經驗，然而，僅有少數的醫師真的能對兒童情感性障礙有深入的了解。你可能發現在第一位評估者幫你的孩子評估診斷後，尚需要第二位評估者給你意見，但是你卻要等更長的時間。

假使你找到一個可以信賴的評估者，評估者也給孩子做了讓你可以接受的診斷，在決定治療的過程中仍然是一項挑戰。許多父母面臨的一個問題是，是否要讓孩子服藥。權衡用藥前和用藥後的情況是很困難的。因為許多藥物通常有副作用，但是藥物可以改善孩子生活的品質。除藥物之外，不同的治療方法和治療者不同的人格特質都會影響治療的決定。許多家庭成員可以參與治療的過程，治療期間可讓孩子單獨接受治療或全家參與，甚至於必要時可包含其他家庭以外的人參與。第六章和第七章將提供藥物和治療詳細的協商和決定過程。

每一個治療的步驟需要獲得正確的協商，有時是迅速的、順暢的，但也常常遇到障礙。本書將依你的需要一步步引導你清除過去的路障，使你能用自己的方法去幫助你的孩子。

本書的主要目的在幫助你找到協助你孩子的方法。首先，要幫助你了解你是如何看待你的孩子，然後提供你管理情感性障礙青少年挑戰和挫折的方法。總之，我們希望幫助你成為最能支持你孩子的人。你對自己的孩子了解最深入，你也比其他任何人花費最多的時間在他的身上。因此，你是孩子心理衛生

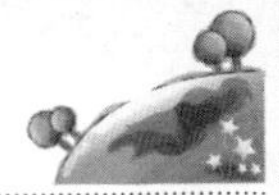

團隊最重要的人物。從本書所提供的資訊和建議，我們希望你能有信心運用專家團隊提供的建議，為你的孩子做最好的決定。

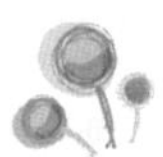

本書的組織架構

本書的第一部分是描述情感性疾病的徵兆和症狀。你能學到有關於兒童憂鬱症和躁鬱症的評估和診斷的過程。你會清楚的了解不同的情感性障礙的類型和診斷的分類。當你閱讀（或是和治療師一起工作）時，你會被問到有關於你注意到孩子的某些問題。你的治療師和你將會注意到孩子重要的症狀並給予孩子一些精神醫學的名稱。這是獲得治療十分重要的早期步驟。先了解情感性障礙孩子的徵兆，將使你找到好的治療，減少資源混淆，改善孩子、父母和全家的生活品質。第一部分是讓你成為最好的心理衛生服務的受惠人。你將為孩子做最重要的決定，包括選擇專家作為你的治療團隊，你也學到如何找到團隊中每一位成員提供給你的適切服務和他們的期待。在你選擇專家之前，你需要知道要找的是什麼人，要了解你期待的是什麼。

在第二部分，你可以學到對情感性障礙孩子及家庭不同的治療方法。當你學到不同的藥物和治療方法，你將會了解**心理社會**雙重治療的模式。情感性障礙是生物上的疾病，因此通常需要生物學的治療方法，像是藥物治療。這些疾病也是心理學上的症狀，它的意思是由於思考、感覺和行為所導致的問題，因此兒童和家庭需要一起治療以發展出健康的思考和行為模式，如此才可改善情緒。情感性障礙的孩子在社會情境——大部分的家庭和學校方面——的功能是不同的，因此，通常需要某些臨時性的調整。你將會學到每一種治療的不同目標，以及

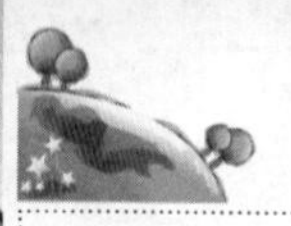

如何從代價—好處的分析去幫助你選擇對孩子最適當的方法。

第三部分是集中在你如何協助你的孩子。你會學到克服疾病的技巧。某些技巧，例如溝通和問題解決的方法，一般而言
14 對家庭是很有幫助的。我們期望你在管理你孩子情感性障礙行為時，可以找到特別好的方法。本書也提供如何與學校合作、如何處理危機的資訊與建議。

最後，第四部分是引導你如何幫助你的家庭。閱讀這個部分，將幫助你認識和清除一些因為家裡有情感性障礙孩子所產生的壓力和惡性循環。你將學習到如何創造一個平衡協調的家庭、如何幫助其他子女以及如何照顧自己。我們期望透過這本書，提供給你支持、知識和技巧，使你可以勇往直前。

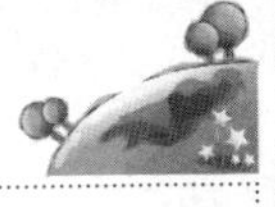

2 我的孩子怎麼了？

在第一章裡你看到一些孩子的行為，對你來說可能很熟 15
悉。這時，也許你的問題比答案還多。我的孩子有情感性障礙嗎？假如我的孩子未完全符合第一章裡所描述的情形，我的孩子在一天當中不同時間、不同地點有不同的行為表現，難道他也是情感性障礙的孩子嗎？

在本章裡我們要幫你了解不同類型的情感性障礙的症狀，因此，你會有概念去知道你的孩子究竟是否具有情感性的障礙。我們不希望你去診斷自己的孩子，而是藉由蒐集充分的資訊來決定你是否要約定時間為你的孩子做評估。確認情感性障礙是個複雜的過程，但是你可以使用專家們相同的資訊和相同的評量方式來看待你的孩子。假如應用了這些指導原則，你認為你的孩子需要評估是否為情感性障礙，在第四章中，你將可以透過評估的過程和精確的鑑定，引導你診斷每一個情感性障礙的症狀。

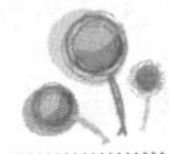

真的有問題嗎？

當我們擔心孩子可能有某些問題時，大部分的人會內心掙
扎地反問，問題到底有多糟糕？孩子真的需要專業人員來協助 16
嗎？對孩子的保護心態可能導致送孩子去看醫生是痛苦的，

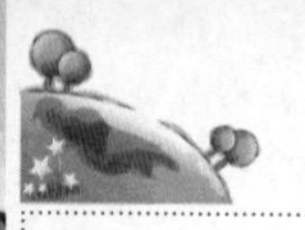

同時，內心裡希望，假如再等一段時間，問題就會消失。拒絕面對問題就形成逃避！我們建議你使用這個規則：**當它是問題時，它就是問題**。我們的意思是問題行為是情感性障礙的症狀，而這些症狀會導致孩子生活功能的困擾和苦惱。你自問：這些行為導致你孩子在家、在學校或與其他孩子在一起時會產生顯著的問題嗎？對一個十多歲的青少年來說，如果他在外面工作，他在工作場所是否有明顯的困難？

要知道你的孩子是否有情感性障礙的概念，你需要知道情感性障礙的狀況、診斷者如何做評估，以及孩子有哪些情緒的症狀。

情緒的定義

決定你的孩子是否具有情感性障礙的第一步，就是了解情緒的表現——沮喪、易怒、沉迷、激怒？這是關鍵的步驟，因為你孩子不同的情緒決定他是否為憂鬱症或躁鬱症。

憂鬱症通常包括三種主要症狀中的一種：沮喪情緒、易怒情緒或對事物失去興趣。在這種情況下，失去興趣並不表示你的孩子對先前喜愛的活動感到無聊沒興趣（大部分孩子在接受評量時會改變他的興趣）；它的意思是你的孩子對日常活動不再感到興趣。例如凱麗從學校返家，她躺到沙發上，拒絕前來邀請她去玩的朋友，不理她每天下午玩在一起的小貓。她開始拒絕練習踢球，雖然如此，她喜歡她的教練，仍然是位好運動員。

有躁鬱症的兒童，會表現複雜的情緒，就是有時情緒低落（鬱症），有時情緒高亢（躁症）。診斷躁鬱症非常不易，因為許多不同的複雜情緒常常混雜著出現。你需要觀察孩子是否

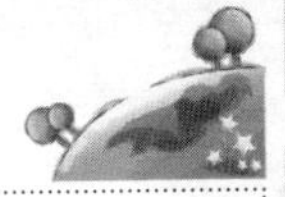

有極端的情緒，像是激怒和興奮或沉迷的情緒。最近華盛頓大學的學者Barbara Geller和她的同事對躁鬱症兒童所做的研究，顯示躁鬱症患者的興奮情緒是最明顯的指標，因為躁鬱症患者包含持續交替的高亢和低落情緒，有時你也可以注意到包括沮喪和易怒。

評量問題

一旦你決定你孩子的情緒是屬於哪一種，請自問，「它的狀況有多差？」診斷者通常使用三種標準來評估：問題發生的次數（頻率）為何？問題發生時，持續的時間多長（持續時間）？以及問題發生的情況（嚴重性）如何？

頻率

孩子的問題多久發生一次？像一般的發展一樣，所有的孩子都曾經歷過非常沮喪或是非常興奮的情緒。但是，頻率過多是診斷者很重要的早期診斷線索。例如，我們都曾經有過失眠的經驗，一位小學生可能擔心第二天的大型數學測驗，一個中學生可能心裡掛記著要透過女孩子的新男朋友傳紙條給那個女孩子，或是一個高中生正仔細考慮著要申請大學，這些孩子可能為掛記某件事情而無法入睡。生活就像這樣。診斷者關切的是某個人長達數星期還無法入睡。

同樣地，激怒可能每星期發生一次或是一天發生三次。有躁鬱症的患者，常常是交互循環著無數次的情緒起伏。有些孩子的情緒起伏非常迅速，以至於無法確定起伏的週期次數。在這種情況下，父母們通常描述孩子是「不變的週期」（我們將在本章後面討論週期）。

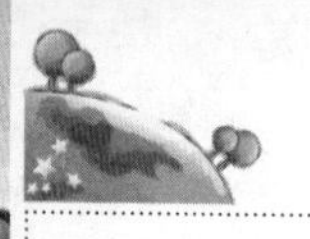

持續時間

你的孩子表現情緒沮喪、易怒、激怒或興奮的時間有多長，也是決定問題顯著性的指標。持續的沮喪或憤怒比起長時間的激怒或興奮症狀要嚴重。但是評估症狀持續的時間，對兒童來說是困難的，因為兒童情緒變化的頻率高——激怒的時間可能只有二十分鐘，但是每天有六次的激怒，往往把嚴重的沮
18 喪時間和興奮的時間分割，以至於整天的情緒困擾時間很長，形成了情緒困擾的現象。

嚴重性

當接受評估時，情緒症狀的嚴重性必須要非常小心地檢視，以便做適當的診斷和決定接受何種治療。就像墨西哥醬有不同程度的辣度——小辣、中辣和大辣——情緒障礙的嚴重性亦可分為輕度、中度和重度。

在日常生活中，悲傷、憤怒和快樂的情緒常會隨著情境的發生而不斷出現。我們預期孩子會因為朋友的離去而感到悲傷，他的弟弟打破了他心愛的玩具而感到生氣，或是她的足球隊贏了比賽而非常快樂。你孩子所表達的情緒是否隨著情境而有適當的表現呢？

要判斷情緒症狀的嚴重性，你還需要比較孩子目前的情緒和過去你尚未注意到任何改變之前的情緒。或是孩子出生以後和其他孩子有哪些情緒不同的地方。十歲的娜亞總是像個可愛的小傢伙，常常面帶微笑。但是數月前，她的媽媽注意到娜亞變得不苟言笑。這時，父母認為是她長大了。然而，娜亞開始談及那隻死去好多年的小貓，後來笑容變得更少，幾乎是憂傷取代了笑容。過去幾個月來，娜亞大部分時間顯得十分沮喪，

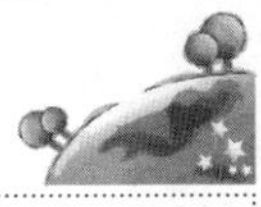

很多次還淚流滿面，當問她為什麼如此時，她卻無法解釋。前幾個星期她的沮喪突然驟增。現在她一天當中有數次無法控制自己而悲泣，她看起來非常痛苦。甚至於她最愛的小貓和她最喜歡的卡通都無法帶給她一絲絲的笑容。娜亞的沮喪開始是輕微的，漸漸的隨著態度的明顯改變而成中度的沮喪，最後，形成嚴重的情緒障礙。

憤怒也可能是輕度、中度或重度的情況。十四歲的愛美是典型隨和與樂於助人的女孩。但是最近，她很容易生氣——甚至於對她一向十分喜愛的一歲大表妹也是一樣。當她的母親要求她做簡單的家事，例如準備餐具，她卻抱怨不願意去做。十二歲的伊凡沒有任何原因對著媽媽吼叫。當他看電視時，媽媽問他問題，往往引起他的尖叫，或是家裡稍微改變一些原先的計畫，都會使他憤怒，無法控制，最後是孤立自己。像是上星期家裡原本要去看電影，他卻孤立自己不願參與。對十歲的貝絲安來說，情境是導致生氣的引爆點。她是個十分容易生氣、也缺乏耐心的孩子。每一件事，從哥哥坐在沙發的一端到媽媽問她晚餐吃什麼，都讓她發脾氣。當事情無法順她的意時，就尖聲吼叫。上星期輪到哥哥挑選電視節目時，貝絲安非常生氣，並在家追著媽媽長篇大論地數落哥哥的不是，直到節目結束。愛美、伊凡和貝絲安都是持續性的憤怒者。就像沮喪一樣，注意嚴重性是判斷的準則，除非它和其他可評量的事情連結在一起，像是過去孩子基本的功能已改變。

快樂也是持續性的，其程度和出現的頻率與情境應相吻合。十五歲的瑪西亞原是位文靜且正經的女孩。大約三星期前，突然因一件小事而大聲狂笑，時間持續很長。當媽媽告訴她，哥哥摔斷了腳踝，她卻咯咯地笑了數分鐘。瑪西亞並不認

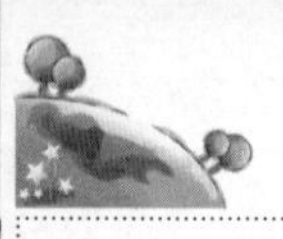

為她的行為是奇怪的，因此，剛開始她的父母並不在意。但是一星期之後，瑪西亞卻在教堂中無法控制的狂笑，並告訴她的父母，牧師的講道非常可笑，甚至於其他的聚會時間也低聲地咯咯笑。後來那個星期，當她上數學課時，瑪西亞在黑板上做對一題數學後，開始興奮的大笑和尖叫，告訴別人她多麼的聰明，能解決全世界的問題。瑪西亞的情緒問題從輕度到中度，最後變成嚴重的躁症狀。

情感性障礙症候群

在第四章中，除了情緒之外，尚有一些症狀與每一類情感性障礙有關。要做診斷，特定的症狀必須要同時呈現。記得第一章中的妲妮莎嗎？她哭泣，對她心愛的直笛失去興趣，對父母發脾氣，所有的症狀都發生在兩個月當中，這些都是憂鬱症20症候群的例子。安雅的動作迅速、說話急速和無法睡眠是躁症候群的例子。確認哪一種症狀的發生伴隨著情緒困擾，也能幫助父母決定哪一種診斷最適合其子女。

是情感性障礙或是其他問題？

你的孩子看起來可能有情感性障礙的徵兆，但是在診斷為特殊障礙之前，醫師需要確定這些問題並非由某些事情而來。症狀產生的原因是重要的，因為它能決定哪種治療是適切且有效的。你需要知道孩子的問題並非由於藥物或非法用藥、其他生理疾病或短期的壓力所造成。例如，某些氣喘的藥物會促使孩子發脾氣。我們不可以認定發脾氣是情感性障礙的症狀，而是要考量發脾氣是氣喘藥的副作用。假如你的孩子在其他藥物方面有副作用，我們建議你要與你的內科醫師或專業人員討論

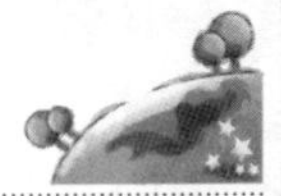

是否換其他藥物或調整劑量，以免孩子產生不愉快的生氣副作用。另外的例子是低鐵（貧血症）會導致看起來像是沮喪的症狀（例如沒有動力）。假如你的孩子缺乏動力，可能是營養不良而非情感性障礙，當貧血症一旦被診斷，補充了鐵質，沒有動力的情形就消失了。假如你的家族有甲狀腺的障礙，你的孩子看起來有亢奮或缺乏動力的現象，就要檢查是否有甲狀腺的問題了。十多歲的青少年和兒童若吸食大麻，會產生昏睡、沒有動力的情形。假如你懷疑孩子可能使用非法物質，告訴你的醫師對孩子做藥物篩檢。

考量造成孩子特別行為的事件也是非常重要的。兒童是他們環境中的氣壓計，他們的行為反映出環境中所發生的事情。因為財務問題、婚姻關係緊張、家中有人生病，或個人與老師的衝突，都會產生高度壓力，孩子也會把壓力表現在行為上。一個孩子因反映家庭或學校的壓力而變得沮喪或生氣，可以診斷為適應的障礙而非情感性障礙，應提供適當支持和治療。

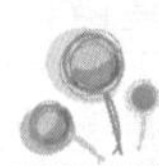

情感性障礙看起來像什麼？

設想你孩子的情緒有哪些、這些情緒有多嚴重、持續時間多長、發生的頻率有多少，以及情緒症候群有哪些，這些將給你和診斷者一個很好的概念，以確定你的孩子是否有情感性障礙，但是它仍然無法提供所有必要的資訊來診斷特別的障礙。有一些不同的憂鬱症和一些不同類別的躁鬱症，每一種不同的障礙包括受損的情緒，這些狀況就是通稱的情感性障礙。情緒傷害可能是輕度、中度或重度，也可能持續數個星期或更長的時間。假如你的孩子有憂鬱的障礙，她會沮喪或好發脾氣，而且會有不同的類型出現。重鬱症（major depressive disorder，

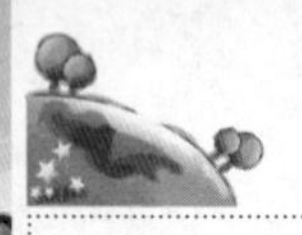

簡稱MDD）的孩子，其情緒會明顯的與一般孩子不同，同時會伴隨一些症狀。一個輕度但長期的情緒低落者，是典型的**輕鬱症**（dysthymic disorder，簡稱DD），我們稱精神心理沮喪為低落性情感性障礙。

躁鬱症第一型（bipolar disorder Type I，簡稱BP I）是情緒由沮喪到狂躁，而躁鬱症第二型（BP II）則是憂鬱的週期和輕躁的週期相互循環，稱為**輕躁狂**（hypomania）。這些循環性情感疾病（cyclothymia）從輕度的沮喪到輕躁狂。診斷非典型的躁鬱症（bipolar disorder not otherwise specified，簡稱BP-NOS）通常是認定一個人有很清楚的交替情緒，包括沮喪和狂躁，而非符合任何特別的躁鬱症標準。為數不少的躁鬱症兒童符合這些條件。特別是兒童在極度沮喪、激怒和狂躁之間每天循環很多次，通常被歸類為非典型的躁鬱症。

圖例勝過千字的描述

用圖例來區辨情感性障礙彼此之間和正常情緒的差異可獲得更清楚的概念。在圖1裡，表示情感性障礙情緒發展的情形。在A圖裡是指正常人的情緒，在B圖裡可看到低落的情緒比一般人稍微低些，並維持一段長時間。在C圖表示憂鬱症者：他的情緒遠低於一般人，並持續這種低潮很長的時間。在D圖裡，可以看到躁鬱症第一型。患者有亢奮的情緒——狂躁，接著是一段低潮的情緒——沮喪。圖E表示的是躁鬱症第二型，它有一段高亢的情緒（**輕躁症**，但未達到狂躁的地步），然後有一段沮喪的低潮情緒。在圖F內表現的是循環性情感疾病，有一段輕躁和一段輕鬱出現。圖2所表示的情緒模式，非典型的躁鬱症可能都會出現——持續地沮喪、憤怒和低

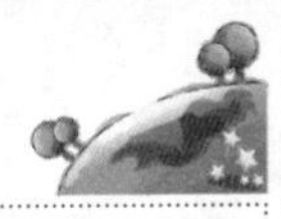

沉之間循環。這種類型在成人較不常見。最近華盛頓大學的Barbara Geller和她的同事在研究中指出，有77％的躁鬱症兒童患了非典型的躁鬱症。

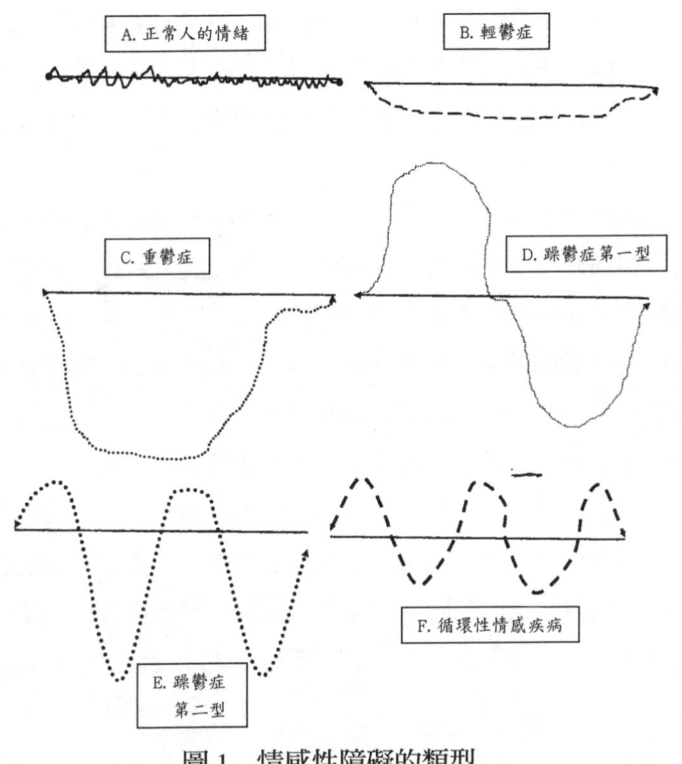

圖 1　情感性障礙的類型

了解循環的意義

假如一個孩子可能有情感性障礙，了解不同的情緒狀況的循環是很重要的。**循環**的意義是指不同程度的沮喪和狂躁二者相互交替的出現。躁鬱症疾病的特徵就是從狂躁到沮喪之間持續的交替改變情緒。然而，兒童比成人更迅速的循環交替這種

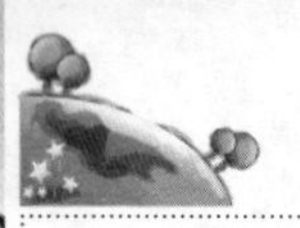

情緒。Barbara Geller和她的同事提出了三種迅速循環的情緒類型：

1. 迅速循環：每年有四次以上的躁症發作。
2. 超速循環：每年有五至三百六十四次的躁症發作。
3. 極超速或持續循環：每年有三百六十五次或以上的躁症發作（躁症發作的情緒是極度的憤怒或極度的興奮或誇張行為），發作的時間每天至少四個小時。

當情緒障礙迅速循環的發展，如圖2，一個孩子可能從非常沮喪到極度憤怒只需數分鐘時間。毋須說，對於兒童本身或他的家人都不知道如何在瞬間當中去處理這件事。這種類型並未在目前的診斷手冊中說明，因此，常常被歸類為非典型的躁鬱症。隨著情緒改變如此高的頻率，使得父母很難確定孩子是憂鬱症或是躁鬱症。這件工作變得比較複雜，也就是下面要談到的**混合型**疾病。混合型的情況是指沮喪和狂躁同時出現。診斷者會集中注意，根據你描述孩子的情緒、孩子的症狀群有哪些、何時特別的問題開始發作來區辨孩子的情感性障礙。同時，你可以在本章的後面找到，幫你理清以看待孩子不對勁的地方。

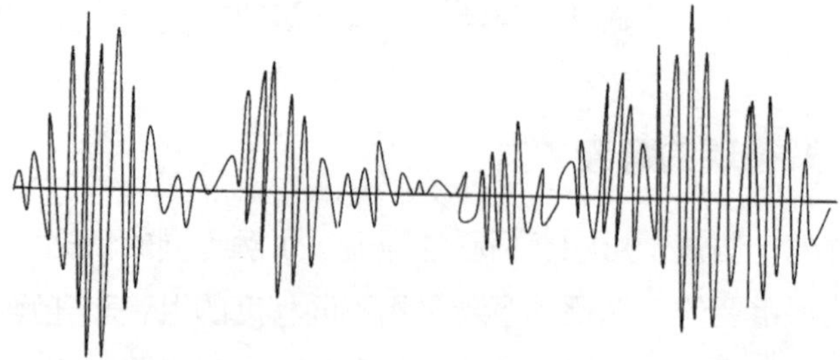

圖 2　持續循環的躁鬱症（診斷為非典型的躁鬱症）

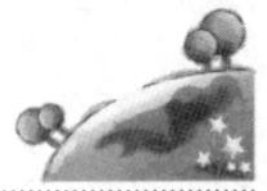

◆假如孩子的症狀不符合圖中的情感性障礙時要怎麼辦？

假如你孩子的症狀未符合圖中的任何一個障礙，請不必失望。它不表示你無法獲得幫助。多數孩子有情感性障礙並未獲得精確的診斷，因為孩子不斷在發展，而他們的症狀可能持續存在。此外，診斷標準是根據成人對情感性障礙的觀察記錄。兒童非成人的縮影，他們的症狀有時因成人不同的觀點而有所不同。躁鬱症成人比兒童少躁和鬱的循環。一個精確的診斷會知道這點，並會對兒童做適當的評估。甚至於，假如孩子的醫師不願意診斷這種特殊的障礙，仍然可用其他方法幫助孩子獲得較快樂的情緒和較成功的生活（請看本書第二部分詳細的資訊）。

你孩子的行為符合哪一種情感性障礙？

當你嘗試著要將孩子的行為和情感性障礙做配對決定時，這種決定可能十分困難。不同障礙的症狀往往重疊。例如，憤怒是所有情感性障礙普遍的症狀。記得，它也是很重要的，並非所有的孩子都有某特別障礙的徵狀。十一歲的馬克每天都很難過，晚上睡覺前都要翻滾兩小時才能入睡，在早上要花很長時間穿衣服或和哥哥一起玩。十歲的瑪利亞在家裡每天打人，25在學校無法安靜地坐在位子上，也動個不停，每天早上的起床更是困擾萬分。這兩個小孩有不同的憂鬱類型。然而瑪利亞也有一段時間曾表現輕浮和精力旺盛。上星期，瑪利亞的母親進入她的房間時，發現她用母親的化妝品亂塗並狂笑，把衣櫥的衣服搬出來每件試穿，並且在所有衣服上畫圖，說要用母親的縫紉機做衣服，使她的母親不知如何是好。不同的症狀有不同的障礙；這使得要區分何種障礙變得非常困難，即便是專家都

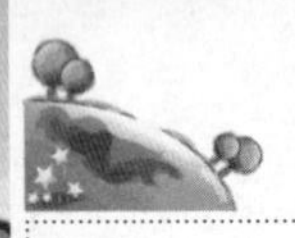

很難辦到。

可能最重要的區辨是考慮孩子是否有沮喪或躁鬱亞型的障礙。這兩類的障礙治療方法也不同。某些個案因錯誤的診斷導致孩子問題的惡化。例如開立單一的抗憂鬱症藥物可能使躁症更形惡化。除了治療的指導外，了解孩子的診斷對治療的期待有所幫助，也可協助你管理孩子的症狀。

問題什麼時候開始？

當你尋找孩子適當的診斷過程時，你可能被詢問，問題從什麼時候開始的？這個問題非常重要，因為症狀的期間能幫助診斷。由於孩子症狀一開始的時間可能顯著地影響症狀的進展。六歲的傑瑞米，他的症狀開始得很早，以至於父母很難指出何時開始——它似乎是一直存在的。另外，十六歲的露絲向來都是成績拿A的學生，也有很多朋友，並參與學校許多活動。卻突然的在高二那一年的某個星期，她的思想開始急速改變，談到她的力量可以改變全世界並讓每個人跟隨她，在大部分的晚上熬夜寫她的「布告」，她的情緒開始飛揚飆高。傑瑞米的弱點在於從沒有過正常發展的情緒。露絲在病情好時知道26痛苦的經驗，並有強烈的意願要正常的工作。管理情緒障礙的方法可能需要根據孩子情感性障礙是突然的，之前未曾有任何問題；或是情緒障礙是漸進的，在過程中伴隨著其他問題（例如行為問題）。

重鬱症

路易士七歲，去年被診斷為注意力缺陷／過動障礙（attention-deficit/hyperactivity disorder，簡稱ADHD），並服用興

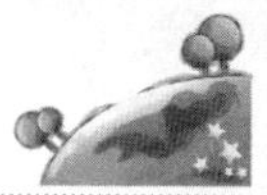

奮劑治療，反應很好。然而，上個月，路易士第一次顯現出情緒的問題。他變得很黏人。最近，有一個家族聚會，路易士整個晚上賴在祖母的膝上，雖然他的表兄弟一再邀請他一起玩，他都不肯去。她的母親帶他到兒童遊戲場，他寧可與母親坐在長椅上，而不去參與以往那些活力充沛的攀爬活動。他的老師打電話到家裡，向家長提到路易士兩個星期以來，在遊戲場哭了兩次，理由是他認為遊戲場不乾淨——這是非常不尋常的，因為路易士一向很期待下課去遊戲場玩。

最近路易士看起來無精打彩，並開始抱怨很無聊。當他的母親建議他去玩樂高積木或模型車，他只是聳肩並回去自己的房間。在過去，他每天要求穿棒球裝去學校，然而，現在卻拒絕去練習打棒球。晚上，他常找一堆藉口不準時睡覺。當他的父母去察看他是否睡覺時，卻發現他仍然醒著。有很多次，他的母親聽到一些聲音，下樓一看，原來是路易士在凌晨一兩點看電視。無論他的母親做了許多路易士愛吃的食物，或是引誘他吃有糖衣的麥片，他都不喜歡吃，以至於變瘦，褲腰愈來愈鬆。最令他父母憂慮的事就是，路易士的兩個好朋友在下課後來請他去玩，卻被他拒絕。

有重鬱症的孩子可能非常沮喪或非常煩躁（可同時出現，或不同時間出現），或可能對先前喜愛的活動失去興趣。一般而言，發展中的兒童對於不愉快的事情，會反應出沮喪或煩躁，也可能有數天不快樂的日子，很重要的是，這樣的孩子並不能診斷他有重鬱症，除非這種不快樂的症狀持續至少兩週以上。

你的孩子可能並未完全像路易士的行為一樣，要知道孩子 27
是否有重鬱症，請回答以下的問題：

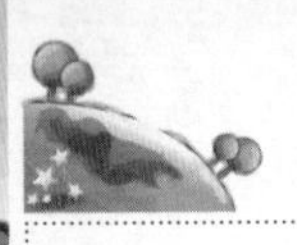

你的孩子是否：

1. 每天有一段沮喪的時間？

路易士從學校放學回家，每天看起來很難過，因為帽子掉下來就哭泣，很少看到笑容，這與過去常常表現幽默和經常微笑完全相反。

2. 每天大部分時間是煩躁或生氣的嗎？

路易士非常容易生氣，特別是在下午和晚上。他對年僅三歲的妹妹發脾氣，在過去這些事他是不生氣的，例如要求他陪妹妹玩。他也對家裡的狗發脾氣，像是小狗會咬著路易士喜愛的球要和他玩，都會讓他發脾氣。

十二歲的莎朗非常煩躁，使她的父母覺得說什麼都不對。昨天，為了增添她的衣物而對母親非常粗暴。她責怪家人挑她毛病，但是家人感覺他們一直在委曲求全。

3. 對事情失去興趣或抱怨無聊嗎？

放學後，路易士抱怨他無事可做。他的母親建議他騎腳踏車或踏板車、找朋友玩或玩跳繩，這些都是以前他最愛的活動。現在，他一點興趣都沒有。起先，他的母親想這些老活動對他來說可能沒興趣了。這時，他的生日快到了，母親帶他到玩具店裡，讓他指出現在喜歡的玩具。他在玩具店繞了一圈，看起來很沮喪，對於母親指出他可能喜愛的玩具，他也只是聳聳肩而已。

4. 不再喜愛以前好玩的活動嗎？

路易士是個很好的運動員，也十分喜愛運動，像是足球和棒球。他最近告訴母親他不再玩足球，也不想再去參加童子軍

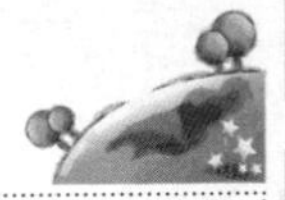

的活動。

莎朗持續抱怨她很無聊。她曾整個暑假盼望去參加中學籃球隊的選拔活動。然而，當秋天的選拔活動到了，她卻不去。莎朗告訴她的父母，她不想上鋼琴課。他們堅持她學完這一年，但是他們開始後悔做這件事情，因為她拒絕練琴。莎朗大部分時間都坐著看電視、上網，或是在房間裡聽音樂。當朋友打電話給她，她藉口不和她們談。起初她的父母以為這些行為是她進入青少年期的現象。直到莎朗的伯母提起憂鬱症的問題時，她的父母才開始注意到她的情緒問題。

5. 在晚上是否有睡眠的困擾？

路易士開始在早上起床上學時有困難，並討厭晚上八點半上床的時間。他的母親開始在晚上察看他，雖然他很安靜。然而她發現路易士會一直等到十點或十一點才真的入睡。以前他是躺到床上只要幾分鐘就睡著的。

某些孩子因為沒有睡好，白天在學校裡隨時都想睡，看起來無精打采，或需要咖啡因的飲料（通常是汽水）來提神。

6. 在半夜醒來且很難再入睡嗎？

在過去的一個月，路易士的父母常聽到屋子內有聲音，並發現他在凌晨一兩點在客廳裡看電視。

半夜醒來的孩子也常要求和父母同睡，某些孩子沒有起床，但用很多時間翻轉難眠，而父母通常未發覺睡眠的問題。當在評估孩子時，這種情形低估了訪談家長和孩子的重要性。

7. 早上起得太早嗎？

偶爾，路易士在早上四點半或五點左右到父母的房間去，並告訴他們他無法再睡。那一天，他會特別疲倦和易發脾氣。

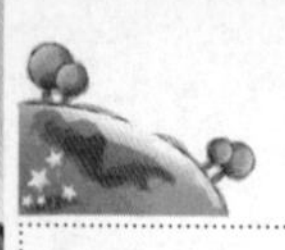

8. 睡太多嗎？

路易士的母親與她的姐姐交談，她的姐姐有一個十二歲大
的兒子阿杜被診斷患有憂鬱症。阿杜在晚上九點半上床睡覺，
29 卻很難在早上七點半起床去上學。在週末時，阿杜晚上十點上
床睡覺，可睡到第二天中午一點或兩點。

9. 因為沮喪、煩躁或焦慮而吃太多嗎？

阿杜在三個月來共增加了十磅（但是身高並未增加），他看起來有些過重。他需要碳水化合物，如果不加以督導的話，他會吃下整包洋芋片或餅乾。然而，阿杜是個對食物挑剔的小孩，對於母親所準備的餐點興趣缺缺。

10. 因為沮喪、煩躁或焦慮而吃太少嗎？

過去一個月，路易士的衣服變得寬鬆許多。他幾乎是在盤子中翻攪著食物，儘管是他喜愛的食物也沒興趣。他的母親問他，他告訴母親說他不餓。某些孩子未減重但不吃東西，或只吃一點點喜歡的食物，或者是一段時間應該要增重卻未增重。

11. 有注意力集中的困擾嗎？

雖然路易士持續使用Adderall（注意力缺陷／過動障礙的藥），最近，他的老師因為他很難專注於功課而寫家庭聯絡簿給家長。

妲妮莎一向是位好學生，當她的沮喪情緒增加後，就變得很難集中注意力於學校的事物。老師也從未懷疑她有問題，因為她總是很安靜並表現出注意力很集中的樣子，直到她無法完成一件簡短的歷史作業而開始哭泣，她的父母才注意到她的問題。

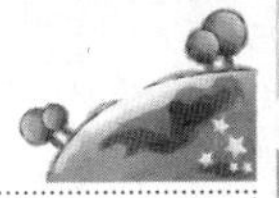

雖然莎朗的標準測驗分數一直保持著高分，她的成績也在中等左右。特別的是數學方面表現優異，始終拿到A的成績。最近她卻在數學考試失敗了。當她的數學老師問莎朗到底怎麼了，她難過地哭了起來而跑出教室。

情感性障礙常導致注意力不集中，此種現象有時與共病症（例如注意力缺陷／過動）很難區辨，在某些個案中，幾乎很難界定。任何孩子注意力無法集中或在學校成績表現低落，可能與注意力集中困擾有關。

12. 是否睡得很多，仍然感到很疲倦？

阿杜每天晚上睡超過十二小時，但在白天仍然看起來很累。每天從學校回家，阿杜就躺到沙發上看電視並睡著了。

13. 是否無法靜下來？

路易士似乎無法靜下來。他開了電視，然後在房間內繞圈圈，卻不專心看電視節目。他抓起襯衫的領角開始咬。當他被診斷為注意力缺陷／過動障礙時，他的父母已習慣於他的高活動量，特別是不服藥的期間。然而，他的「注意力缺陷／過動障礙的活動」看起來是很忙碌的樣子，但是，他的父母注意到路易士的行為比較像神經性的精力充沛。

14. 看起來無精打采嗎？

過去一個月來，阿杜比以往懶散許多。似乎要花很多時間做每件事。阿杜的老師向他的父母報告阿杜在學校看起來非常委靡。

某些個案有時看起來很無精打采、做事緩慢，有時卻無法安靜下來或很激動。就像集中注意力一樣，重要的是**改變**活動的程度：一個平日很活潑的孩子變得精神不振、沒有活力，或

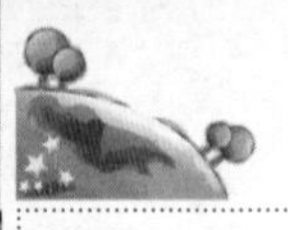

是一個總是安靜的孩子變得無法安靜或十分激動，這都是問題發現的指標。

15. 感到沒有價值感嗎？

路易士的母親試著問他為什麼不去踢足球和參加童子軍時，他說，「我無法再踢足球了，因為沒有人像我這麼糟糕。」

16. 是否感覺自責？

路易士最近被問到為何與妹妹打架的事情時，他就非常自責而哭泣，他推了妹妹，因為妹妹拿了他喜愛的玩具。她的妹妹並未受傷，而且這已經是數個月以前的事了。

妲妮莎非常在意自己在家裡所造成的問題，她嚴責自己變成一個負擔。她對自己成為家庭負擔感到十分沮喪。

31 17. 表現出自殺或消極的想法嗎？

當路易士的母親告訴他是睡覺的時間了，路易士開始哭泣並搖晃身體說，「我寧可死掉算了」。

兩星期前，妲妮莎在半夜搖醒她的父母，哭訴著說，她不停的想到自殺。妲妮莎的父母立即留電話訊息給門診的心理醫師並直接到急診室。妲妮莎是在兒童青少年精神科就診。家人與醫療人員一起工作以減輕並治療她的憂鬱。

談及自殺，有時是為了獲得注意。然而最近自殺的統計像是企圖自殺的歷史或明顯的想自殺，都是嚴重的自殺威脅的指標。

結論

你剛讀到所有潛在的憂鬱症狀，某些可能像你孩子的情形。你可能要記錄一些看起來符合你孩子的重點，然後繼續閱

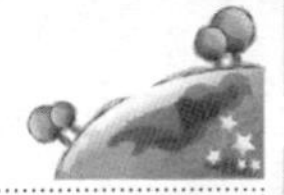

讀其他情感性障礙的症狀。當你繼續閱讀本章，你將獲得更符合你孩子的症狀。你的孩子看起來符合所描述的憂鬱症嗎？或她曾有些其他的情感性障礙？在第四章裡，我們將協助你了解心理衛生的專業人員，他們將為你解釋你和你孩子在診斷中的症狀。

輕鬱症

十六歲的康昭在過去一年中常和母親起爭論。最近和母親爭論完之後就離家，並有兩天未回家。等到平靜下來時，母親問她到底怎麼了？但她總是說：「沒什麼，我很好。」她大部分時間是坐在家裡。母親鼓勵她找事做，或參與學校的活動，但她只是聳聳肩。每天早上，她用兩個多小時穿衣服，大部分 32
時間是試穿然後抱怨她看起來又難看又可怕的衣服。她的母親說康昭看起來很不快樂已有一段很長的時間了。母親特別憂心是因為康昭唯一的朋友是鄰居的女孩，她似乎和康昭有相同的問題。康昭她表示自己喜歡潔西卡，「因為她了解我」。

就像長時間低溫發燒一樣，輕鬱症很難被確認，因為它開始時就像孩子生活的一部分。一個有輕鬱症的孩子可能在一生中大部分時間感覺輕度的沮喪，可能開始時被認為是正常的沮喪情緒或煩躁。家長和其他與孩子接觸的人也許會把孩子的煩躁或沮喪看成是他性格的一部分。

有輕鬱症（DD）的孩子其徵候群症狀比重鬱症（MDD）要少。他們的情緒通常比較不嚴重，但是這種情感性障礙必須要確認出來，並接受治療。研究中指出，兒童患有輕鬱症的情況比重鬱症所受的傷害要多，因為輕鬱症通常花很多時間在診斷的過程，而非症狀的嚴重情形，以至於診斷確認的過程常持

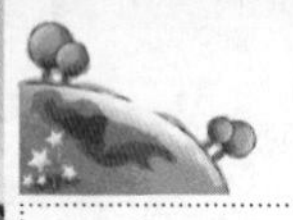

續至少一年。

你的孩子是否有下列的情形：

1. 看起來沮喪或不快樂（時間至少超過一年）？

康昭和她的母親都記不得康昭情緒好的時候。她的母親說康昭小時候就皺著眉頭。

凱利十歲，每天起床後就說：「這可能又是一個壞日子。」他悲觀的看法，父母已經習以為常，並覺得是正常的。凱利只是聳聳肩並說：「我並不是不快樂，只是無聊而已。」

2. 看起來很煩躁嗎（時間至少超過一年）？

在與潔西卡的母親比對之後，康昭的母親發現兩個女孩有相同的情緒和行為，潔西卡在五年級進入青春期時開始變得煩躁，她的母親認為是「賀爾蒙」分泌失調；然而，現在五年過去了，潔西卡在家仍然脾氣暴躁，對她的兄弟姐妹怒吼，常表現不快樂，很難相處。整個家庭因她的負面情緒而感到很厭煩。

33 **3. 睡眠有困擾嗎？**

康昭有睡眠的困擾，因此她常常到很晚還在看電視，以至於第二天早上很難起床上學——這是她與母親間持續不斷的衝突。

凱利有長期的睡眠困擾，他和父母想出了許多克服的方法。他仍然在晚上九點上床，輾轉反側到十點或十點半才能入睡，不過至少在入睡前不再下樓四、五次。他有一個光碟機，可以一再地聽他喜愛的音樂。他的父母在他睡著時，把燈關掉，最後，他們給凱利一隻小貓，讓他有伴一起睡覺。

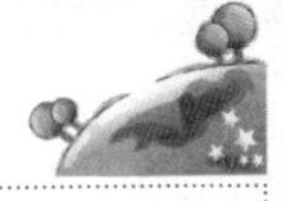

4. 看起來很疲倦嗎？

校護打很多次電話給康昭的母親，因為康昭在下午上課時常睡著了。放學後，康昭常小睡，但是在晚上她卻很難入睡。

5. 缺乏食慾或食慾大增？

潔西卡喜歡吃糖或點心，特別是在晚上，這使得她體重增加許多。現在她需要換新的衣服，這是她與母親間的另一個衝突。

6. 是否有低的自尊或不好的自我形象？

潔西卡說她不再好看，自己感覺很醜。她經常自貶並拒絕嘗試新的事物，因為她害怕失敗。當她的母親幫她加入當地社區中心的美術課時，她說：「我不想去，我討厭美術。」儘管過去她曾獲得學校多項美術獎項以及她一向很喜歡美術。

7. 對集中思考有困擾嗎？

雖然康昭是一個很早就開始閱讀的孩子，她也很有動機寫作，從不畏懼數學，在小學時，功課很好，但從中學開始，她功課有困難。她無法完成課堂上的作業，考試考得很差，也經常無法準時交作業。

凱利在上課時很難集中注意力，雖然他並未干擾上課，他
的老師注意到他時常在自己的世界裡做自己的事，只有在老師
或父母和他一對一輔導時，才能完成功課。在其他時間，他幾 34
乎無法獨自完成功課。以凱利的個案，去評估他是因為情感性
障礙而導致無法集中注意力，或是因為注意力缺陷／過動障礙
的症狀是很重要的。如果他的注意力困難發生在情緒問題之
前，或是他的情緒困難已接受治療卻仍然無法集中注意力，那

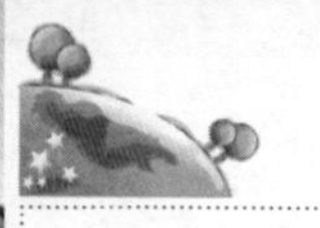

麼他可能是注意力缺陷／過動障礙。這種注意力無法集中的問題通常和情感性障礙有共病的現象（見第四章）。

8. 表現出無望的感覺？

當潔西卡的母親要她去看醫師，她拒絕了，因為她說看醫師一點用都沒有。

結論

重鬱症和輕鬱症會明顯的干擾孩子的功能。假如你看到孩子有一些憂鬱症的症狀，你要為孩子尋求一個評量，不論孩子是否確定有某些障礙。你的孩子可能有兩種障礙。有輕鬱症的孩子在二到三年間常會發展成重鬱症，並且在重鬱症已治療好時，輕鬱症仍然存在。當輕鬱症已形成或繼續存在著重鬱症，它將變成「雙重的憂鬱症」（double depression）。

躁鬱症第一型

生活對十三歲的馬克來說充滿著挑戰。他很早開始學會走路和說話，也從不睡得太多。當他在嬰兒期和幼兒期時，看起來總是睡得比其他同年齡的孩子少，並在十八個月後就不睡午覺。他的母親讀遍了父母指南，想要幫助並且管理他經常且嚴重的發脾氣。從托兒所到小學三年級，馬克似乎喜歡學校生活，雖然他的老師總是說他「不注意」和「高度的精力充沛」。他在學校很努力地想要表現出好行為，然而每次下午從學校回家時，常無法做到。四年級的那一年是最糟糕的一年，他從原來充滿活力或非常興奮地喜歡活動，變得對什麼事都沒
35 興趣。剛開始是老師打電話回家，因為馬克不願完成作業，並
數度在教室內和遊戲場哭泣。他也拒絕所有朋友的邀約，他只

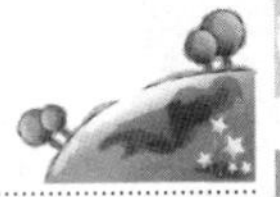

是在家裡無所事事，在學校裡哭泣。

馬克的母親帶他去看醫師，醫師給他抗憂鬱劑並轉介他去看兒童精神科醫師。藥物治療很有幫助，但是在家馬克卻經常表現煩躁，有時無法預期的高興，有時沒有特別理由而無端發脾氣，有時卻又咯咯大笑、過度興奮。去年這一年當中，許多事變得更糟糕，馬克的煩躁增加，他突然在無預警之下變得易怒，且對象經常是家裡的成員。他的判斷力愈來愈差。有一天他把表哥的鸚鵡放在夾克內帶去學校，結果鸚鵡不見了。大約一個月以前，馬克的問題發作了，他的父母帶他到急診室，然後住院治療。住院一週之後，回到家裡，馬克的情緒從安靜到憤怒。他打電話給教育局長，告訴他學校的老師和校長沒有處理同學的衝突，使他不滿意。他問班上的一位女孩，假如他可以觸摸她的胸部，他可以交換讓她看自己的私處。他開始說話速度很快，並馬上改變說話的主題，以至於母親無法了解他的意思。當母親告訴他說話速度放慢並講完一個主題時，馬克變得非常狂怒，並用廚房裡的刀子威脅母親。他的父母試著帶他去就診，馬克企圖跳車。治療師建議他們直接送急診治療。

躁鬱症包括兩個極端情緒的循環——一段時間的憂鬱和低潮的情緒（沮喪和／或煩躁和／或失去興趣），以及一段時間的躁症和高潮的情緒（過度興奮）。憂鬱和躁症的狀況在一年中可能是分開的；而某些個案在一星期、每天甚至於數個小時中卻持續地循環交替（馬克最顯著的憂鬱發作是在四年級十歲的時候。現在是七年級十三歲，經歷了第一次的躁症發作，雖然他的情緒在十歲至十三歲之間一直不穩定）。

有些孩子不像馬克，他們的躁鬱情緒迅速地循環，就像在前面「了解循環的意義」的那一小節中所描述的一樣。對其他

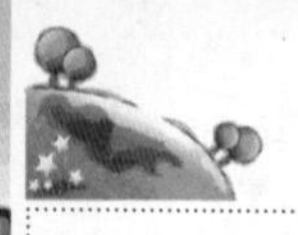

人而言，躁症和鬱症的發生是同時存在的（交互存在）。躁鬱
36 同時存在期間，一個孩子同時會出現憤怒、激動興奮、嚴重的
悲傷和無望的情緒。這種情況無論對孩子本身或家裡的人都會
感到十分困難。

躁鬱症的沮喪症狀和憂鬱症的沮喪是類似的。當躁症發作時，一些狂躁的症狀會令人驚嚇。請用下列的問題來辨識你孩子的躁鬱症，記住，這些症狀可因個人及年齡的不同而有很多類型。

你的孩子是否：

1. 有一段時間的情緒高亢？

馬克在住院之前的一星期，他進入治療師辦公室大喊，「今天是最棒的一天」。當他的治療師問他為什麼，他回答說：「我讓你們看，誰是老闆！」並且無法控制地咯咯笑了好幾分鐘。他向治療師解釋他為什麼休學時，說話的情形很喧鬧。

情緒高亢的行為包括無法控制地咯咯笑、在不恰當的時間大笑，以及「過度的表現高興」。在形成急躁的情緒前，馬克的朋友和家人注意到他有時會很奇怪地亢奮和激動。他曾在社會課的小組裡和同學一起工作，馬克非常興奮，使得其他同學叫他要「冷靜一點」。

2. 有一段時間特別煩躁？

有一天馬克到廚房看到媽媽在準備晚餐，當他看到母親在做肉餅時，開始尖叫並咒罵母親。母親保持冷靜並試著安撫他，用溫和的口氣問他想選什麼晚餐。然後母親想離開廚房，馬克跟著母親繞著屋子。無論怎樣安撫他，他還是繼續的尖叫

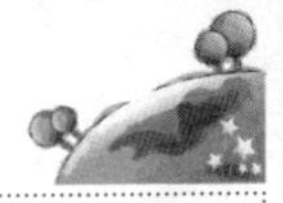

和吶喊了近四十五分鐘，最後疲倦了，就躺到沙發上睡了一個小時。

在數星期之前，馬克告訴他的母親每件事都讓他緊張，以至於無法和任何人相處。在某一個星期六，他決定不參加棒球賽，因為他認為到那裡會和某些人發脾氣。

37

在這段情緒改變的期間，你的孩子是否：

1. 表現出誇大的想法？

在急診室，馬克說他有一個計畫，他要寫一本揭露學校醜聞的書可賺好幾百萬。他已經觀察老師、同學、行政人員並記下筆記，準備在週末完成出書。馬克想這本書要很快寫好，他確定他的母親一定會開車帶他到紐約（十小時的車程），所以他可以把這本書直接交給出版公司。

馬克總是有很大的想法，但這一個是他第一次奇怪而不實際的想法。其他時候，他曾決定做某些他無法做到的事，像是他將成為總裁，開始要經營許多事業，並要為就職演說寫草稿。

2. 比平常的睡眠需求少？

在馬克住院的期間，他在前三天只睡八個小時。他告訴急診室的醫師他一點都不累，他太忙於寫他的書，以至於沒時間睡覺。他看起來似乎不需要太多睡眠（除了他在四年級時，感到十分沮喪，並持續的十分疲勞）。他總是第一個起床的人（在早上五點到六點之間），並且不會感覺睏倦，一直到中午十二點或下午一點。他的精力充沛，從不受缺乏睡眠的影響。

3. 比平時話多，說話速度快或大聲？

當馬克在急診室接受評估時，他的聲音非常大，他大聲地

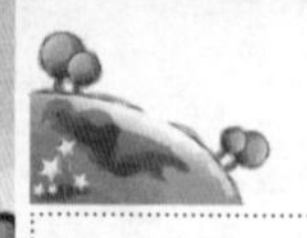

喊叫，整個等待區都聽得十分清楚。

馬克的母親表示他一向說話很大聲、速度快，特別是生氣或非常高興和興奮。因此，在急診室裡，很難打斷馬克的談話和問他問題。他說話速度很快，常被要求慢下來，以了解他的說話內容，所以他說話必須在一段時間就要停下來。

在病情變得如此嚴重之前，馬克自己了解他與家人和朋友
38 比起來，說話速度真的太快了。但是，他總是有許多奇怪的想法且說話速度相當快。

4. 表現出迅速思考（racing thoughts）的徵兆？

馬克的母親描述馬克像是「從一個主題跳到另一個主題」，在相對安靜下來的期間，他抱怨自己的「腦袋跑得太快」。

某些孩子敘述自己迅速思考的感覺，就像「思考是跳躍的」，以至於「思考很混雜」，或像是「有人在你的腦袋猛按快速向前的按鈕」一般。

5. 比平常更為分心？

馬克在急診室接受評估時，他在敘述計畫寫書的過程中，突然停下來問掛在牆上的一幅畫。他不斷地中斷自己的思考，似乎很難完整地思考一件事情。此外，前些日子馬克的老師也打電話給母親說，他交了一份未完成的作業，以馬克過去的個性而言，這是不尋常的。

去辨別愈來愈分心和注意力缺陷／過動障礙的分心是非常重要的。對馬克來說，學習一向不是問題，他能集中精神在學校的課業上，也能完成他的作業。自從患了躁鬱症，才開始變得分心。假如馬克過去有注意力缺陷／過動障礙的病史，那就

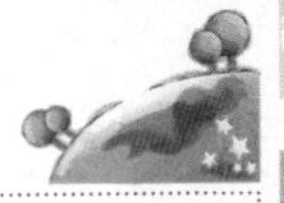

很難分辨是因為情感性障礙導致的分心，抑或是注意力缺陷／過動障礙的分心徵兆。在這個個案，診斷者在鑑定馬克是否因為躁鬱症而分心之前，要先檢視他平常集中注意力的能力是否有顯著的減退。

6. 比平常更為活動或激動？

馬克的母親描述他的行為是「永遠在動」。晚餐時間對全家人來說是很大的挑戰，當每個人在吃飯時，馬克繞著餐桌跑來跑去，吃一些東西後，又停下來，無法專心吃飯。

7. 比平常表現愚笨或魯莽？

馬克決定帶他表哥的鸚鵡到學校是個魯莽的行為例子。此外，在他治療的過程中，他遇到鄰居的一位女孩，他愚蠢地說了一些不當的性暗示語言。

在評估一個孩子是否有不當的判斷力和愚蠢或魯莽的行為，一個很重要的原則，就是要問這種行為是否對他人（包括 39
家裡的寵物）的安全或情緒的安寧造成威脅。此種行為會使得他人認為你的孩子是奇怪的（例如在學校的頒獎典禮上，沒有獲得允許，就拿起麥克風說話）。

馬克的行為是典型的躁鬱症第一型（BP I）。他的問題開始是輕微的，像是不容易睡著、高度的精力充沛和極端的表現憤怒。他在狂躁之前是沮喪的。他在沮喪期間曾服用抗憂鬱劑，之後，他的情緒持續的無法預料，一段時間的煩躁，一段時間的得意洋洋。當他的情緒攀升到狂躁的階段時，馬克需要住院以維護本身及其他人的安全（他曾試著跳出正在行駛中的車子，並用刀威脅他的母親）。

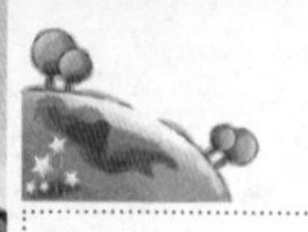

要診斷躁鬱症第一型，一個孩子必須經歷一段時間的狂躁期或混合的躁鬱發作，這種症狀至少持續一星期之久。在第四章，將提供更詳細的躁鬱症第一型的診斷。

躁鬱症第二型

瑪娜是一個快樂的十一歲女孩，她間歇性的咯咯笑和不當的行為在學校造成很大的困擾。老師們注意到她的病況並告訴她的家長，因為她一向是位品學兼優的好學生。在發病的期間，瑪娜說話速度變快，她有許多奇怪的想法，她覺得自己才華洋溢，開始要做許多事。她的朋友和家人覺得很難跟上她的腳步。瑪娜在家裡有很多次表現出退縮的行為。她的精神很委靡，對早上起床上學有困難，她在週末時老是躺在床上休息。瑪娜對先前所計畫的事一再背信，這使得她的朋友很生氣，導致更多問題。在這段期間，她抱怨學校的功課對她太難，原本只要二十到三十分鐘的作業，現在卻要她花費兩個小時才能完成。瑪娜努力地在學校裝笑容，因為她不願意她的朋友看到她不愉快的情緒，但是一旦她回到家，她向家人發脾氣，沒有精力和家人一起玩。

最近瑪娜被診斷為躁鬱症第二型（BP II），它包括一段時間輕度的躁症，又稱為**輕躁狂**，同時交替著憂鬱症。輕躁
40 狂可能被誘發，特別是兒童期有憂鬱現象，長大後可引起憂鬱症。雖然輕躁狂不會引起重大問題，然而兒童有躁症狀，他會改變以往的功能和情緒，其情況比一般水準差。一個有輕躁狂的兒童在學校的表現，和同儕、甚至在家裡可能還有功能，但是其行為看起來很荒謬、很戲劇或很精力十足——這種程度使她在團體中顯得格外突出。雖然輕躁狂兒童在家和在學校功能

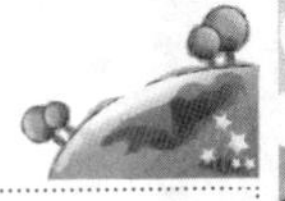

不錯，然而，她可能會有顯著的問題。不良的判斷力可能使成為問題形成的危機或困窘的情況。例如，瑪娜自認可擔任合唱團的獨唱（事實上，獨唱是由女高音擔任，她是女低音）。當合唱團練唱時，瑪娜站到合唱團的前面並開始用她最大的肺活量獨唱。整個合唱團的人立刻全部停下，並看著她，而指揮要求她站回隊伍，她卻拒絕。瑪娜和同儕之間的關係也好不到哪裡，例如她和他人討論一個聚會的邀請名單，事實上，她並未獲得邀請。

輕躁狂是躁鬱症的一種症狀，但比起典型的躁鬱症程度較輕，時間也較短（發作時間以日計而非以週計算）。以下是診斷輕躁狂的指標，你的孩子是否：

1. 有一段時間的亢奮或煩躁情緒，此與其個性不符？

瑪娜有一段時間一直咯咯笑，她的母親描述為一種「愚蠢的」行為。在這段期間，她對每件事都表現好笑。她的父親認為她是很「活潑」，並不覺得她有什麼不對。在其他時間，特別是當她的工作被干擾，瑪娜表現出粗魯不禮貌的行為。

在前面的部分，問到你的孩子是否有任何躁鬱症第一型的行為。假如你的孩子曾有過三項或四項躁鬱症的症狀，但僅是每次發作數天，其症狀並未完全符合躁鬱症，那麼，你的孩子可能是輕躁狂。

像躁鬱症第一型和第二型，輕躁狂是可以治療的。在第六章，我們將專題討論是否決定使用藥物治療。在躁鬱症第二型，這可能是一個困難的決定。一個孩子患有躁鬱症第二型，可能在某些時候情況很好，有些時候雖然有些問題，但似乎也 41
不需要使用藥物。

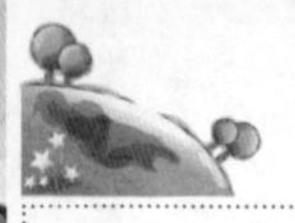

循環性情感疾病

一個孩子有循環性的情感疾病，比較少被專業人員注意，因為情緒的高亢和低落較不嚴重。此外，假如孩子接受評估，正確的診斷很容易被忽略。循環性情感疾病的特性是一段期間的輕躁狂和輕度憂鬱症，不足以構成嚴重的重鬱症。這些情緒的改變是持續且迅速的，只在短期間偶爾有穩定的情緒（不超過兩個月）。

像十二歲的奧斯汀的父母所追憶的，奧斯汀有「陽光的日子和多雲的日子」。在他的「陽光日子」裡，表現得很快樂，有時候是過度的精力充沛，使得父母和朋友必須特別照顧他。他對活動很熱衷，特別是對新的工作非常有興趣。但是在他「多雲的日子」裡，他意志消沉，動作緩慢，並且很難相處。從小學時代，奧斯汀有一群很親近的朋友都很了解他。現在他進入中學，社會壓力增加。他開始努力克服。雖然他仍然和小學同學見面，但已不像以往那麼親密。在「情緒低潮」時，他的朋友已不再對他有耐心。他的母親接到輔導老師的電話，談到他在班上的行為。奧斯汀在家裡表現出特別的易發脾氣——對家人怒吼，並在自己的房間內消磨時間。

如同前面所說，你孩子的情緒有問題時，那就是問題。在循環性情感疾病，情緒的缺陷可能不是太嚴重，但是它可能持續很長的時間，甚至於是一輩子。其後果會對孩子的發展有毀滅性的影響。

非典型的躁鬱症

非典型的躁鬱症（BP-NOS）通常是敘述一個人有明顯的

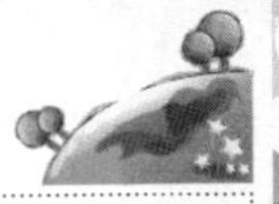

躁鬱症，但是未符合躁鬱症第一型和躁鬱症第二型或循環性的躁鬱症。如同前面所述，有一些具有躁鬱症的兒童會持續的循環發作。這些兒童常被診斷為是非典型的躁鬱症。

珍塔莉八歲，她持續有情緒上高亢和低落的現象。她描述自己迅速改變的情緒，就像她對母親說，她自己的心情是「快樂－瘋狂－沮喪」。珍塔莉沒有任何預警就會大發脾氣，接著變成攻擊性和破壞行為。這時，母親往往要抱緊她的身體以避免傷到珍塔莉自己或他人。珍塔莉卻迅速地轉變成歇斯底里的笑和做出與性相關的行為一手淫、要她的兄弟到廁所看她，甚至說一些令人臉紅的話。她的母親曾竭盡心力去思考，過去珍塔莉是否有受過性虐待或是和性有關的傷害？但是，事實上幾乎沒有。她的母親對於家中電視節目的篩選十分嚴格，對於珍塔莉的交友情況也十分小心。當珍塔莉冷靜下來時，她的母親問她是否有任何人不當地碰觸她的身體，她也一再表示沒有。珍塔莉有時變得十分沮喪，並哭得很傷心。她也做出一些危險的行為，像是跑到路上和汽車競賽。有時，不管樹有多高就從上面跳下來。幸運的是，直到現在她並未受到傷害。

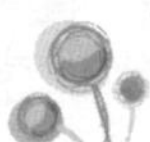

如何把症狀做分類？

當你讀完前面的部分，可能會注意到某些症狀歸類在一種以上的診斷類別中。因此，你如何確定你的孩子到底是符合哪一個類別呢？是和憂鬱症相關或是與躁鬱症相關呢？憂鬱症和躁症之間的特徵常常是很難釐清的，在表1中我們做了憂鬱症和躁症特徵的區別。

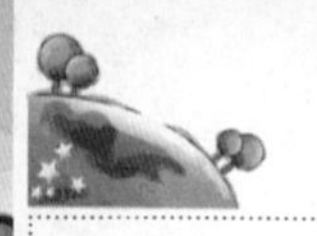

43 表1　比較憂鬱症和躁症的特徵

症　　狀	憂鬱症	躁症
情緒狀況	沮喪／急躁／憤怒	亢奮／誇大／憤怒
興　　趣	失去興趣	對許多活動或事物表現過度的興趣
睡　　眠	睡得過多或疲憊無法入睡	睡眠少而不感覺累
食　　慾	增加或減少	——
思　　想	病態的或自殺的	誇大的、衝動的
專 注 力	有缺陷	有缺陷
活動程度	不安或睏倦	活動量增加
自我評價	毫無價值／罪惡感	膨脹的／誇大的
行　　為	退縮的／孤立的	魯莽的／愚蠢的

誠如本章前面所討論的，猜測你孩子是患哪一類的情緒障礙是一種挑戰。情緒從難過到悲傷，在混合發作期間（憂鬱和躁症同時發作），也有特別的例外是沉迷之後接著是沮喪。

憤怒是憂鬱症和躁症的一部分，躁症的憤怒是傾向於比較緊張和穿插式的。專家們也常為區辨憂鬱症和躁症的憤怒而看法不一。憂鬱症兒童可能沒有清楚的激怒「事件」，雖然在一天中有壓力的時候會表現得特別糟糕（例如在每天早上例行的上學前，或是饑餓或疲憊時）。躁鬱症的兒童在一天或一個月當中，可能有一段長的憤怒期或是一段特別的激怒期。這段激怒期可能是由看來很小或微不足道的事情所引發，甚至於導致很糟的後果（例如沒有顯著的理由而對著父母親丟東西、尖叫、嘶喊四十分鐘）。在激怒發作的期間，兒童會用破壞、口

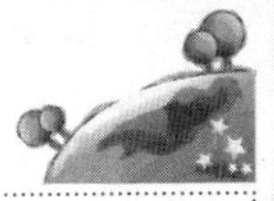

語和行動攻擊他人，也無法做邏輯推理和安全的選擇。躁症也會有亢奮和誇大的情緒，這些現象是憂鬱症者沒有的現象。你的心理衛生團隊將會傾聽你的描述，利用時間觀察和聆聽孩子的想法，以幫助你區別憂鬱症和躁症的不同。

許多個案中，失去興趣是憂鬱症者基本的診斷指標。其實，憂鬱症兒童對活動會表現出失去興趣。躁症者卻傾向於對許多活動或事件表現過度的興趣。

憂鬱症和躁症兒童均有睡眠的問題。憂鬱症兒童的睡眠問題包括失眠、睡得多卻睡不飽，或兩者兼具。當兒童很沮喪時，晚上很難睡著，會半夜醒來或早上起得很早。兒童通常看起來很疲憊，想要睡覺，或睡覺很難睡醒。躁症兒童發作時往往不需要睡眠，或減少睡眠。通常只睡二到三小時，但是看起來不疲憊，每件事對他而言，仍然精力充沛。

躁症兒童不會改變食慾（雖然我們看到一些兒童在狂躁時 44
會選擇不尋常的食物吃）。憂鬱症兒童的食慾會有很大的改變。隨著兒童的差異，有的會食慾大增，有的卻胃口減小。

憂鬱症和躁症兒童在思想內容方面都會受到影響。在憂鬱症發作時會想到死亡、病態的或自殺的想法。在躁症發作時，思考變得非常衝動而且誇大——例如一個孩子相信他可以從任何高度跳下來不會受傷，或是相信他可以知道老師心裡在想什麼。

憂鬱症和躁症兒童在專注力方面都有問題。然而，很難說明憂鬱症兒童的專注力無法集中，除非他的成績退步、教師注意到改變，或兒童本身抱怨自己的注意力無法集中。躁症發作時比較能證明專注力的集中問題，根據不斷的改變話題和活動，可以發現兒童專注力無法集中的改變。

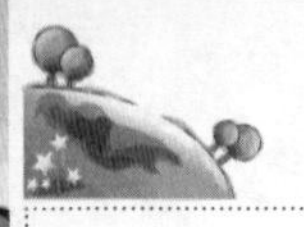

憂鬱症和躁症兒童在活動程度的改變上都受到影響。憂鬱症兒童特別表現出睏倦。然而不安或激動都可能同時存在，此種情況會導致坐立不安和動作遲緩。躁症兒童在活動方面卻表現精力旺盛和過動的現象。

一個憂鬱症兒童對自己常感覺無價值感或是不適應；然而躁症兒童會有自我膨脹誇張的行為，相信自己十分聰明，很吸引人或比他人有天分。

憂鬱症兒童可能是退縮和孤獨的；另一方面，他容易激怒，和同伴或兄弟姐妹經常有衝突，甚至於在學校和人打架。有些行為看起來和躁鬱症兒童相似，例如無法休息、愚蠢的行為。此外，憂鬱症兒童可能會有自殺的想法或自傷的行為出現。

情感性障礙是什麼以及我孩子的特徵是什麼？

幫助你孩子最重要的是，要知道孩子開始和停止情感性障
礙的時間。當某人在三十歲時首次憂鬱症發作，她的人格、優
缺點、喜歡與不喜歡的以及在家裡的功能和工作的角色都已建
45 立。她周遭的人很了解她並照顧她。因此，假如她突然從一個
充滿活力且快樂的電腦程式設計師兼兩個孩子的母親，變成無
法起床、每天晚上哭泣，她周遭的人會馬上看出來她的不同與
異狀。但是，假如憂鬱症發作的年齡是在五歲、十歲甚至於
十五歲，其症狀仍然會持續發展。這種症狀會使家人、朋友和
孩子本人在分辨自己或自己的一部分感到困難。這個敵人就是
孩子的情感性障礙。情感性障礙會使他在學校、家裡、同伴間
產生困擾，並使生活變得一團糟。一旦你知道孩子的敵人，你
可以開始與它對抗了。

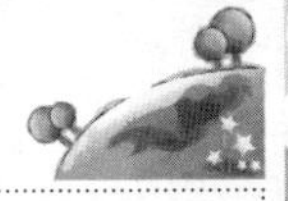

◆家庭練習1：把敵對事項列出來

在一張白紙上，畫出兩個空格。把孩子的照片貼在紙張的上端（例如圖3）。根據孩子正面的事項把它列在左邊，包括長處、吸引人處和興趣。列完之後，開始將孩子的症狀或問題列入右邊的空格欄。當兩個空格欄完成後，把紙張左右對摺，把右邊空格欄蓋住左邊空格欄。這時你可以看到情感性障礙的症狀蓋住孩子所有的優點。當你把它轉過來時，孩子所有的優點會蓋住了情感性障礙的症狀。打開紙張，若你的孩子接受治療，會顯示光明的情況——而治療中的進步，會把你和你孩子的問題隱藏起來。

什麼是正常的，什麼是反常的？

沮喪的情緒

每個人都有愉快和不愉快的日子，因此如何去說明自然的或是經過治療的，或是症狀的情緒高昂和低落？一般而言，大多數兒童愉快的時間比不愉快的時間多，不愉快的時間大都是突發的或有某些原因。

正常的不愉快日子。巴比是個七歲的孩子，他有不愉快的情緒。中午時，和他十歲的哥哥有數次衝突並哭了兩次，他的母親為此已智窮才竭。雖然巴比和他的哥哥有相對的爭論，但是他較為激烈並且無法遵守規矩。他的母親特別在意這件事，因為她有憂鬱症的病史，並且知道她需要特別小心孩子的症狀。當母親檢視家庭的行事曆，她發現過去一週中，巴比有五天睡眠不好。如果他早上床睡覺，第二天的行為就趨於正常。

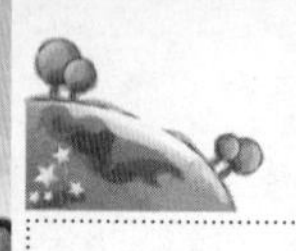

不愉快日子的型態。最近九歲的珍妮對著她六歲的妹妹發脾氣，幾乎無法忍受妹妹在房間裡。每天晚上，要她寫功課都很困難。珍妮的母親感到非常挫折，因為她很難和珍妮有正面的互動。珍妮的老師送聯絡單到家裡要求家長到校開會，因為珍妮的學業和行為都大為退步。

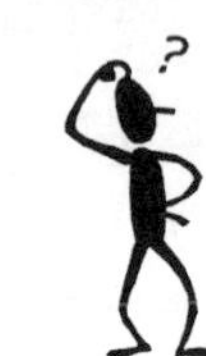

46

路易士的優點	路易士的症狀
微笑	垂頭喪氣
好運動員	悲傷的
好的大哥哥	對妹妹苛責
對動物友善	無法專心
聰明的	不和朋友來往
對朋友忠誠	不想動
在家幫忙做事	無法睡著
	想死的念頭

圖 3　敵對的事項

47 ***持續的循環型態***。當你的孩子有情感性障礙的病史，就很難區分是正常情況下或是情感障礙症狀下的情緒起伏。十五歲的安迪曾有過嚴重的憂鬱症，但是過去六個月表現良好。有一天，當他的母親下班回家，發現他十分沮喪，她非常憂慮馬上問他許多問題。安迪的回應是憤怒。她決定要等候一些時間到第二天看看是否好些，再打電話給治療師。第二天早上，安迪看起來似乎很好，在吃過早餐後，他解釋因為一科測驗結果

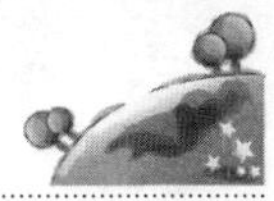

未達自己的理想而難過。他要求母親在認為他症狀復發前，給他機會去處理自己的問題。

情感性障礙兒童的家長都要注意孩子的症狀是否有復發或是加重。迪南今年十歲，在八歲時曾患憂鬱症，使用抗憂鬱藥物治療，情況良好。四年級時，他的母親開始猶疑並想停止用藥，但是後來她決定等到五年級時再停。然而，在感恩節前，迪南的媽媽帶他去看小兒科醫生做複檢時，醫生發現迪南在數個月前就變得易發脾氣、情緒低落，不但不能停藥，反而增加了藥的劑量，後來他才又恢復了正常。

狂躁的情緒（誇大、激躁或憤怒）

你如何說出正常孩子的興奮或誇大情緒是否恰當？這裡有兩個問題可以自問：

1. 是否符合當時的情境？
2. 它是否產生問題？

一個孩子表現出高度的興奮，咯咯笑，並在早上她的慶生會上到處跑來跑去，或是在耶誕節早晨興奮地叫醒全屋子的人，這種行為可能符合當時的情境（非常的高興），這些行為不至於產生任何重要問題。比較另一個孩子在上歷史課時無法控制自己大聲笑，甚至於校長對她解釋因為她的干擾行為要受到停學處分時，她仍然不停地大笑。這種激躁的情緒是不符合當時的情境（上歷史課）且造成問題（受到停學處分），這就是不恰 48
當的誇大情緒。

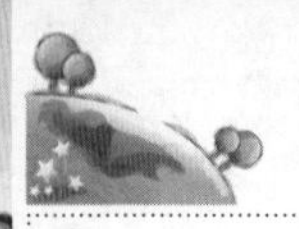

誇大的行為

對於正常孩子的誇大行為很難區別。同樣的，有兩個問題可以幫助你來區分：

1. 是否符合當時的情境？
2. 它是否產生問題？

舉例來說，吹牛的遊戲有時是誇大的行為。兒童喜歡假想成為超級英雄或喜愛超出實際生活的特性，這是正常的。因為它發生在遊戲的時候，符合當時的情境，當然，也不會產生問題。兒童也喜歡創造一些真實的商業行為（例如在天氣熱的時候，擺一個賣檸檬茶的攤子）。在大人的協助下，擺一個賣檸檬茶的攤子不會產生問題；事實上，它是正面的學習經驗。但是，假如一個孩子未獲得允許就去割鄰居的草皮，或是人家要他割草，他卻把花園的花也割掉，把割草機也弄壞了，這種行為是不符合當時的情境。相對的，假如一個孩子能挨家挨戶去詢問鄰居是否要割草，接著，他割了三至四塊草地，每割一塊草地賺十美元，這種行為是正常的。

決定哪些是正常或不正常，最好是看造成的原因。假如你無法確定你孩子的情緒和行為是否在「正常的限制內」，最好尋求諮詢。問專業人員問題，你不必提出任何意見，你只要獲得資訊以幫助你做好決定，同時，做你孩子的最佳支持者。

處理悲傷的事

事實上，兒童對於失落的事情，例如父母離婚、自己所愛的人（或寵物）死亡，或是好朋友搬家離開會感到沮喪是很正常的。然而，有些孩子的反應很不一樣，他們很難對不好的事

情做正常的反應。一個孩子感到失落，他需要機會和協助才能

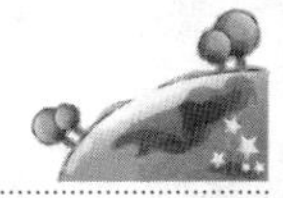

用健康的態度去處理失落的事情。記得一個原則是當孩子在發生事情之後，持續地在學校、家裡或是和同儕之間的關係表現惡化時，要尋求協助。你的孩子也可能看起來感覺正常，但是他在社交和學業方面的表現卻顯著的退步。

誰的障礙？

要確定你孩子的情感性症狀是否和自己或是孩子的父親（或母親）的情感性症狀的經驗有關，這是很複雜且難以確定的。一方面，我們知道孩子得到憂鬱症或發展成躁鬱症，主要的因素是來自於基因遺傳（這些將在第三章進一步討論）。除了你的孩子有較高的危機外，這個因素的意義是你（或你的配偶）可能對像情感性症狀的經驗較為敏感。許多父母對我們強烈的聲稱，他們不像自己的孩子般獲得協助，當他們還是兒童時，他們的症狀並未被診斷出來。

另一方面，家長希望能對孩子所經驗的痛苦給予慰藉，這使父母們讀了許多關於孩子行為問題的資料。過度的細查孩子的每個行為也可能導致憤怒（就像前面提到的十五歲的安迪）。你與其和孩子每天玩「二十個問題」的遊戲，不如信任大人——如教師、壘球教練、牧師——他們可以觀察孩子的行為，並與孩子的同儕做比較。

現在，你對孩子的問題可以有比較清楚的概念。你的想法應該是「還有什麼問題？」而不是許多家庭常問我們的「為什麼會有這些問題？」在下一章，我們要與你分享科學教我們的關於兒童**為什麼**會有情感性障礙。在第四章我們將引導你在小心評鑑你的孩子時該做些什麼。

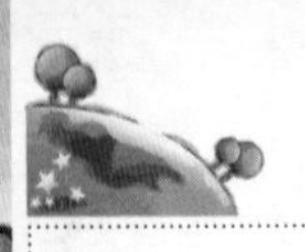

3 為什麼是我的孩子？

50 從第二章裡，你可能相信你孩子的情形比較像「情感性障礙」而非只是「情緒不穩」。孩子情緒上的反覆無常，不是親朋好友們所說的只是孩子的「個性」而已。他表現的行為可能非如你的期望，然而，當孩子情緒的型態逐漸清楚明朗時，你就要開始和這些問題搏鬥了。情感性障礙的原因是什麼？為什麼發生在我孩子身上？

假如你的朋友、家人，甚至於一些專業人員說你教養孩子的方法是錯誤的，你並不孤立。儘管已有豐富的研究證明，兒童精神性的障礙包括情感性障礙的原因並非「不良教養」，這些錯誤的迷思似乎仍隱藏在我們高科技世界的角落裡。情感性障礙的**真正原因**可能是某些生物上基本的問題。在本章裡可以看到疾病的**過程**深受精神社會事件的影響。那就是假如你的孩子有情感性障礙，它不是你的錯——而是你的挑戰。

我們認為你無須（你**可以**但你**不必要**）責怪自己關於孩子情感性障礙的事實，但是你**可以**做很多影響孩子治療計畫品質的工作，如學校的教育安置、克服學習困難、你與家人學習適應他的病情。我們從書本上提醒你這一點，雖然這種情感性障礙並非你的錯，但是你要提升自己學習與此障礙共處。本章將解釋目前所知的憂鬱症和躁鬱症的產生原因、在孩子生活中哪些因素會影響到他的預後，以及你如何運用這個資訊去幫助你的孩子。

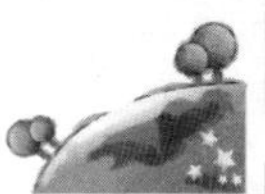

大部分的家長想知道情感性障礙產生的原因，因為在他們 51
心中希望如果知道病因，就可以找到治療的方法。確認哪種細菌造成孩子的喉嚨痛和發燒，你可以獲得抗生素處方而治癒疾病。找到你孩子的頭痛原因是眼睛疲勞，你可以幫孩子配戴眼鏡；知道孩子饑餓的後果，上學前確定要孩子吃早餐。不幸的是心理上的問題不容易找到原因。科學上已有一些資訊說明精神性障礙產生的原因和歷程，特別是近年來在成人方面，然而我們發現只是單一因素造成情感性障礙的情形卻非常少，因此很難改變或治療。

透過本書，我們聚焦在**情感性障礙的處遇**，而非**治癒疾病**。目前已有許多新的、有效的、不同的情感性障礙的處遇方法。雖然我們無法預測誰是下一位發病的人、在何時發病，但是我們可以教導你如何管理孩子的情感性障礙。

萊絲的睡眠有些困難，同時常被認識她的人描述為「神經質」。上三年級時，對她來說是特別困難的一年。從開學的第一天起，她和老師有些個人的衝突，10月的時候，祖母生病了。到了11月，她開始無法睡覺，直到十二點或半夜一點。她看起來很不快樂，並且開始花大部分時間待在自己的房間裡。她的母親警覺到萊絲的沮喪狀況；她曾在成長階段看過自己的妹妹和母親也有此種情形。雖然萊絲可能有生物學上遺傳的傾向變成沮喪，在母親生活中卻形成了壓力，擔心或許可能急速變成憂鬱症。

某些壓力源可能無法避免，像是親人生病，但是有些是明顯可以管理的。應用以下兩種方法：一是你可以一步步地減輕孩子生活中的壓力，就可以減少孩子沮喪或憂鬱症發生的次數。例如，萊絲的母親可以幫她轉至與萊絲處得比較好的老師

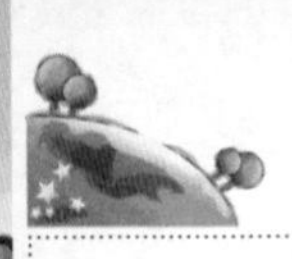

的班級，同時和萊絲談有關於祖母生病的事情，使她了解；二是學習處理不可避免壓力的方法，以回應並幫助孩子管理情感性障礙。

52 如此，可以減少孩子發病的機會或是減少發病的頻率。現在我們知道預防下次發病的重要性了。最近研究顯示，第一次發病大部分來自壓力，但是後來的發病比較少個人生活的問題。此外，後來的發病常常程度更嚴重、頻率更高。

從本書中，你將學習改善孩子疾病的方法。有效的醫藥治療能減少症狀的嚴重性並預防未來發病。有效的治療能幫助你和孩子發展克服和管理疾病的方法。你也可以學到一些策略，讓你和孩子在家裡、學校和同儕間應用，使生活變得有功能。

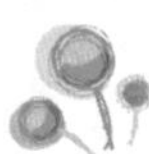

基因的關聯

情感性障礙常與家族有關聯。科學家愈研究基因的問題，愈了解一般的精神性障礙（例如焦慮症）是與家族遺傳相關。這與身體方面的健康狀況（例如心臟病）是相同的。同樣的，家族中的成員如果是心臟病的高危險群，平常就需要注意運動、吃低脂的食物、避免長期壓力的狀況、不吸菸。兒童具有或是屬於情感性障礙的高危險群，可從管理自己的生活型態獲得改善。

當我們問及情感性障礙兒童的家長關於其他家族中的成員時，常發現他們的父母親、伯叔、舅舅或祖父母中，有被診斷為情感性障礙或是曾表現出某些類似的徵狀。以第二章提及的患有重鬱症的七歲男孩路易士為例，當他首次接受評估時，心理師問路易士的父母，他們家族是否有人患有憂鬱症或有人出

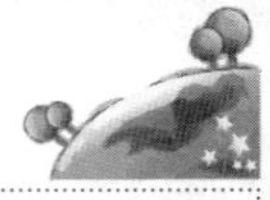

現類似的徵狀。她畫了一張家族樹，包括路易士的祖父母、父母、伯叔、舅舅和兄弟姐妹，並詢問每一個人的狀況。發現路易士的伯叔輩有一段期間有顯著的憂鬱症，他的祖父母常有突如其來的激怒，很可能是情感性障礙。在母親這一方，路易士的外婆和一位舅舅曾有「嚴重的憂慮」，可能是焦慮的障礙。 53
雖然路易士的父母一再否認自己有此種病史，他的母親後來向心理師透露，路易士的父親曾在大學時有過憂鬱症，直到現在還常有一段時間的情緒起伏。此外，他還經常有酗酒的問題，這與他在大學時的沮喪十分類似。

路易士的家族說明了遺傳的事實，需要仔細了解其他家族成員的情感性障礙。從科學的研究，假如父母中有一位患有情感性障礙，其子女中有27%的機率患有情感性障礙。假如父母均患有情感性障礙，其子女將有74%的機率患有情感性障礙。但是如何決定哪種行為是基因遺傳的結果，或是家族成員的生活經驗影響情感性障礙？研究者使用領養和雙胞胎子女的研究找出解答。

領養的研究

在躁鬱症方面，領養的研究顯示雖然有很強的基因，卻不致產生情感性障礙。這個研究是比較親生父母有情感性障礙其被領養的子女中**有**三分之一是躁鬱症患者；親生父母**沒有**情感性障礙，其被領養的子女中只有五十分之一是有躁鬱症患者。這個發現說明躁鬱症的產生來自於基因遺傳，而非一般的生活經驗。

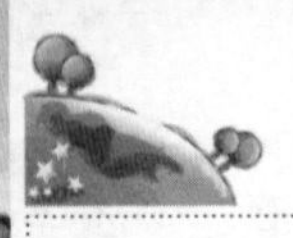

雙胞胎的研究

另一項有力的方法，是透過雙胞胎的研究決定人類行為基因遺傳的影響。同卵雙生和異卵雙生兩者均分享相似的經驗和狀況。然而，同卵雙生有相同的基因遺傳，而異卵雙生一般而言和其他兄弟姐妹一樣，並沒有相同的基因遺傳。因此，比較同卵雙生和異卵雙生幫助我們了解哪一種特質是透過基因而遺傳，哪一種特質不是。研究中顯示，假如其中一位同卵雙生者有憂鬱症，另一位有54%的機率也會得憂鬱症。假如其中一位同卵雙生者患躁鬱症，另一位有67%到79%的機率也會得躁鬱症。利用這種方法對異卵雙生者做比較，假如其中一位異卵
54 雙生者有憂鬱症，另一位異卵雙生者只有19%的機率會得憂鬱症；相同的，假如其中一位異卵雙生者患躁鬱症，另一位異卵雙生者只有15%到20%的機率也會得躁鬱症。

但是為什麼這麼年輕？

遺傳基因也許可以幫助我們解釋，為什麼情感性障礙特別是躁鬱症會發生在這麼年幼的兒童身上。自從1940年以來，每一代都比上一代有更高比率的情感性障礙和症狀呈現。許多研究認為，增加的遺傳基因物質會導致更多的遺傳機率和早發性。然而，也有其他可能的解釋，其原因包括如下：

- 對情感性障礙的偵測比較進步（雖然目前的方法並非完善，但我們認識憂鬱症和躁鬱症的能力遠超過上一代）。
- 使用興奮劑或抗憂鬱症藥物以治療躁鬱症的「普遍性」。
- 家庭生活壓力增加——離婚率升高、家庭結構變動大、延伸家庭的支持遠低於上一代。

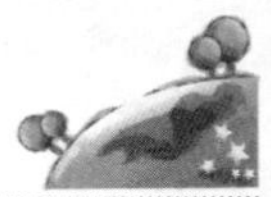

- 可能環境／毒物污染引起神經化學反應導致影響腦部發展。
- 飲食的改變促使增加情感性障礙發生於所有的年齡層。

以上所有的解釋只是一部分。還有許多的研究在探討為什麼有愈來愈多的兒童在年紀還很小時，即有顯著的情感性障礙。

你能做什麼？

你無法從父母那兒選擇基因，也無法選擇基因遺傳給你的孩子。因此，爭辯把情感性障礙的基因遺傳給孩子是誰的「錯」是毫無用處的。但是提供警訊給任何有病史的家族和分享資訊是有幫助的。

我們知道心臟病是一種家族性生物學上的疾病。我們告訴醫師（通常醫師會問）關於家族的病史。對於有病史的家庭成員通常會給予警示，像是必須要小心照顧自己、被建議每天吃一顆阿司匹靈、鼓勵定時運動、吃健康食物，而且遠離抽菸。我們利用家族心臟病的病史做早期警示系統及治療的指引。這種方法也應用到情感性障礙。你可以利用家族的病史，盡快的做診斷並作為治療的指引。

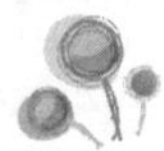

了解情感性障礙發病時是怎麼回事

當你檢視家族的病史，了解一部分原因是來自基因時，你可能仍然懷疑真正的情感性障礙症狀的原因。這是個挑戰的問題，因為大腦是非常複雜的，且情感性障礙還是尚未解開的謎。科學家們進一步證明情感性障礙患者和一般人的大腦有相當程度的不同，也證實情感性障礙者確實腦部有障礙。

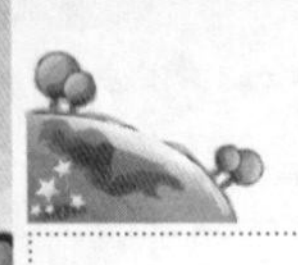

卡門十五歲的女兒蕾娜因企圖自殺而住進醫院使她非常憂心。她和女兒的精神科醫師面談時被詢及家族病史，她證實在她的家族中有人患有憂鬱症，但是她始終懷疑女兒為什麼會有憂鬱症，因為幾個月前她還是個充滿活力且活潑的孩子。醫師解釋這是腦部的一種**化學神經傳導物質**（neurotransmitters）不平衡的緣故，而此種物質是一個人獲得適當功能的要素。換言之，她的腦部缺乏足夠的神經傳導物質，稱為**血清素**（serotonin）。蕾娜開始使用的藥物百憂解（Prozac）可以增加血清素的量，使她降低沮喪的情緒。雖然卡門還需要一段時間來適應了解病情，以及知道藥物如何幫助減輕病況，但是這是很重要的第一步。

血清素缺乏會導致憂鬱，然而過量也會導致狂躁。其他的兩種神經傳導物質，如多巴胺（dopamine）和副腎上腺素
56 （norepinephrine）的量如果不足，也會引起憂鬱，這兩種物質過量同樣會引發躁症。很重要的要記得，腦部是個非常複雜的組織，腦部許多部分的化學交互作用會導致憂鬱症或躁症。許多研究顯示，腦部的某些部位當憂鬱症發作時很少活動——特別是腦部的前面部分，它包含一般的活動——腦的這一部分支配情緒，也就表現出情感性障礙。

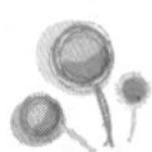

運用你所知道的

在診斷過程中，家族病史能幫助你的醫師在開立藥物處方時獲得指引。例如，一位兒童有憂鬱症，其家族中有躁鬱症者，這會讓提供治療的醫師警覺到，現況看起來是憂鬱症，未來可能會轉變為躁鬱症。像這樣的個案，開藥的醫師會小心選擇藥物以避免產生躁症（一位躁鬱症者，某些抗憂鬱的藥物會

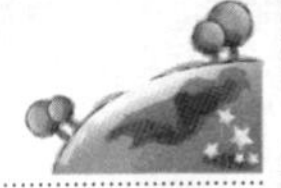

造成躁症，然而興奮劑會產生激怒或引起精神症狀）。假如一位近親的症狀和你的孩子類似，若他使用某些藥物效果良好，這種藥物對你的孩子來說可能是很好的首要選擇。

◆誰是躁鬱症的高危險群？

假如你的孩子有憂鬱症，你可能會擔心她是否發展成躁鬱症。根據Boris Birmaher和他的同事在匹茲堡的西方精神研究中心（Western Psychiatric Institute）的研究報告，大約有四分之一到一半的憂鬱症兒童，在憂鬱症發作後的二到五年會發展成躁鬱症。這個情形說明了有較大的機率會變成躁鬱症——昏睡（沒有精神）、睡得過多、當憂鬱症時有精神方面的症狀。有躁鬱家庭史或多位家庭成員有情感性障礙，也會增加罹患躁鬱症的危機。若使用抗憂鬱藥物治療後產生輕躁狂，也是發展成躁鬱症的另一個危機因子。

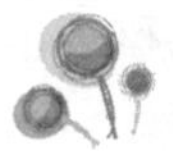

向前走

在某些個案，知道家族病史可幫你回答自責的問題：「為什麼是我？」或「為什麼是我的孩子？」一旦你碰到這些問題，你要盡全力轉向控制孩子病情的每一件事。 57

傑瑞米有段時間有很激怒的行為，也有段時間很沮喪。當他的行為變得更嚴重時，他的母親卡珊告訴他的家庭醫師。醫師除了建議傑瑞米要看青少年精神科醫師外，並問及是否有家族病史，卡珊開始時說沒有。兩個月後傑瑞米可以去看專家治療時，卡珊想起醫師的問題。卡珊的祖母是位嚴重的酗酒者，她認為祖母有段暴躁的期間是和喝酒有關，難道它可能和躁鬱症有關嗎？她的一位兄弟，從來無法持續地待在一個工作上，

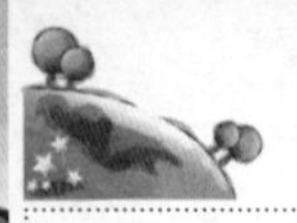

他也總是有情緒上的問題，那麼他是嗎？據她所知，從來沒有一位親人被診斷為情感性障礙，但是，可能還有更多她沒想到的家族病史。在傑瑞米看診前，卡珊做了很仔細的問題摘要，包括擴大詢問她的家族成員以及配偶方面的成員。如此做的結果，卡珊發現她的兄弟曾看過治療師和精神科醫師，並曾使用
59 兩年的情緒穩定劑。在過去十八個月以來情況好了很多。當精神科醫師問她家族病史的問題時，卡珊可以提供非常有用的資訊，這些資訊是她在兩個月前，內科醫師問她相同問題時，她全然不知道的。

雖然我們知道基因扮演著決定發展為情感性障礙的角色，但並非是完全的角色。幾乎有一半的病史原因不明。你可能無法改變你孩子情感性障礙的原因，但是你**可以**使他的病情改善。你要接受孩子在生物遺傳上（你的和你家庭成員的）是無法改變的。

瑪莎從鮑伯三歲時就覺得不對勁。她兩位大一點的孩子也有過激怒，但是鮑伯比他們更為嚴重，而且頻率很高。終於在一個情況很糟的星期之後，她去看鮑伯的醫師，醫師轉介她去看心理醫師。瑪莎第一次看心理醫師未帶鮑伯前往。當她描述鮑伯的問題時，大部分時間都在哭，她本身有憂鬱症病史，她的前夫情緒非常不穩定——發生這些事情使得她後來十分憂心並且無法睡覺。瑪莎離開醫院時感到心情放鬆，並把害怕釋放出來。在開車回家的路上，她決定把想法轉變成行動：她要盡力學習並盡可能幫助鮑伯。

一旦一個人停止「責難」，就更能勇往直前去尋求解決孩子的問題。以下的幾章是建議你要樂觀面對你孩子的評估和接下來的治療，並且指導你獲得最好的評估方法、準備接受評鑑

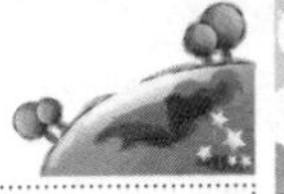

和預約。除此以外，我們建議你做一些環境的調整（例如改善溝通和問題解決方法以減少家庭的衝突，特別是在管理孩子的症狀方面），以改善孩子生病的情形。

接受孩子的生理狀況並認定自責或歸咎他人是有害的，這些都是我們所謂的**去罪惡化**。再回到我們的座右銘：它不是你的錯，它是你的挑戰。因此，解決的方法是付諸行動：你可以使他變得不一樣，你的第一個挑戰是去做評估。

◆家庭練習2：畫你的家庭樹

圖4顯示家族史可用家庭樹加以說明。你可透過這個方式，獲得家族中任何有情感性障礙者較清楚的概念。當你建構你的家庭樹時，要包括你孩子在雙方家族中所有的親屬。這是很重要的，雖然有的親戚你的孩子並不認識，或是最近並未聯繫。假如你的孩子是領養的，你要盡可能去記錄你孩子的原生家庭。除了詢問情感性障礙外，你要記錄任何家族成員是否有焦慮、過動、強迫性、酗酒或藥物濫用，或其他情緒、行為方面相關的問題。從底部左側開始，畫下你的孩子（從最年長到最年幼）。用方格子代表男性；用圓形代表女性。接著，畫下自己和孩子的父親（通常把父親畫在左邊，母親畫在右邊）。然後，畫上自己的兄弟姐妹和你配偶的兄弟姐妹（孩子的姑姑和伯伯、叔叔）。最後，加上孩子的祖父母（你的父母和你配偶的父母）。當畫完之後，想一想這些人當中任何一位是否有第二章所敘述的症狀？任何一位有你思考的「問題」嗎？假如你不知道診斷的狀況，只要在你的家庭樹中寫下每個人簡要的敘述（例如「當時，安娜單獨躲在自己的房間有一段長時間」）。請利用圖4作為指引。

58

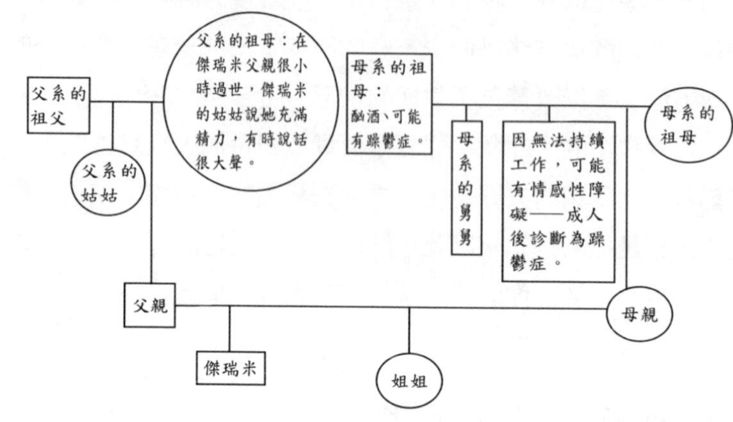
父系的祖父
父系的祖母：在傑瑞米父親很小時過世，傑瑞米的姑姑說她充滿精力，有時說話很大聲。
父系的姑姑
母系的祖母：酗酒、可能有躁鬱症。
母系的舅舅
因無法持續工作，可能有情感性障礙——成人後診斷為躁鬱症。
母系的祖母
父親
母親
傑瑞米
姐姐

圖 4　家庭樹例子

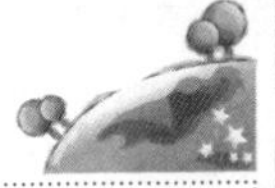

 獲得良好治療的第一步是得到好的評估

到此，你已了解到許多關於兒童情感性障礙的狀況以及發 60
生的原因。你可以形成一個想法，就是孩子要在哪裡獲得良好的診斷。現在你需要知道如何開始為孩子尋求協助。第一步是要讓心理衛生的專業人員來診斷孩子。本章將提供你在進行評鑑過程中所需的每個步驟與資訊。

診斷兒童的情感性障礙十分困難且需要非常謹慎，當你和一位心理衛生專業人員在確認孩子的問題時，以下幾點你要謹記在心，要確定這些情況是否包含在結論中。

1.*兒童的身體、認知和情緒是持續在改變的*。一位四歲的兒童開始經常發脾氣，他表現的行為是與情感性障礙症狀有關，或是開始展現自己的獨立性和測試他人對自己容忍的底線？診斷一種持續改變的行為比定型的行為要難。在評鑑孩子顯著的情感性相關障礙時，要考量孩子整個的生長史。

2.***雖然孩子們可以表現出他們的感覺，但是無法說出心裡***
真正的感受。他們不會說「媽媽，我很沮喪難過」，而是說： 61
「我討厭學校」或是「我好無聊！」許多孩子不會用語言說出來，而是用行為來表達。他們一開始是在學校製造很多麻煩或是對朋友或活動不感興趣。他們會用具體的或照實說出「我的腦袋陷入泥淖裡」或是「我的思考在空轉」來表示思考緩慢。進一步的挑戰是兒童通常不清楚這種異常狀況，或從來不知道

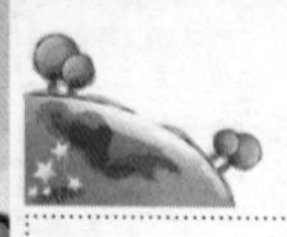

此種不同的情況，因此，假如你問他們「到底怎麼回事？」他們會回答「不知道」。一位機敏的臨床醫師——就像敏感的家長——能根據孩子的行為和情緒的整體表現，知道並解釋孩子的情況。

3. ***情感性障礙的症狀有時與一般兒童在某些發展階段誇張的行為或在某情況下屬正常的行為相類似***。例如，一個八歲的兒童假裝是蜘蛛人去爬樹，相對的，一位四年級學生向他的同學宣稱他有超能力，然後開始攀爬桌椅、吊掛在燈桿上，可能就是躁症。同樣的，大發脾氣是一般學前幼兒測試他環境的部分行為，然而一位學齡兒童在他年齡漸長階段仍然經常發脾氣，可能就是一種症狀。專業人員在評估孩子時，必須考慮孩子的年齡及其發展階段，以及孩子行為發生的頻率、嚴重性和持續性，以決定問題是否為我們所關切的。

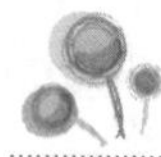

尋找好的臨床醫師

如何找到面對挑戰的好醫師呢？考量以下的標準。

醫師是否為專科醫師？

在安排醫師做診斷前，有兩件事需要了解：該醫師是否熟悉憂鬱症和躁鬱症？該醫師是否有治療過像你孩子年齡大小的
62 情感性障礙兒童的經驗？治療小學生和治療青少年是不同的；同樣的，治療學齡兒童和治療學前幼兒也是不同的。

醫師是否合適？

和選對醫師一樣重要，那就是要找到一位可以信賴的醫

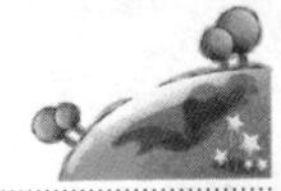

師。你和醫師談話是否感到舒服？這位醫師可能成為你面對危機時的生命線，你可能在敏感問題方面需要尋求他的建議。假如你感到不舒適而隱藏了一些資訊，你就無法獲得最好的服務。雖然，你孩子的某些行為對你而言可能感到尷尬，你的醫師需要知道這些「家庭祕密」，以提供孩子和你家庭最好的幫助。

卡珊猶豫著未報告六歲大傑瑞米的某些行為（公然的對母親說性方面的語言、撫摸家裡的狗、對姐妹暴露身體），因為她擔心被懷疑是性虐待或是她的教養出了問題。她曾聽說混雜的問題會形成可怕的事，那就是兒童福利單位會把孩子從父母身邊帶走。當她在評估期間感到比較舒適時，卡珊敘述了傑瑞米的行為。醫師告訴她並解釋這些行為是躁症的症狀時，她才感到釋懷。

看這位醫師是否切合實際？

- 醫師的時間是否能配合你的時間？或是你可以改變你的時間去看診？
- 這位醫師是你的保險公司核定給付的醫師嗎？或假如你的住處附近並無治療情感性障礙的精神科醫師，你是否可以和保險公司協商，獲得其他地方精神科醫師的給付治療？
- 你是否能夠支付治療情感性障礙的費用？雖然保險公司能給付一部分，你可能還要負擔其他部分的費用。
- 你是否能定時看醫師？假如你不能經常定時地看醫師，世界上最好的醫師也無法治好病人。

假如你不方便每星期或兩星期去看一次醫師，可考慮做一次整體總檢查。在治療前做總檢查是必要的，因為你的孩子若

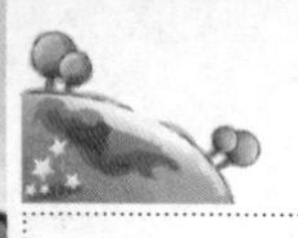

能獲得好的整體總檢查，可發展一個長程的治療計畫，避免難以安排看診時間以及減少費用。你與醫師可以共同發展一個介入的治療計畫，包括提供你方便的時間和讓你感到較為舒適的情境。

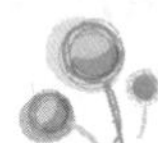

在治療體系內誰扮演何種角色？

當你大致選好醫師來為你的孩子做鑑定時，了解接受不同訓練的心理衛生專業人們在做什麼是對的。工作功能可能因情境不同而異，而醫師專攻的科別因各自不同而有所差別。但是以下所敘述的是依其在鑑定和／或治療中所執行的工作而做說明。

精神科醫師

精神科醫師（psychiatrists）是經過精神醫學特別訓練的醫師。兒童或青少年精神科醫師除完成一般成人的精神醫學訓練外，還進一步接受兒童或青少年精神醫學的訓練。雖然精神科醫師也受一些治療的訓練，他們主要的角色是完成診斷和鑑定、開立醫藥處方並追蹤醫療的結果。精神科醫師的診斷和鑑定包括詢問兒童的家長、讓家長或教師完成評量表。有時是醫療指定檢查，例如甲狀腺檢驗或頭部斷層掃描。假如精神科醫師建議使用藥物治療，他將會安排下次回診的時間。回診時間的頻率是依你孩子治療情況而定（例如你孩子白天在學校常有危機或麻煩事情出現，或是在學校還好、在家裡還可以忍受的情形）。一直到孩子的情況穩定，回診的時間可以從一至四星期。一旦孩子的情況穩定，回診的時間就會減少到每個月一次

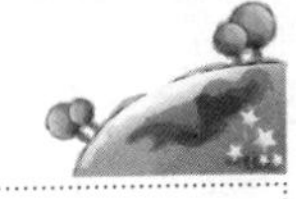

至每三個月一次。假如藥物治療持續，病情也控制得很好，有
時回診時間可減到每六個月一次。許多精神科醫師在第一次診
斷和治療時會詢問先前看過孩子的醫師，像是小兒科醫師，以 64
提供追蹤治療。在此情況下，精神科醫師每六個月至十二個月
監控藥物使用進步情形，是十分有用的。

心理師

在美國，心理師（psychologists）通常具有心理學博士學位，並能做鑑定工作。當心理師對你孩子做鑑定時，會與你及孩子做面談，並實施某些檢核測驗。根據問題及你所關切的事情，假如孩子在學校學習有困難，心理師可能會實施認知測驗或心理教育測驗。當孩子的情感性症狀好一點時，測驗比較準確，因為憂鬱症、行為問題和躁症都會干擾孩子的測驗表現。

神經心理師是特別專攻認知能力測驗的心理師。神經心理師做鑑定時，會提供特別領域的評估，例如視覺、語言、問題解決能力，並分析優勢和弱勢能力。雖然許多情感性障礙的孩子不需要這些測驗，這些測驗可提供有用的建議，特別是孩子有腦傷或疾病時，都會影響腦部的功能。

除鑑定外，心理師可以進行個別治療、家庭治療和家長指導。有些有情感性障礙的兒童或青少年會使用藥物治療，因此與開處方的醫師合作是非常重要的。通常，家長和醫師接觸的時間有限，心理師和家長、孩子接觸的時間比醫師多。有時心理師會提供重要的資訊給治療團隊，特別是當醫師是你們的家庭醫師時。

心理師也可能和教育團隊溝通。包括與教師、諮商輔導教師或學校行政人員寫信、書面報告或是定期電話談話。心理師

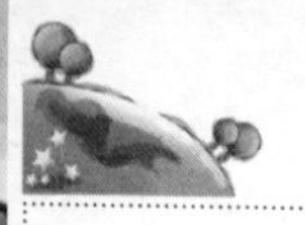

可能因時間上的限制，而無法參與學校的會議，或是保險公司
要提供專業人員補償金的會議，此情況較少。假如你覺得心理
65 師未參與孩子學校教育的事情，而你認為有需要時，有時你可
以付費或提供交通費用，安排心理師參與開會，或是學校人員
到心理師的辦公室開會。

社會工作人員

社會工作人員（social workers）通常具有碩士學位，有些持有社會工作博士學位。他們有一些不同的稱呼，如執照社工人員（licensed independent social worker，簡稱LISW）。社會工作人員也可以做診斷和鑑定。在許多診所，社會工作人員為精神科醫師做患者的**篩選人員**。這個意思是指在看精神科醫師之前，你可以先約見社會工作人員。社會工作人員也提供個別的治療、家庭治療和家長指導以及與醫師聯繫。社會工作人員也可能和教育團隊溝通。假如你需要他幫助你建立學校教育的服務時，可以請教他。

諮商師

依你所住的地方，你可能會遇到不同的心理衛生專業人員，大致上都可稱為諮商師（counselors），例如執照的專業諮商師（licensed professional clinical counselor，簡稱LPCC）。諮商師因其所接受的訓練和經驗不同，其功能也各有差異，不過大都具有等同碩士學位的資格。像社會工作人員一樣，他們可以擔任精神科醫師的患者初篩工作，也能提供治療。諮商師的協助情形依他們對情感性障礙兒童或青少年的經驗而定。

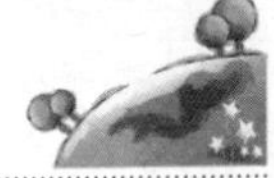

個案管理師

個案管理師（case managers）的角色是幫助個案治療協調的工作。個案管理師通常不直接提供，除非你的孩子有很嚴重的問題，以致在家或在學校適應有困難。多次的住院治療會指派個案管理師。個案管理師主要的工作場所是心理衛生中心，或你孩子接受其他照護的家庭服務機構。個案管理師不像精神科醫師、心理師、社會工作人員，他們在學校或家裡可以個別為你的孩子提供服務。個案管理師可提供家長在家管理孩子問題的方法，也可協調教育專業團隊人員並與之一起工作。個案管理師比較能參與教育的會議。個案管理師因所受的訓練與技能不同而有很大的差異。他們也可能沒有處理情感性障礙兒童或青少年的特殊經驗。

家庭治療師

家庭治療師（home-based therapists）的角色是在家裡幫助你孩子和家庭改善溝通、行為以及處理緊急偶發的事件。要獲得家庭治療師的服務，你通常需要向提供這種服務的機構申請。在社區內有許多不同的家庭治療師，家庭治療師的位階與訓練是十分廣泛的。

住院治療團隊

情感性障礙的兒童或青少年有時需要住院治療。當他們嚴重地爆發病情並危及本身或他人時，醫院可提供安全的處所。當鑑定者希望知道藥物測試的情形或兒童在不同情境的功能時，住院可以提供這些功能。住院治療團隊（inpatient hospital

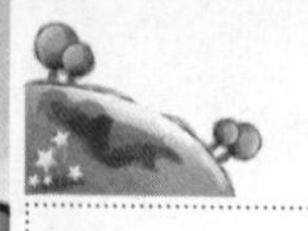

teams）包括醫師、護士、社會工作人員、教育人員和精神科助理人員。住院治療的目的是要獲得穩定和完成出院前的治療追蹤（通常一星期），以及精神科醫師和心理師對藥物的治療管理。在住院期間，需要調整藥物使用，一些家庭的治療也可能同時進行。

日間或部分時間住院治療（day treatment or partial hospitalization）

這種方案的時間是短期的（通常是一至兩週）。孩子在上班時間去醫院，下班時間回家。部分時間去醫院的服務，和住院治療類似。

無論是誰要為你的孩子做第一次診斷（社會工作人員、精
67 神科醫師或心理師），你終究需要一個心理衛生團隊。在本書的第二部分，我們將詳細討論治療情形。現在，我們要確定你已了解誰要診斷鑑定你的孩子和如何準備。作為好顧客的一部分是要釐清。假如你不能確定提供鑑定者的角色，請不要猶豫，盡量發問。

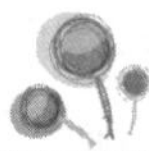

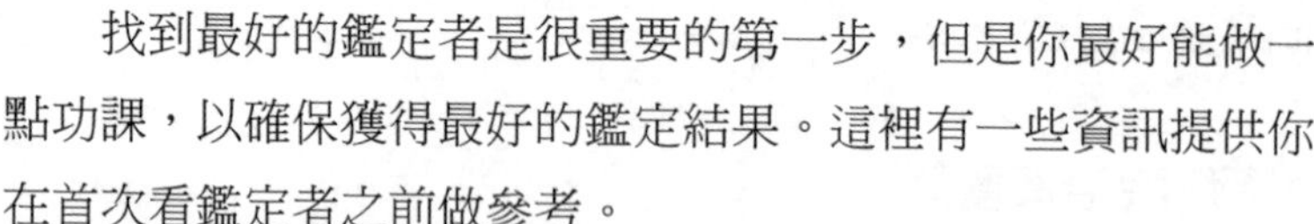

為鑑定做準備

找到最好的鑑定者是很重要的第一步，但是你最好能做一點功課，以確保獲得最好的鑑定結果。這裡有一些資訊提供你在首次看鑑定者之前做參考。

- 問題在什麼時候開始？什麼時候你首次注意到症狀？特別的症狀在麼時候開始？
- 你的孩子在生活中曾有過壓力的事件嗎？你要確定包括失去的事物，例如重要的人或寵物死亡、搬遷、換學校或家

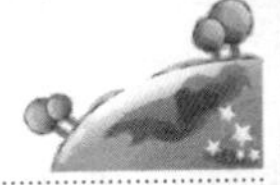

人生病。記住，任何顯著的改變都是壓力，即使改變的事情並非壞的（例如開學；搬家，雖然還是在同學區內；父母再婚；手足出生）。做一個時間表，你將發現非常有幫助。圖5顯示傑瑞米的例子。

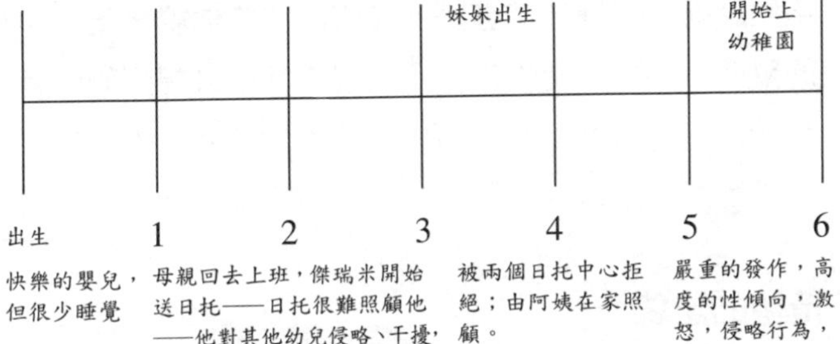

圖5　傑瑞米的成長時間表

- 你的孩子發展如何？他什麼時候走路和說話？你孩子的社會發展與其他孩子比較起來發展很好（例如可以和同年齡的孩子一起玩得很好）？ 68
- 你的孩子有任何顯著的醫療史？不尋常或嚴重的疾病？慢性病狀況？受傷？住院？
- 你的孩子在學校的情形如何？孩子未鑑定前與教師談及學業、行為和社會的狀況均很好。找出孩子有結構和無結構（例如在操場上）時間的行為表現。
- 你的孩子有任何其他家族的成員被診斷出或未診斷出心理疾病？在第三章我們曾詳細的討論過家族史的重要性。
- 你孩子做過任何測驗、鑑定或心理健康治療嗎？記得帶一份先前鑑定或測驗報告的影本，它對新的鑑定者非常有幫助，這些讓他知道你之前曾試過哪些介入輔導、未曾做過哪些工作（例如治療；特別醫療，包括你孩子藥物的劑量）。

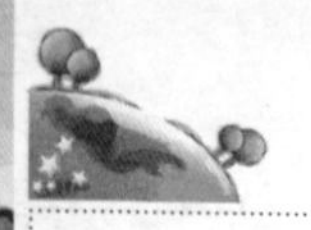

了解自己——你需要寫下一些事項以便更有頭緒嗎？診斷者做鑑定時可能會問一些類似以上的問題。這些問題可幫助你說出要說的問題，但也可能不是。假如你覺得是很瑣碎的問題，最好用紙張列出來以便記得告訴診斷者。

某些診斷者會在你去醫院前先寄問卷給你填，這對診斷有很大的幫助，因為它提供你機會去思考其他未想到的問題。你的診斷者可能會根據這些問題作為診斷的參考，因此你需要在第一次看診前做準備。

情緒的記錄

特別是如果你孩子的情緒經常改變，你會發現很難去描述反覆無常的模糊行為（「他總是有『激怒』的情緒」）或是誇大（「他就像多米尼克雞一樣從來沒有安靜過」）。每天記錄你孩子的情緒，可幫助你報告孩子情緒的起伏以及嚴重情形，這些可以讓孩子的第一次診斷和未來的心理衛生治療更為有效。

69 傑瑞米是因為他的母親卡珊告訴內科醫師，關於他對母親增加的爆發情緒以及暴力行為，而被轉介給精神科醫師。在準備鑑定前，卡珊開始每天追蹤傑瑞米的行為兩次，使用10代表最差的情緒，5代表可以忍受但不快樂的情緒，1代表正常的情緒。卡珊在看診鑑定前做了兩星期的記錄。傑瑞米在早上、下午和晚上大部分達到8、9或10的記錄，行為包括生氣、憤怒、伴隨著憂傷和一些喜悅。對卡珊而言，要每天完成記錄是很具挑戰性的工作，但是，每天的記錄提供了傑瑞米十分清楚的情緒圖，並可看到狀況是如何變得嚴重的。根據卡珊的描述和提供的情緒記錄以及精神科醫師在辦公室的觀察結果，醫師做了躁鬱症的診斷，並開始使用情緒穩定劑。卡珊離開診所時，覺

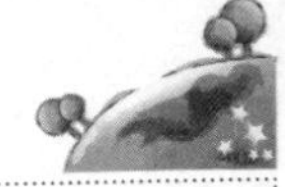

得她在診斷過程中做了很重要的貢獻。

一旦開始接受治療，情緒記錄也可幫助你追蹤孩子的進步情形。當傑瑞米開始使用藥物立拔可提（Depakote），卡珊每天追蹤孩子的情緒兩次，大約持續兩星期，直到第二次回診。在回診的前一天，卡珊感到挫折和無望，並想告訴醫師藥物沒有用，直到她坐下來去檢視所有的記錄。她發現雖然孩子的行為還有些在8、9或10，但是也有出現一些行為是4、5或6的情形。顯然的，藥物還是有效的，但是她記得精神科醫師告訴她某些藥物劑量增加，可能副作用也會變多。卡珊每天和傑瑞米生活在一起，很難感覺到孩子整體的進步情形，她一直感到和孩子相處是很困難的事。

有時，改善是很難看出來的，特別是你的孩子持續有嚴重的情緒障礙發生時。最先的改善是嚴重的情緒有些微的減少，或是激怒的次數少一些。注意情緒不穩定**發生的頻率**（多久發生一次）、**持續的時間長度**（發生後維持的時間多長）以及**嚴重性**（事情發生的強度）。

小心地維持記錄可幫助你注意到你的孩子是否有改善，但是，它確實讓人感到有很多工作要做——特別是當你對孩子的症狀感到壓力時，這些記錄可能是最重要的。至少，在你的孩子接受鑑定前，要記錄孩子的情緒變化，因為這些記錄有助於
畫出孩子情緒發作的循環性和每天相關的嚴重症狀——這些都 70
是診斷時重要的因素。

這裡有三張圖表範例可用來記錄孩子的情緒。你可以依你的需要影印下來使用。

最基本的情緒記錄表（圖6）有一個空欄可以記錄孩子一天的情形，如果表現良好記「10」，普通記「5」，或是太糟

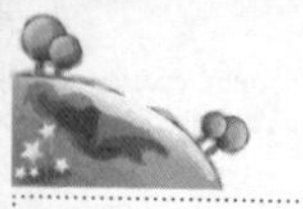

71 孩子姓名：________ 月份：________ 治療提供者／方案：________
藥物（類別、劑量、副作用）：________________________

星期	日期	綜合評估※	備註（例如生活事件、藥物改變、副作用、睡眠／態度改變、其他）
	1		
	2		
	3		
	4		
	5		
	6		
	7		
	8		
	9		
	10		
	11		
	12		
	13		
	14		
	15		
	16		
	17		
	18		
	19		
	20		
	21		
	22		
	23		
	24		
	25		
	26		
	27		
	28		
	29		
	30		
	31		

※1＝糟糕；5＝普通；10＝良好

資料來源：From Fristad and Goldberg Arnold(2004). Copyright 2004 by The Guilford Press. Permission to photocopy this form is granted to purchasers of this book for personal use only(see copyright page for details). For optimum readability we recommend photocopying the page at an enlargement of 140%

圖 6　基本情緒記錄

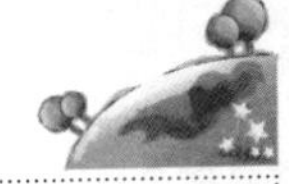

糕記「1」。並記下星期中的每一天（星期一、星期二、星期三、星期四、星期五、星期六、星期日）作為區隔。某些孩子情緒的改善是在有結構的上學時間。有些孩子情緒的改善是在週末，因為學校的壓力紓解了。同時，要保持任何重要事件改變的追蹤記錄。你也可以利用這份表格作為維持孩子行為的指引，因為它可幫助你偵測孩子早期發作的行為。

第二份情緒記錄表（圖7）提供一個空欄可以記錄孩子每天沮喪、生氣、快樂／愉快的情緒。假如你的孩子有不同的情緒，你就需要綜合的記錄表。

第三份情緒記錄表（圖8）提供的空欄可以讓你每天追蹤記錄兩次孩子沮喪、生氣、快樂／愉快的情緒。這是最複雜的記錄，當孩子在早上和下午／晚上有顯著的不同情緒時，就需要使用這張表格。

寫下你的問題和答案

我們可能都有這種經驗，離開了醫院才發現，過去數星期困擾我們的幾個問題都沒有問。最好的防範方法是在看醫師之前先寫下你的問題。許多家長擔心假如他們看著單子讀問題會被認為是愚笨的，但是不記錄下來很容易遺忘那些重要的問題，何況在醫院裡，你要整理所有的資訊又要聽醫師的指導，確實容易忘記。沒有這個幫忙，無人能記得每件他想要問的事情。答案和問問題是一樣的：在醫院時，你的醫師怎麼說，在當時是很清楚的，但是，假如你不把它記錄下來的話，你可能無法記得詳細的建議。這樣做將給你複查這些資料和後來再思考的機會。

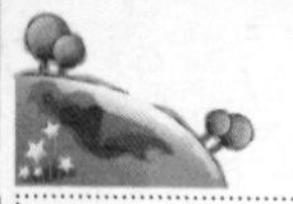

72 孩子姓名：_______ 月份：_______ 治療提供者／方案：_______

藥物（類別、劑量、副作用）：________________

星期	日期	沮喪	生氣	愉快	服藥？	備註（例如生活事件、藥物改變、副作用、睡眠／態度改變、其他）
	1					
	2					
	3					
	4					
	5					
	6					
	7					
	8					
	9					
	10					
	11					
	12					
	13					
	14					
	15					
	16					
	17					
	18					
	19					
	20					
	21					
	22					
	23					
	24					
	25					
	26					
	27					
	28					
	29					
	30					
	31					

在適當期間評估情緒狀態，1＝正常／健康；10＝差／不適當狀態。

資料來源：From Fristad and Goldberg Arnold(2004). Copyright 2004 by The Guilford Press. Permission to photocopy this form is granted to purchasers of this book for personal use only(see copyright page for details). For optimum readability we recommend photocopying the page at an enlargement of 140%

圖 7　情緒記錄：追蹤三種情緒，每天一次

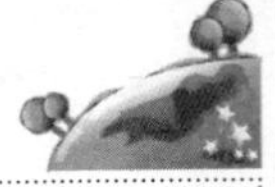

73

孩子姓名：________ 月份：________ 治療提供者／方案：________

藥物（類別、劑量、副作用）：________________________

		沮喪		生氣		愉快		服藥？	備註（例如生活事件、藥物改變、副作用、睡眠／態度改變、其他）
星期	日期	早	晚	早	晚	早	晚		
	1								
	2								
	3								
	4								
	5								
	6								
	7								
	8								
	9								
	10								
	11								
	12								
	13								
	14								
	15								
	16								
	17								
	18								
	19								
	20								
	21								
	22								
	23								
	24								
	25								
	26								
	27								
	28								
	29								
	30								
	31								

在特定期間評估每一情緒狀態，1＝正常／健康；10＝差／不適當狀態。

圖 8　情緒記錄：追蹤三種情緒，每天兩次

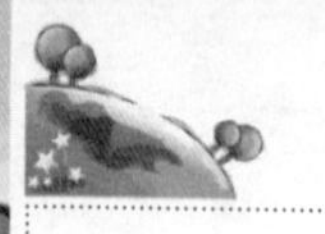

我們發現最好的方法是準備一本筆記本或活頁本，每次看診時帶著。筆記本或活頁本最好做分類（例如精神科醫師、社工人員、心理師），也可以放入孩子的醫療記錄報告影本和其
74 他的治療記錄等。它可幫助你記得上一次的看診時間，也可以用來記下一些問題，在下次看診時問醫師。你可以將醫學檢驗的報告或測驗結果放入筆記本內，或是看診時記錄所問問題的答案等。假如你的配偶或孩子的其他照顧者無法陪同看診，這個方法可以使他們知道孩子治療進步的情形。你的治療人員會很感激你在治療過程中如此有組織和主動的配合。

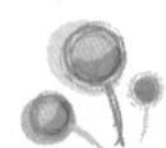

做診斷

藉由你本人、家人、孩子、診斷期間的觀察者及其他資料提供者（例如教師）所給的資料，診斷者可用以建立診斷的依據，以判斷你孩子的症狀。某些個案可以透過評估而獲得明確的診斷。然而，多數的第一次看診只是診斷過程的開始。你可能聽到一個名詞叫作**診斷工作**，意思是雖然你的孩子確實已診斷但需要再確認，它需要進一步正確的敘述孩子的症狀。例如，醫師告訴你，根據你的報告，你孩子有一些狂躁和憂鬱，診斷工作稱為躁鬱症，但是需要更長的時間觀察才能確定。你也可能聽到一個名詞叫作**排除的診斷**，意思是雖然有明顯的理由考慮做如此診斷，但是醫師在做正式判斷前，需要時間進一步觀察其他的徵兆和症狀。你的孩子在排除的診斷可能是重鬱症（MDD），例如孩子的診斷符合憂鬱症的標準，但是在做憂鬱症診斷之前，醫師注意到某些可能的身體問題，仍需要做一些醫學檢驗以確定。

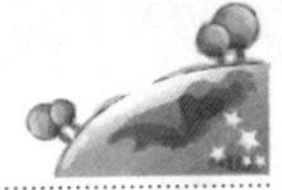

在美國，診斷標準主要是根據美國精神醫學會的《診斷和統計手冊》（第四版修訂；DSM-IV）。這份手冊是根據評估者的觀察和研究做定期更新，它協助每位情感性障礙者的診斷建立特殊的規則。標準的建立必須要呈現特殊症狀，並且許多症狀全部要符合診斷的特殊性。除此之外，每一種障礙的最小 75
期間都有特殊性。由於各類精神障礙心理健康領域的知識一直在演變，診斷的標準也變得分歧莫衷一是。保持最新改變的診斷資訊是擔任評估工作醫師的責任。在評估期間，若你熟悉每個標準，將有助於你提供診斷的資訊，並且你也會比較知道臨床醫師所做的診斷是否正確。正確的診斷是重要的，因為診斷會引導治療的決定。同時，診斷提供一種所謂的特殊狀況。

當你閱讀以下的描述時，看看你所觀察孩子的情形是否符合任何列出的診斷。假如醫師診斷你的孩子有任何的障礙，你要記下你要問的問題。

重鬱症

重鬱症的症狀在以下的專欄內有詳細的說明。要診斷一個兒童為重鬱症必須要有這些症狀，且至少持續兩個星期以上，但是很少兒童僅在兩個星期內就可確定為重鬱症。對大部分家長而言，很難在如此短的時間內注意到個案整個的症狀，即使注意到，通常去看醫師前已拖了數個星期。最典型的是，在兒童被診斷為重鬱症前被耽誤了很多時間。兒童憂鬱症發病的時間平均長度是七至九個月——等於兒童一學年的大部分或全部時間。此後，在一年半至兩年之間，憂鬱症的兒童有90%會痊癒，但是尚有6%至10%的兒童會持續此症狀，且呈現功能的困難。這些痊癒的兒童中有40%在兩年內會有另外的症狀發作，在五年內有70%的人會有其他症狀發作。

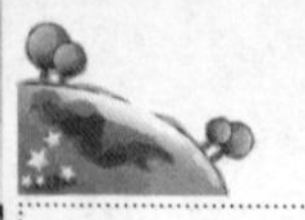

◆**重鬱症**

重鬱症具有下列症狀且持續至少兩星期以上：

1. 其中一項或兩項：
   (1) 情緒障礙（沮喪或暴躁）
   (2) 失去興趣
2. 以下三項至四項症狀
   (1) 增加或減少食慾
   (2) 增加或減少睡眠（疲倦時）
   (3) 精神衝動或昏睡
   (4) 疲憊或缺乏動力
   (5) 感覺自己無價值或罪惡感
   (6) 缺乏集中注意力或果斷力
   (7) 想到死亡或有自殺念頭

76 這些統計資料非常重要——它們提醒我們治療的重要性，並且要注意孩子的情形，以便及早掌控再度發病的狀況。

輕鬱症

在第二章中所敘述的輕鬱症（DD）就是情感性障礙中所謂的「低溫發燒」。要符合此症的標準，你的孩子必須具有此症狀至少一年或一年以上。

輕鬱症開始時就像生活中的事件一般。一個孩子患有輕鬱症通常時間很長，就是他有記憶也無法描述他的情緒或可能說沒事，因為他並不記得感覺有任何不一樣。輕鬱症若不治療，單純症狀的發作平均可持續四年之久。而重鬱症通常在輕鬱症開始發作後的二至三年後發作，有13%的輕鬱症兒童和青少年發展成藥物的濫用者。

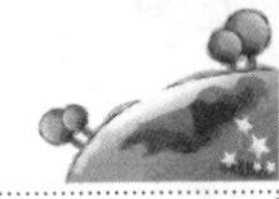

◆輕鬱症

兒童具有下列症狀且持續至少一年（成人兩年）以上：

1. 情緒低落（沮喪或暴躁）至少一年
2. 以下兩項或更多的症狀：
   (1) 食慾不佳或吃得太多
   (2) 失眠或睡得太多
   (3) 感覺疲倦缺乏動力
   (4) 呈現低自尊
   (5) 注意力無法集中或缺乏果斷力
   (6) 感覺無望

非典型的憂鬱症

當一個人有一些明顯的情緒障礙特徵，卻未符合診斷標準時，稱為**非典型的**症狀。**非典型的憂鬱症**（depressive disorder not otherwise specified）可用來描述一個兒童有某些明顯的憂鬱症狀但是未符合憂鬱症或輕鬱症的診斷標準。例如，當有明顯的憂鬱症狀出現時，其發作時間未符合重鬱症或輕鬱症的診斷標準，就診斷為非典型的憂鬱症。

愛麗絲十二歲，從七個月前進入中學時，她有一段期間很沮喪，此時睡眠不佳，缺乏食慾，談到死亡，無法集中注意力在功課上。她有五項重鬱症的症狀，但是只持續兩三天。愛麗絲只有十二歲，她的情況可能是月經開始的一些徵兆，而期間只有兩三天的時間，因此診斷時必須要小心考量。假如她的症狀產生是在月經開始前的一個星期，她可能是經前的障礙。

同樣的，假如一個人的症狀其嚴重程度和持續時間符合憂

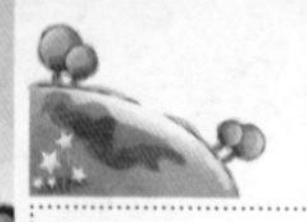

鬱症的標準，但是項目不足，只能診斷為非典型的憂鬱症。

馬可是十五歲的高中二年級學生，在11月以前一向表現良好。11月以後他開始感到沮喪並且每晚無法入睡，他躺著直到凌晨一兩點幾乎還無法睡著。疲憊使得他學校的功課和參與越野隊的活動變得十分困難。他的成績從甲等掉到乙等。馬可的醫師小心檢查他的貧血和其他健康問題，但是他的缺乏動力和疲倦看起來就是情緒低落。

馬可可以診斷為非典型的憂鬱症，因為他僅有憂鬱症中四項的症狀。

適應的憂鬱障礙（adjustment disorder with depressed mood）

假如沮喪、暴躁、哭泣或無望是在明顯的壓力後的三個月中開始產生，且沒有其他情緒症狀時，可以診斷為適應的憂鬱障礙。十歲的雪娜一向是個好學生，有許多好朋友，在家和家人處得很好。自從家裡搬到外州後，她開始經常哭泣，看起來非常傷心，而且自認為她不可能在新學校再交到好朋友。一個月之後，一切變得好多了。她開始交朋友，使她在新學校變得愉快，她典型的陽光笑容又再現了。診斷為適應的憂鬱障礙是先前有某些困境需要很大的調整才能適應。假如憂鬱的症狀未因壓力源消失而改善或是持續六個月以上，診斷可能要改變為情感性障礙（例如重鬱症或是非典型的憂鬱症）。

78

躁鬱症第一型

躁鬱症的症狀是躁症和鬱症交替出現或是躁症和鬱症同時發生（稱為**混合發作**）。躁鬱症第一型（BP I）的診斷是假如情緒嚴重高亢並至少三項躁症的狀況（如果是情緒狂躁，至少

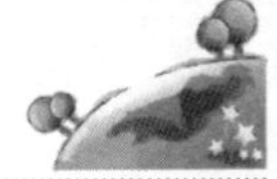

必須符合四項），且此情緒的改變持續至少一星期。假如一年內四次以上的躁症發作，則又稱為**迅速的循環**。對兒童而言，這個診斷標準有很大的不同，在兒童方面比較多的情形是每日重複發作或持續的循環（見非典型的躁鬱症的討論）。

◆躁鬱症第一型

1. 躁症（持續至少一星期）：
   (1) 精神高亢
   (2) 誇大狂
   (3) 激怒
2. 以下三項（假如是情緒狂躁為四項）：
   (1) 誇大
   (2) 睡眠減少
   (3) 話多（音量、速度、說話量增加）
   (4) 思考急速衝動
   (5) 分心
   (6) 活動力增加／激動
   (7) 愚拙／魯莽行為（包括增加對性的興趣或高度的性行為）

躁鬱症第二型

躁鬱症第二型（BP II）包括誇大狂的情緒，那就是清楚的「失控的個性」和引起他人注意的行為，但未達狂躁的地步。例如，十三歲的凱莎開始做計畫的速度比她八年級舞蹈團隊的同學要快，她的老師描述她像個「超級充電者」，她的另外一位老師把她拉開，並建議她慢下來。凱莎發起脾氣來完全無法控制，她高亢興奮的情緒導因於即將到來的舞蹈表演。這種症

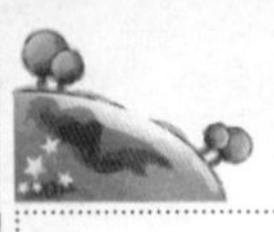

◆躁鬱症第二型

1. 輕躁狂情緒（持續四到七天）
   (1) 精神高亢
   (2) 誇大狂
   (3) 激怒（輕躁狂與憂鬱交替）
2. 以下三項（假如是情緒狂躁為四項）：
   (1) 誇大
   (2) 睡眠減少
   (3) 話多（音量、速度、說話量增加）
   (4) 思考急速衝動
   (5) 分心
   (6) 活動力增加／激動
   (7) 愚拙／魯莽行為，包括增加對性的興趣或高度的性行為

狀可視為躁症，因為開始時會干擾友伴之間的關係，並導致她有不當的行為。躁鬱症第二型會產生許多顯著的問題，但是容易被誤診或忽略，因為症狀不是很嚴重。很重要的是要記得，雖然它是中度的症狀，但它是可以且必須治療的，否則會使人變得功能缺損。

79 循環性情感疾病

循環性情感疾病包括持續性輕微的高低情緒的循環（沒有重鬱症和躁症發作）至少一年以上。這是慢性的狀況，以循環持續的方式表現輕微症狀。此症狀往往造成干擾，很難診斷。家長和醫師必須一起決定如何治療。

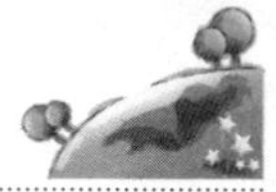

格利夫是十四歲剛上高中的學生。他的母親說他從小有情緒方面的問題。當他情緒好的時候，他是個精力充沛、在校表現良好、在家和樂相處的孩子。他有很多的想法並著手計畫和執行活動。然而當他在家情緒低潮時，他變得性情粗暴，很難相處，並把自己孤立起來。在小學時，他有一群從托兒所就認識的朋友，這些朋友可以接受他心情高低不定的情況。一旦進入中學，這群孩子離開了，他的社交就產生了問題。

非典型的躁鬱症

自從《診斷和統計手冊》第四版在1994年出版後，我們學到許多兒童躁鬱症的知識。Barbara Geller和她的同事在華盛頓大學做了深入的研究，並證實兒童傾向於迅速的循環，特別是連續的循環類型。當連續的循環症狀產生，躁症發作（亢奮、激怒或誇大情緒和思考衝動、誇大行為、減少睡眠需求、增加對性的興趣），但是時間較短。診斷連續的循環類型症狀，必 80
須是一天至少出現四小時。

東尼十一歲，在家和在學校有許多的麻煩事發生。他自我描述，說自己總是「情緒又上又下」。他的母親說她從不知道如何是好：有時他「高得像風箏」，不斷的又笑又叫，有時他則發怒、暴躁持續一段很長時間。當情緒高亢時——通常一天二到三次，每次三十到九十分鐘——有一次，東尼要法蘭克吻他的媽媽和姐姐，追著整屋子跑，並大聲尖叫；不斷的說話，卻一直變換主題。他憤怒時也持續三十到九十分鐘，並且一天至少一次，有時一天兩次。在發怒期間他會有破壞或暴力行為。

東尼可以診斷為非典型的躁鬱症（BP-NOS），亦即當一

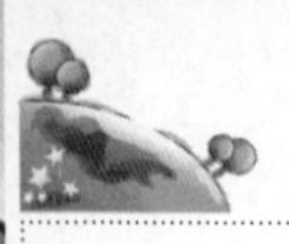

個孩子表現出明顯的高亢情緒，但是其症狀並未符合躁鬱症第一型、躁鬱症第二型或循環性情感疾病。

季節型

某些個案，其憂鬱症或躁鬱症是隨季節產生的。大部分季節型（seasonal patterns）的症狀是在秋季和冬季時憂鬱症變得惡化，接著回到正常的情緒，或是在春季和夏季「過度氾濫」變成輕躁狂或躁症。憂鬱症在秋季和冬季產生是因為減少陽光照射。季節型的憂鬱症通常伴隨著增加睡眠和食慾、醣類的需求以及減少活動。在春天，當陽光回來，生活恢復正常（雖然某些談話有躁症或輕躁狂現象）。光線療法在管理季節型的症狀有很大的幫助；這些將在第五章進一步討論。

共同伴隨的障礙

我們剛以不同的方式敘述不同的情感性障礙能發生在兒童和成人身上。不幸的是有些病史比較複雜，因為兒童的情感性障礙通常有共同伴隨的障礙（co-occurring disorders，或共病的障礙）。有40％到80％的情感性障礙兒童至少有一種伴隨的障礙情形。尤其是早期患有躁鬱症的兒童其伴隨障礙的比率特別高。

81 要協助你從伴隨的障礙中分出情感性障礙，我們要檢視一般的伴隨障礙情形，和這些障礙如何在孩子的情感性障礙中出現。在某些個案，治療情感性障礙會緩和共同伴隨的障礙（例如抗憂鬱劑通常會減少焦慮）。在其他個案，不同的介入治療就需要特別處理伴隨障礙的問題（你將在第五、六、七章中

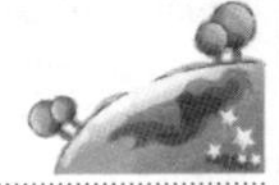

學到更多的治療方法）。假如你的孩子有共同伴隨的障礙，透過評估將可清楚的了解。共同伴隨的障礙可分成幾個類別：行為的、焦慮的、飲食的、發展的和排泄的障礙。

行為障礙

行為障礙是兒童情感性障礙比率最高的共同伴隨障礙，包括注意力缺陷／過動障礙、敵對障礙、行為失常、抽搐障礙、妥瑞氏症、物質濫用和虐待的障礙。Janet Wozniak和Joseph Biederman和他們的同事在美國麻省綜合醫院的研究發現，一群被診斷為符合躁症的兒童有98％具有注意力缺陷／過動的共同伴隨障礙（反過來說是不對的，因為一群注意力缺陷／過動障礙的兒童不會是高比率躁症共同伴隨的障礙）。

注意力缺陷／過動障礙。你會注意到某些注意力缺陷／過動障礙（ADHD）的症狀很像躁症。因為此症的特徵是無法維持集中注意力和保持適當的行為，這些症狀很難和躁症的分心做區隔，或是憂鬱症常發現集中注意力的問題。這種不同是注意力缺陷／過動障礙是出現在七歲以前，其症狀表現在相關持續的情境，除非予以治療（藥物和行為／環境的管理）。情感性障礙的注意力問題是隨著情緒的改變而無法集中。

敵對障礙（oppositional defiant disorder，簡稱ODD）。敵對障礙的特徵是負面的、敵對的和行為障礙。伴隨這種負面的行為是逃避責任的個性，並且把任何發生問題的責任推給別人。

莫根九歲，她的父母敘述她從開始學講話起，就會和父母
爭論和抗拒。六個月前，她開始持續著激怒的情緒，她晚上很 82
難入睡，吃東西時開始挑剔而不吃，幾乎不斷地抱怨好無聊。

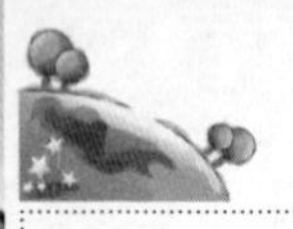

◆注意力缺陷／過動障礙

要符合這個診斷，一些症狀所產生的問題必須在七歲以前出現。假如不專注的症狀特別明顯，應診斷為注意力缺陷／過動障礙的不專注型。假如過動和衝動的症狀特別明顯，應診斷為注意力缺陷／過動障礙的過動－衝動型。假如不專注和過動－衝動的症狀有六項或六項以上，應診斷為注意力缺陷／過動障礙的綜合型。

1. 不專注的症狀（有六項或以上）：
   (1) 不小心犯錯
   (2) 無法專心於工作或遊戲活動
   (3) 對他說話時，常不注意聽
   (4) 常無法完成工作
   (5) 缺乏組織能力
   (6) 對學校功課逃避或缺乏興趣
   (7) 經常丟掉東西
   (8) 容易分心
   (9) 經常忘記每天的活動
2. 過動－衝動的症狀（有六項或以上）
   (1) 手腳不時搖動或坐立不安
   (2) 在需要坐好時常離座
   (3) 經常不恰當地跑來跑去
   (4) 無法安靜地遊戲
   (5) 行為如馬達隨時在轉動
   (6) 說話太多或無法停止
   (7) 他人話未說完即搶答
   (8) 無法輪流等待
   (9) 插嘴或干擾他人

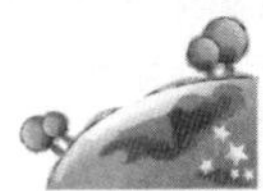

莫根開始服用抗憂鬱劑後，逐漸變得少發脾氣，睡眠也好多了，食慾恢復正常，並開始又找到她喜歡做的事。然而，莫根持續堅持她的看法，對任何太陽下的事物都要爭論，有關任何她所涉及的問題都要責難他人。

在莫根的個案中，她情緒症狀的改善是藉由藥物治療，但是共同伴隨的敵對和抗拒行為障礙需要透過其他治療和改變父母管理的方法。莫根的治療師幫助她學習為自己的行為負責，並幫助父母找出策略，學習掌控莫根對自己行為應負的責任。漸漸的，莫根開始可以和家人和諧共處。她遵守家裡簡單的規範，不須爭論並接受自己行為的責任。雖然，莫根在饑餓、疲憊或過度刺激的情況下，偶爾還會出現「你不能管我」此種態度的影子。

敵對的障礙會和情感性障礙伴隨存在。在某些個案中，這種症狀是情感性障礙的一部分，當情感性障礙治癒後就消失， 83
十歲的西彥就是如此。西彥是個典型溫順而且與母親很親近的孩子。過去兩個月，他開始拒絕被要求做的事情，當他的母親建議他或要求他準時上床睡覺時，他卻生氣地咒罵他的母親。他的母親感到似乎每件事都和孩子對立。此時，西彥晚上的睡眠開始比平時少了兩小時，行為變得不得體，不停地說話，好像過度充電，以非常危險的速度在屋子內狂奔。他的母親很擔心，害怕寶貝兒子從此離去不再回來。在一個特別糟糕的下午，當西彥對著母親又罵又叫，然後丟剪刀，他的母親打電話給醫師。他的醫師建議西彥去看心理醫師。心理醫師為西彥做評估，診斷西彥是躁鬱症並建議使用藥物治療。安定藥物的治療穩定了西彥的情緒，他的敵對和抗拒行為也消失了。

行為失常（conduct disorder）。有行為失常的兒童和青

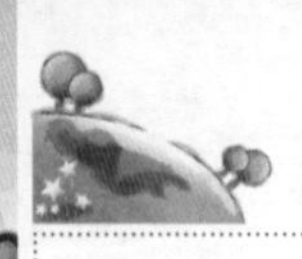

少年其行為表現為對他人暴力或違反社會的規範。這些兒童對他人或動物做出傷害或威脅、破壞或毀損財物、偷竊或操控他人或嚴重違規。當行為失常伴隨著情感性障礙發生時，會使治療更具挑戰性。

克堤十四歲，是典型乖戾的孩子。他整天和一群比他大的青少年為伍，而不和他同年齡的孩子玩。他對往常喜愛的活動不再感興趣，包括棒球、籃球和足球。雖然他的母親確定他每天去上學，他有時會蹺課，也很少做指定的課業。克堤在學校有很多次打架的行為，有一次，他把一個小孩子的下顎打傷了。他不顧母親的管教，經常在房間和後院大發脾氣。

經過數個月的治療和藥物控制（克堤不顧母親的提醒，僅偶爾使用抗憂鬱劑），在克堤無故毆打他的弟弟時，母親很難決定是否要叫警察來。在一個法院的訴訟出庭後，他被安置在監護管束。在一個監護官監督之下，克堤開始使用藥物。他也在課後參與危機青少年的教育方案，並強制與母親和弟弟接受家庭治療。慢慢的，克堤的行為和情緒大有改善。

84 克堤的母親必須做出困難的決定，因為心理衛生系統的資源無法提供克堤充分的支持。要獲得克堤所需的幫助，他得進入少年司法系統。作為情感性障礙兒童或青少年的父母，需要所有可用的資源。它可能需要自己大量的投入或被迫做困難的事，像是包括司法系統或當地法律的強制執行。

要診斷行為失常，至少在十二個月內有問題發生，並且至少在六個月當中有一件問題是嚴重的。就像敵對的障礙一樣，某些行為失常的個案一旦情感性障礙的症狀治癒後，行為失常的問題也就解決了。這些情況顯示診斷情感性障礙及開始治療的重要性。

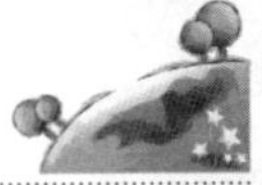

布莉娜十歲，除了每天嚴重的發脾氣外，她在學校打架、傷害家裡的狗、破壞許多他人的東西、漸漸拒絕服從家裡和學校的規範。經過六個月不斷增加的干擾行為，她被評估並鑑定為躁鬱症及行為失常。她開始使用安定劑治療，在數次的藥物服用適應以及增加第二種情緒安定劑之後，布莉娜的情況改善很多。當她的情緒穩定了，行為也隨之改善。她又能遵守規範，並能對身邊的事物做適當的回應而不發脾氣。

抽搐障礙（tic disorders）。抽搐障礙可從單純短暫的抽搐（例如舔嘴唇四星期至十二個月）到妥瑞氏症（Tourette's disorder），它包含多項動作的抽搐（例如眨眼、聳肩、面部歪扭）和一個或以上的口部聲音的抽搐（例如清喉嚨、重複出聲）。大部分的抽搐障礙伴隨著注意力缺陷／過動障礙和強迫的衝動障礙以及情感性障礙。此外，某些藥物特別是興奮劑可導致抽搐惡化。

物質濫用障礙（substance use disorders）。物質濫用障礙在情感性障礙的青少年中很普遍，其比率高至14%。除了複雜的治療和潛在的惡化疾病外，物質濫用能形成假性的情感性障礙。瑞裘十五歲，在一年前被診斷為躁鬱症並使用立拔可提（Depakote），治療情況良好。最近，她的父母很關切她新結 85
交的朋友。他們不想批評那些朋友身體上許多的穿洞，但是瑞裘不和老朋友一起讀書，反而跟著這些新朋友在房間聽吵鬧的音樂。糟糕的是她的功課從甲等退到乙等，甚至於退到丙等和丁等。有一天下午，她比往常晚回家，行為荒唐並嚴重地咯咯笑了幾個小時。她的父母嚇到了，以為過去的病情又復發，因此打電話給瑞裘的心理師。瑞裘與她的治療者單獨面談，事情終於清楚了：過去數個月，她每星期吸大麻數次。行為很奇怪

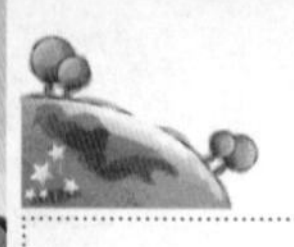

的那一天，放學後她和朋友在一起，她感覺十分興奮，無法自我控制。剛開始時，大麻使她安靜下來。過了一段時間後，她的情緒卻變得更為亢奮，使她完全失去控制。

十幾歲的孩子嘗試利用吸食毒品和喝酒來發洩負面情緒是常有的事。香菸更為普遍。康昭十六歲，忘記了有一段時間遇到許多人和事都很不順遂。她發現吸根菸，事情似乎變容易了，也幫助她冷靜下來，讓她覺得自在。然而現在她已吸了一段時間，當她不能抽菸時，她變得很難耐。康昭開始減菸，從每天半包菸減為一天抽兩根菸。

雖然有些藥物（毒品）剛開始似乎對問題有些幫助，然而，大部分在使用一段時間後，問題卻更嚴重。許多青少年常不知道酒精會使人更為沮喪。毒品像是銷魂藥，安非他命、古柯鹼和任何非法藥物可使青少年產生嚴重的情感性障礙問題，形成惡化的行為。藥物濫用的結果與處方藥的交互作用更會造成嚴重複雜的問題。依毒品和使用量的不同，它會造成腦部和其他器官永久的傷害。

焦慮障礙

憂鬱症和躁鬱症的青少年有焦慮障礙（anxiety disorders）是非常普遍的。這些障礙包括分離焦慮、一般的焦慮、特殊的
86 恐懼、固執－強迫性障礙、社交恐懼症和創傷後的壓力障礙。

分離焦慮障礙（separation anxiety disorder）。雖然分離的焦慮是嬰兒和幼兒正常發展中的一部分，當他或她知道父母會再回來時，分離的焦慮就會消失。當這種發展不恰當時，分離的焦慮就變成是一種障礙（例如一個十二歲的孩子不肯離開母親獨自去睡覺），或是過度的依賴（例如一個五歲的孩子

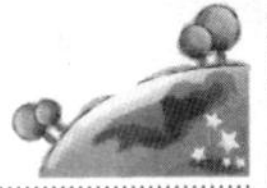

進幼稚園上學，雖得到老師和同學的支持和招呼，卻仍持續地哭叫四個月之久）。分離焦慮的障礙也常包括擔心或害怕失去父母或監護人，或擔心他們受到傷害。某些個案，兒童害怕被綁架，或是離開父母他們會受到傷害。有時，焦慮會導致不願意或拒絕上學，通常會伴隨著抱怨身體病痛（例如頭痛、胃痛）。除非這種症狀持續至少四星期以上，否則很少被診斷出來。

一般的焦慮障礙（generalized anxiety disorder，簡稱 GAD）。兒童有一般的焦慮症狀是位憂心的孩子。憂慮的事情可能是任何事件或活動，像是下星期的數學考試、聽到消息中的故事、未來進大學的事（目前才十二歲）。憂慮的情形是持續的，導致在每天生活中產生極大的問題，因為花太多時間在憂慮，父母也要用很多時間去安撫孩子和保證。憂慮也造成其他問題，像是無法休息、無法睡眠、肌肉緊張或精神疲勞。一般的焦慮症很難被診斷出來，除非這種症狀持續至少六個月以上。

特殊恐懼症（specific phobia）。特殊恐懼症是指針對某個特殊的東西或情境感到特別的害怕，例如怕蛇、怕飛行、怕高。要診斷恐懼症，害怕的程度必須很強而導致恐慌，像是拒絕外出與朋友玩，因為院子裡可能有蜘蛛，或是拒絕參與家族的度假，因為害怕坐飛機。對於害怕事物或情境的反應，兒童會表現得極端焦慮並哭泣、發脾氣、發抖或緊緊抱住父母。假如可能，孩子會避開此事物或情境。打針的恐懼對孩子使用情緒穩定劑有很大的困難，因為這類醫療需要持續抽血檢查以保 87
證安全且有效。

固執—強迫性障礙（obsessive-compulsive disorder）。

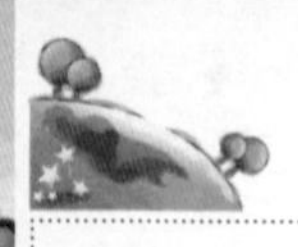

就如名稱一樣，固執—強迫性障礙有兩種型態的症狀。固執的想法和強迫性行為。固執的想法會干擾並導致孩子嚴重的焦慮和苦惱。一般的固執性包括污染的害怕（例如不敢碰觸東西因害怕生病）、按照順序的要求（例如假如東西未依特別的順序排放會很困擾）、不斷的疑慮（例如擔心他的行動會讓他人受到傷害）。強迫性會不斷地重複某些行為，像是洗手、依序排放東西或不斷的檢查，或是心理動作（例如自己重複地數數、說字或詞）。強迫性行為常常是固執困擾想法的反應，而且它變成一個人暫時減輕焦慮的一種方法。例如，一個男孩具有害怕污染的恐懼，每碰觸到牆就要重複洗手，或是一個女孩對於自己東西的排列有固執的想法，她會把所有的玩具排放到地板上依照順序排列，任何時間，母親把玩具放回都會引發她的不愉快。固執或強迫性行為花費很多時間——每天一小時或更多的時間——打亂了每天的慣例生活。

十歲的雅倫每天早上六點起床，學校校車在八點十五分來接，她卻從未準備好上學。她用一小時盥洗，洗完後只要是身體碰觸到毛巾以外的東西，她常又回去浴室沖洗，因為她害怕又弄髒了。一旦她終於開始穿衣服，她常常重複換穿衣服，因為她擔心衣服又弄髒了。大部分時間，她的母親只好開車送她去上學，她幾乎常遲到。

社交恐懼症（social phobia）。有社交恐懼症的兒童在家裡或在舒適的社交情境（例如和親近的朋友遊戲）是沒有問題的，但是當他被要求表演（例如一個孩子雖然有好的閱讀技能，但拒絕在教室內面對大家朗讀，因而降低他的成績表現）或是進入一個陌生的環境時，就會變得緊張。社交恐懼症可以透過參與課後活動、在週末與同學活動或做臨時工作而預防。

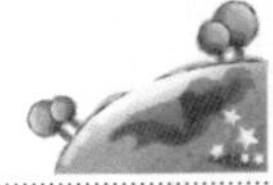

這種隱藏的害怕是令人感到尷尬和丟臉的。

恐慌的障礙（*panic disorder*）。恐慌的症狀是一種強烈 88
的害怕或不適，包括許多不同的生理症狀（例如心悸、冒冷汗、發抖、呼吸急促、嗆氣、胸痛、頭暈、失控、麻痺或耳鳴、身體發冷或發熱）。一個孩子常常因恐慌而出現生理症狀，以及顯著地焦慮其他事件對他不利，恐慌的障礙就會產生。恐慌的障礙會伴隨害怕離家。這種焦慮的障礙會造成兒童嚴重的問題，因為它可導致拒絕離開家、拒絕上學和參與社交活動。

壓力的障礙（*stress disorders*）。當兒童經歷過或見過一場生命受威脅的事件，或讓他感到極度不安全的事件，急性壓力障礙（acute stress disorder，簡稱ASD）和創傷後壓力障礙（posttraumatic stress disorder，簡稱PTSD）就會發生。這兩種障礙非常相似，雖然時間呈現不同。急性壓力障礙是在事件發生後的一個月內發生；創傷後壓力障礙是在事件發生後的第一個月後隨時會發生。兩種障礙包括不斷重現發生的事件（例如強迫侵入的思想、想像、做夢）、避談發生的事件（例如避開討論或不願牽涉到發生的事件）、增加醒著的時間（例如很難睡著、過度的警戒）。急性壓力障礙也會呈現所謂的**意識分離症狀**（dissociative symptoms）的現象，這是指一個人感覺自己從他的情緒、周圍環境或發生創傷事件的記憶中分離。兒童對一些造成壓力的事件會感到困難或害怕，像是不當地被親人溺愛或是父母間的肢體暴力衝突。因此，對壓力障礙的綜合評估很重要的是必須要小心和敏銳地做評量。

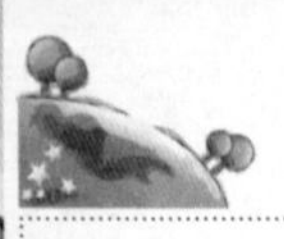

飲食的障礙（eating disorders）

許多有情感性障礙的孩子會有食慾太好或食慾太差的現象。這可能是情感性障礙的症狀或是藥物治療的副作用（不幸的是，許多情緒穩定劑會造成體重增加，此部分將在第六章藥物治療和副作用管理做說明）。

情感性障礙、一些其他健康狀況或是厭食症都可能導致體重減輕。厭食症（anorexia）被診斷出來，通常是嚴重的體重
89 減輕以及對身體形象的偏見。有厭食症的兒童或青少年，雖然體重正常或在正常之下，他們仍然認為自己的體重過重。這樣的孩子與其他兒童不同，他的食慾是因服用藥物或藥物治療的副作用而沒有胃口。

有貪食症（bulimia）的孩子也是對身體的形象有偏見。一個有貪食症的孩子常一次吃下大量的食物（例如整袋的餅乾），然後找方法以減少體內的卡路里（嘔吐、亂用瀉藥、過度的運動）。

兒童肥胖症（obesity）是嚴重的公共衛生問題。過度飲食、缺乏運動以及不良的飲食習慣是主要的共犯。利用不當的飲食方式去減輕情緒的困難（像是伴隨著憂鬱症和焦慮症），以及罹患憂鬱症時常昏睡，這些均能造成肥胖症。在第九章中我們確認，兒童可用方法來管理他們的情緒，特別是生氣，你會注意到我們談及的體能活動。對所有兒童來說，運動是非常重要的，但是兒童玩摔角太困難而且感覺是太過度的活動，體能活動可成為解決問題的一部分。

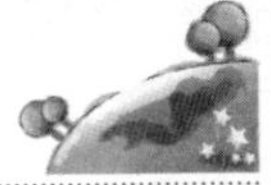

發展性障礙

發展性障礙（developmental disorders）是指認知發展有問題（例如智能障礙和學習障礙）或是社會發展問題（例如亞斯伯格症）。兒童有發展性障礙可能發展成情感性障礙；兒童具有情感性障礙有高比率的學習障礙和其他發展性障礙問題。

學習障礙（learning disorders）。兒童有情感性障礙，對學校來說是個挑戰。功課學業和同儕人際的壓力會成為很大的負擔。當一個孩子有情感性障礙，也會有學習障礙，上學會變成格外有壓力。當孩子特別的學科（閱讀、寫字、數學、說話／語言）的表現遠落後於其智力時，可能被診斷為學習障礙。當孩子看起來很聰明，但是在學校某些方面的表現卻有困難，我們會懷疑他是學習障礙。舉例來說，一個孩子能閱讀並了解他本身年齡或高於其年齡程度的課本內容，但是在寫字的作業方面卻非常困難，他可能是寫字的障礙。或是一個孩子他精於
數學，卻在閱讀方面有困難，他可能是閱讀的障礙。這些障礙 90
可透過智力和學業成就測驗診斷出來。這個測驗是由孩子的學校免費提供或由私人的心理師施測。某些保險公司也負擔此項費用，有的則不包含。假如你的孩子在學校課業某科或一些部分看起來有困難，你可能要注意他是否為學習障礙。一般的估計不一，然而一般而言，有情感性障礙的兒童和青少年有四分之一到二分之一是學習障礙。特別是數學的問題常發生在躁鬱症兒童和青少年身上。

閱讀、寫字和數學的學習障礙常被診斷出來，並提供學業的協助。某些兒童在學科上學習很好，但是在不同的領域——非口語的溝通學習有困難。這稱為非口語的學習障礙（nonverbal learning disability，簡稱NLD）。此種障礙會影響

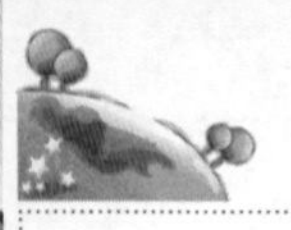

兒童的同儕和家庭的人際關係。一個孩子有非口語的學習障礙，通常其語言能力比非口語或視覺—空間的能力要好很多。當解釋社會暗示、幽默的使用和判斷人際關係的距離時，就有困難。

丹堤十歲，是四年級的學生。學年開始時，他很不快樂且常容易哭。結果，同學都避開他。在治療之後，他的情緒改善了，但是他仍然很難和同學相處，雖然老師很努力地讓他和同學統合在一起。他的父母很關心這件事，並要求學校教師開會。在會議上，教師描述在遊戲場所對丹堤的觀察。她注意到丹堤常自己一個人或不當地參與遊戲。他想玩遊戲時，不問他人就闖入遊戲。他直接走入，並直接進入球賽中場拍球。因此，使其他孩子非常生氣。老師曾告誡過丹堤，他也知道要如何說，但是卻從來不知道什麼時候該說什麼話。他的老師關切到他可能不知道自己傳遞給他人的非口語訊息是什麼。其他同學試著接近他時，他常用不當的態度或行為對待他人，致使其他人離開他。當老師和他談到這些行為時，他似乎不察覺自己所做的（例如當其他同學走近他時，他背對他人或用粗暴的聲音和人說話）。一旦有機會，丹堤會在下課時間坐下來讀書或
91 幫教師做事。她注意到丹堤是個好學生，但是寫字對他來說是一大挑戰。他的字幾乎無法讀，因為對他而言，寫字非常困難，他也變得很少寫字。

丹堤無法了解其他同學的肢體語言，無法知道什麼時候以及如何進入遊戲。他有一般的學習問題，也有非口語的學習障礙，稱為失寫症（dysgraphia）或是寫字的困難。非口語的學習障礙可透過測驗和細心的觀察確認。它需要治療的協助和學校、家裡小心的管理，包括練習和注意肢體語言的解讀。

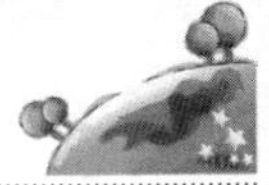

亞斯伯格障礙（Asperger's disorder）。在這個發展的障礙裡，社會發展是主要的問題。兒童、青少年和成人具有此種障礙會有人際關係、特別的行為類型、重複或不尋常顯著的興趣等問題。亞斯伯格障礙影響所有情境的功能，因為包含與他人互動的困難。亞斯伯格障礙的兒童可以與家人處得不錯，因為家人熟悉他那些不尋常的行為。然而，同儕關係會是特別的挑戰。

凱文五歲，四歲時因為在托兒所增加的問題和發脾氣，而被帶去看小兒科醫師。他的老師發現他很難和其他兒童統合在一起，因為他會固執地拿特定的玩具，並且一整天把玩它。例如有一天，凱文只要玩積木，他不堆積木，只看積木的角並把積木分成許多堆。這讓其他孩子很挫折，因為他們要用積木堆城堡。當老師介入時，凱文開始哭，無法停止，直到一小時後他的母親來接他為止。雖然在托兒所待了超過一年，他並沒有結交朋友（其他孩子曾嘗試和他接觸），沒有眼光的接觸並且常孤立自己。凱文只告訴母親，他對其他朋友「無聊的遊戲」沒興趣，其他人沒有一個比他更會配對積木的。在家裡，他有一段時間表現沮喪和退縮。他的醫師轉介他去看心理師，以評估他是否為亞斯伯格障礙和憂鬱症。

排泄障礙 92

持續的大便失控（encopresis）和小便失控（enuresis）也是情感性障礙兒童普遍的行為。生理因素造成的問題必須要找醫師治療。某些兒童小便失禁是因為藥物的副作用（通常是鋰），當他們因吃藥而感覺口渴，就會多喝水。這是很不舒適的副作用，但是有兩種方法可幫助解決，效果很好——

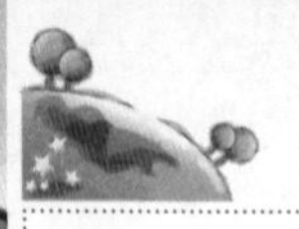

DDAVP，是一種噴鼻劑；或是嗶聲警報系統，晚上在尿床之前用來警示醒來的行為訓練方法（見本書後面的資訊，和訂購的方法）。

精神症狀

當看到孩子有精神性症狀出現時，會讓人大為吃驚，而這種情況發生在嚴重情感性障礙者的身上是很普遍的。很重要的是要記得：**這不是精神分裂症**。大部分的躁鬱症者（Barbara Geller和她的同事在華盛頓大學最近的研究顯示有60％）和嚴重憂鬱症者有幻覺（聽到聲音、看到東西，有時聞到或感覺到有東西）、幻念（相信她獲得特別的訊息或有特別的力量，或其他不尋常的想法或念頭）的現象。這些症狀會隨著情感性障礙的嚴重性而發生。很重要的是，當情感性障礙治癒後，這些症狀就會消失。

在鑑定過程中，必須確認孩子的情感性障礙和共同伴隨的障礙。某些個案在情感性障礙治癒後，共同伴隨的症狀也消失了，你的醫師之後可以判斷共同伴隨的障礙是否為情感性障礙的一部分（例如一個孩子非常叛逆和頂撞爭辯可能是敵對障礙，或這些症狀隨著憂鬱症的治療而消失了）。有時，它的困難在於從共同伴隨的障礙中區分出情感性障礙。在這些個案中，先治療情感性障礙，再看還有哪些障礙存在，如此可以從共同伴隨的障礙中區分出情感性障礙。

93 假如這些問題對你很困惑，事實上你不孤單。大部分情感性障礙兒童的父母表示，他們的孩子不只是有情感性障礙的症狀，並且有我們在此所敘述的一至一個以上的伴隨障礙。

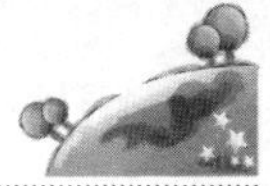

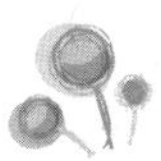

假如事情未如我的期望，我該怎麼辦？

假如你已等了六個星期要做鑑定（在三個星期的轉介之後）。你感到智窮才竭，而你孩子的情況看起來似乎是一天比一天惡化。你已準備好要接受鑑定——記錄孩子的情緒狀況、寫下你的問題、安排好你與先生要請假陪孩子去做鑑定、檢視你所準備好的筆記、診斷者與孩子面談。然後，診斷者又和你及先生談及在家的衝突和你對孩子的限制。診斷者似乎未對你所提出的主題有解決的方法，這時，你會感到不舒服。當所談論的問題並非你期待的，你會開始懷疑診斷者的想法，或是他到底有沒有聽進你對他說的關於孩子的情緒和行為問題。你要怎麼辦？你要在那兒再待久一點兒。有時候，診斷者要把你所提供的各種資訊做個整理，然後做判斷。

同時，許多家長常在第一次接受鑑定時感到很徬徨。假如在第一次接受鑑定時，你有任何問題，在下一次的門診時可以問他們。假如你持續的感覺事情讓你不舒適，或診斷者避開你的問題或忽略你的資訊，把你的感覺告訴診斷者。如果這樣還無法解決，你可以做第二個選擇。假如診斷者告訴你孩子不會得情感性障礙，你必須要做第二個選擇；假如他如此說，這位診斷者確實不是你所需要的「專家」。

Treatment

第二部分

治　療

你孩子的情緒問題以及伴隨障礙的正確診斷，是獲得有效治療很重要的基本工作。在我們與家庭的工作經驗中發現，有教育的家庭大都獲得治療的好處。因此，以下的章節我仍將解釋你在孩子的治療過程中可以期待些什麼。無論你是個新治療者或是曾經有過程和其他家庭成員接受治療的經驗，知道你所期待的事物將可幫助你善於利用資源。

第五章呈現的是「獲得大張的藍圖」——一些普通原則應用在治療過程中的指引，加上不同類型的治療方法。第六章將幫助你思考醫療的好處和費用，你可以思考你孩子使用醫藥治療的決策。我們要介紹一般的藥物處方和藥物的治療方法以及管理藥物的副作用。第七章要敘述兒童情感性障礙中心理治療的角色，因此你可以和孩子的醫師一起工作，設法以最好的方法去協助你的孩子。

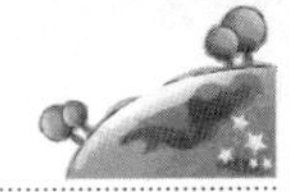

5 獲得大張的藍圖

治療兒童情感性障礙（成人亦如此）無疑的是非常複雜。 97
如你所了解，兒童情感性問題並不容易分類，許多兒童最後診斷出至少有一項以上的障礙，甚至於最簡單的個案可能需要嘗試錯誤，以達到最好的治療計畫。本章將協助你以堅強的基礎進入治療的過程：記住一些原則、基本的治療選擇知識，和了解不同的情感性障礙治療的情形。

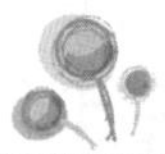

治療原則

在任何複雜的情境——教養情感性障礙兒童很重要的是——需要有一張內容詳細大的藍圖以便容易上路。當你要照應並遵循孩子的治療過程，你需要做許多決定，如評估其他人對孩子診斷的決定以及與提供不同服務者的互動。下列的指引將幫助你集中治療目標在孩子身上，以及情感性障礙無法避免的相關事務。

情感性障礙是複雜的

兒童情感性障礙的複雜性，意指最好的治療方法**通常**包含一種以上介入的輔導方法。治療的內容包括個別療法、家族療
法、藥物療法、家長諮詢、學校本位介入輔導、團體療法、 98

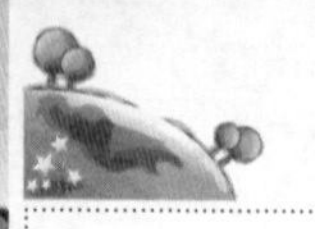

光線療法、環境適應療法、住院療法、部分住院、治療的寄宿學校、電擊療法（嚴重難以治療的個案）和變通性居住的安排等。除此之外，幫助孩子的最佳治療方式應包含其他家族成員的診斷和治療，如父母和兄弟姐妹。設定多種治療方法將可幫助你比較容易調整接受到的不同建議。

代價—好處的分析是關鍵

所有的治療都有代價和好處。有金錢方面的代價，當然，也有非金錢方面的代價，像是醫藥副作用的危險、執行的困難（在第四章裡提到的注射恐懼症）、時間安排的困難、回診治療所需的三十五分鐘時間、遠離家裡和醫師約診時須找人看管其他的子女，或是需要向公司請假以便帶孩子治療。這些工作的一部分是你對孩子的支持，也是決定此治療的**代價**是否值得潛在的**好處**（例如較好的克服技能、改善情緒、對你和孩子及家人有較好的生活品質）。不要猶豫，將這些事向孩子的醫師說明。例如，有一位治療師建議孩子去參加夏令營，而你覺得無法供應孩子的學費，把它說出來。可能會有獎學金可提供給你的家庭。同樣的，一些藥物比其他藥物昂貴。假如兩種類似的藥卻要付不同的價格，對你來說是很難的，不要猶豫直接告訴開處方給你的醫師。所有的家庭是不同的，假如你不把這些困難告訴醫師，她可能會做一些對你不適當或對你家庭經濟負荷過重的昂貴治療建議。或者你的醫師會懷疑為什麼你不遵循他所提供給你超好的治療建議。

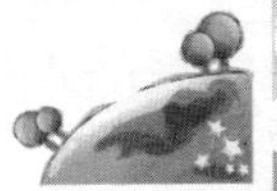

依時間決定事情

因為成長中的孩子是隨時在改變的，目前的治療不必像過去需要六個月的時間才開始。你要與提供治療者一起合作，隨時決定用哪一種方法最適合你孩子的治療。例如，你需要決定 99
什麼時候使用藥物或什麼時候在學校需要幫助。一個孩子在四歲時被鑑定出來，應先嘗試其他介入輔導，例如家長諮詢，否則直接使用藥物的代價可能很高。然而，到了六歲，假如症狀變得惡化，在學校的問題和與同儕的相處問題增加，這時就要使用藥物。決定什麼時候使用藥物是件非常困難的事，特別是幼兒的家長。在第六章會做詳細的說明。

你必須算出你有多少「堆」的問題

在第四章中你了解到兒童的情感性障礙常伴隨著其他問題或障礙。我們服務的家庭發現，把這些問題看成分開的「堆」來處理很有幫助。例如，十歲的艾美變得很亢奮、做事脫序、易怒、做危險的動作或做不當的選擇（最近，她下課時間與同學爭論要玩何種遊戲時，咬了同學）。除此之外，她對每件事都擔心並在團體中感到不舒服，以致造成她用過度活動和脫序行為來舒緩她的不舒服。最嚴重的問題是她無法集中精神在功課上。所有的事情讓艾美和她的母親感到過度負荷。

心理師診斷艾美是躁鬱症，她的躁鬱症是第一「堆」問題——包括過度敏感的情緒、差的判斷力和過動症。她開始使用穩定劑並獲得改善，她的情緒穩定了，不再做不當的選擇，她的活動量減少到可以忍耐（雖然還很興奮）的層次。這些改善讓艾美和她的母親可以集中到第二「堆」的問題——焦慮。

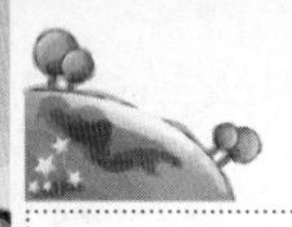

艾美持續的擔心以及表現社交的障礙透過個別的輔導來改善。艾美學習管理焦慮的技巧加上低劑量的抗憂鬱藥物，情況變得良好。

現在，兩「堆」問題消失了，第三「堆」問題就清楚了。艾美一直無法集中精神在功課上並且很衝動——她碰觸不該碰觸的東西、行動之前欠缺考慮。她的心理師建議使用低劑量的
100 興奮劑。這對她的衝動性很有幫助，進一步減少她忙碌的行為，並幫助她集中精神於學校的功課或課後的作業上。

考慮使用「堆」的方法來看待孩子的問題比較容易管理。把一「堆」問題放在角落，等到其他「堆」的問題解決了（特別是情感性症狀要先處理），再用其他時間把另一「堆」問題消除，直到所有問題解決為止。要知道你共有多少和何種「堆」的問題要解決是很重要的，如此，你才可以為每一「堆」問題發展一個計畫。本章後面，根據兒童的治療，你可以看到一些「堆」問題的解決，而其他的問題也接著一一處理。

不能和不肯並非同義字

除了用「堆」的方法把情緒問題從焦慮、行為和衍生的問題中分開，你要思考「不能」和「不肯」這兩「堆」問題。這個意思是一些行為是你孩子**不能**控制的，而某些行為，是你孩子**不肯**控制的。區別「不能」和「不肯」的行為可幫助家長記得敵人是情感性障礙，這種障礙是你的孩子無法控制的。例如你的女兒有憂鬱症，她無法控制暴躁或無法睡眠。例如你的兒子患有嚴重的躁症，他跑進廚房看到晚餐已就緒，而你正吃著漢堡，然後告訴他晚餐時間到了，他急速爆發的脾氣是無法控

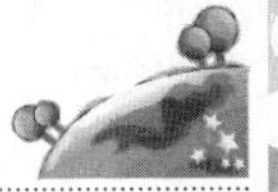

制的。然而，假如你告訴你的女兒關掉電腦，她對著你砰然關上門，十五秒鐘以後，卻可以和好朋友親密地講電話，她可能和你頂撞——那是不肯的行為。相同的，你的兒子安靜地看電視，你告訴他五分鐘後節目結束關掉電視，而他拒絕了，這可能是不肯的行為——他不肯順從你的要求。

父母親最大的挑戰是如何區分。直覺的家長教我們很多。當家長描述「不能」的行為時，他們說「他的眼睛瞪得好野」或是「她完了」。不肯的行為就像「她不屑的眨著眼，然後把東西拿走」，「他臉上露出邪笑」，看起來似乎是「我根本不 101
甩你」。想一想你孩子對你的行為，然後試著區分**不能**和**不肯**的行為。

學習做這樣的區別是很重要的。不要對孩子**不能**的行為感到挫折。你會找到幫助她克服不能控制行為的方法。另一方面，也不要想掌控孩子不肯的行為，你可以訓練這些「小惡魔」，當然年紀大了，是會減少吸引力的。

通常情緒的症狀在你能從**不肯**中區分出**不能**的行為前，必須先治療。這是減少全部「不能」行為的第一步。不肯的行為也需要小心治療。不幸的是，不肯的行為不會隨藥物治療而消失——但是你會發現當孩子透過治療，學習較好的克服技能，以及你也逐漸改變溝通的模式、規範和家裡的環境結構，這些不肯的行為就會逐漸改善。

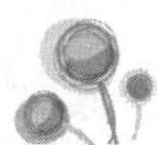

治療的方法

情感性障礙是生物學上的疾患——就是腦部有太多或太少的化學物質（神經傳導物質）。情感性障礙也是心理學上的問題；思考和行為的模式是困擾的。情感性障礙亦是社會方面的

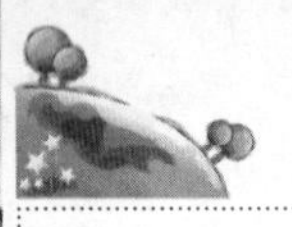

問題。他們受到周圍事物的影響。因此，需要**生物**、**心理**、**社會**三方面的介入治療。

當你讀到關於三方面的介入治療，要記住這是情感性障礙常常使用的綜合療法。這個生物心理社會的綜合療法也應用在治療共同伴隨的障礙。在某些個案，治療情感性障礙方法的一部分也可用來治療共同伴隨的問題。例如，許多焦慮的障礙與一些行為的障礙和飲食的障礙者，他們使用治療憂鬱症的藥物反應非常好。但是，大部分共同伴隨的障礙需要一些特別的介入治療，例如其他的藥物、心理治療、學校介入輔導、學習克服（有時要接受）這些障礙的症狀。

102 生物學療法

藥物療法

藥物對於治療情感性障礙有非常好的效果。藥物的挑戰是找到正確的藥方或綜合的藥品、正確的劑量和使用的時間、以最少的藥物副作用減低情感性障礙的症狀。沒有一種神奇的處方來決定誰可以對藥物反應最好。雖然，劑量指引有些幫助，卻沒有準確的方法來決定多少劑量對任何特別的兒童效果最好。在第六章我們將更詳細地討論有關不同藥物治療的這些議題。

食物療法

最近的研究建議某些補充食品（omega-3 脂肪酸和一些維他命－綜合礦物質，又稱為EMpowerplus）對治療情感性障礙有幫助，特別是躁鬱症。在成人的研究中發現，使用omega-3 脂肪酸可短期改善躁鬱症。Andrew Stoll和他的同事在麻省麥

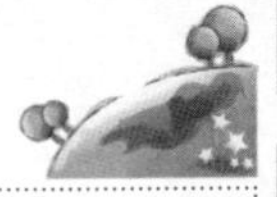

克林醫院（McLean Hospital in Massachusetts）的研究顯示，omega-3脂肪酸對成人躁鬱症和憂鬱症的情緒穩定有很好的效果；他們沒有症狀的期間增加並改善病情。雖然沒有兒童使用omega-3脂肪酸效果的完整研究報告，卻有一些報告正在進行（請參考本書後面關於Omega-3脂肪酸的資料）。

在之前的成人研究，Bonnie Kaplan和她的同事在卡格里大學（University of Calgary）的研究顯示，患者服用大量的維他命—綜合礦物質，可減少藥物量的使用。進一步兒童臨床的觀察研究，已正在進行（請參考本書後面關於EMpowerplus的資料）。

光線療法

有憂鬱症的兒童，他們的病情在秋季和冬季的月份嚴重惡化，使用光線療法非常有效。光線療法能用來治療在秋季和冬季月份發作的憂鬱症，因這段時間缺乏或較少自然的光源。這
可能與人們居住在高度灰暗和陰濕的天氣裡有關。光線療法是 103
每天一至兩次坐在特殊設計的光箱前曬約三十到四十分鐘（請參考本書後面季節性影響的障礙和治療之相關資料）。

假如你的孩子是季節性憂鬱症類型，最好搬到溫暖、有陽光的地方，會改善孩子的病情。當你決定要住在那個地方時，心裡要有計畫，像是為大一點的青少年選擇一所大專就讀。

電擊療法

在一般的書籍裡，電擊療法（electroconvulsive therapy，簡稱ECT）常和古老的和殘酷的治療精神病人的方法相連結（在一部叫作《飛越杜鵑窩》的影片中所描述的方法）。無論這種烙印如何，電擊療法仍然繼續使用著，因為某些人有嚴重

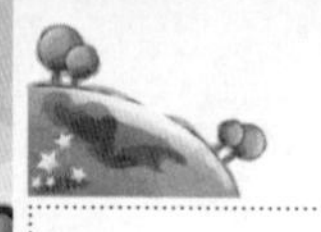

的憂鬱症，使用藥物無效，這種治療效果不錯，也符合人道。治療時是在麻醉之下使用電擊，產生抽搐。如果你觀看一個人接受電擊治療，你會發現它不是很劇烈。受治療者接受電擊時是以電流膠布貼在頭上很安靜地睡著。只有在電擊時會有抽搐現象產生。它的作用如何？為何有此功能？尚不清楚，但是電擊療法能拯救許多曾服用各種藥物仍然無效的憂鬱症患者的生命。這種治療很少用在青少年身上，也從未用在兒童身上。

心理學療法

不同方式的治療有不同的目標和指標。許多治療師（通常是心理師或社工師）會使用混合的方法，即是綜合治療法，例如個別治療和家長諮詢在每次治療時並行。任何模式的治療主要是你要心理感到自在，把心理的感受和經驗與你的治療師分享。無論提供的是哪一種治療，心理治療的研究教導我們，專業人員所謂的「非特別的因素」（例如你的治療師是個令人喜歡的人——溫和、誠心的對你的情況有興趣、注意到你所關切的問題）對好的治療結果非常重要。

104 在第七章，我們會詳細討論治療的目標。以下針對不同的治療方法做簡要的說明。

個別治療

這種治療係指情感性障礙的兒童或青少年跟治療師做一對一的個別治療。治療的情形依治療師和兒童的差異性而有很大的不同。個別治療集中在建立克服的技能、增加對症狀的了解、確認並建立自己的長處、認識並改變負面的思考和行為，或增進人際關係的技能。

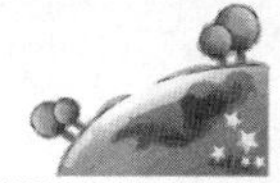

家族治療

這種治療包括兒童或青少年家庭中一位或多位家庭成員共同參與。有時運用孩子和家長在**聯合**門診時做治療。家族治療的目標包含改善溝通和解決問題。

家長諮詢

情感性障礙是複雜的，且造成家庭生活許多的問題。最糟糕的是你無從準備生活經驗來養育情感性障礙的孩子。一個「夠好的家長」在困難的時刻，不一定有夠好的技能來管理孩子。因此，父母的諮商常常是用來治療情感性障礙兒童很重要的一部分。家長諮詢的目標是幫助他們發展特殊的策略，以幫忙這些特殊兒童，接受孩子生病的事實和發展真實的期望。

團體治療

團體治療是指幾位兒童或青少年同時與一位或多位治療師一起工作。團體治療的優點是團體內的成員可提供給另一個人支持、同年齡的同儕可給予成人無法提供的有意義回饋、在治療期間有機會練習社會技能和同時教導多位孩子。

社會或環境的介入輔導 105

學校本位介入輔導

一些情感性障礙的孩子有伴隨的障礙，例如學習和行為障礙，他們在學校需要特別的輔導。此外，某些情感性障礙的症狀影響學習，像是短期間學校的適應。例如一個孩子因嚴重的憂鬱症而住院，出院後需要在家輔導一段時間，等功課進步了，再部分時間回學校，然後全時回學校上課，必要時需要輔

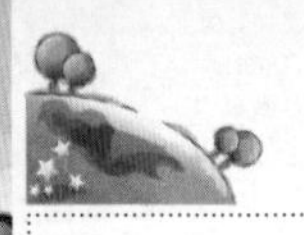

導教師協助。在第十章將詳細討論如何在學校幫助你的孩子。

家庭本位介入輔導

在孩子處於爆發危機的期間，有一位到家輔導的治療師一定很有幫助。家庭本位介入輔導的目標，是幫助家長管理困難的行為和發展計畫去管理危機。危機管理包括治療師到家輔導。通常治療師是治療團隊的一員。假如你接受私人精神科醫師或心理師的治療，就比較少有治療師到家輔導。

喘息服務

當孩子需要全時的就近督導和支持（一些情感性障礙的孩子確實需要如此），家長很快的會崩潰。喘息服務的目標是提供一個機會讓家長復原。對一些家庭提供延伸的支持網，喘息服務的提供者可能是朋友或是家庭中的其他成員。在其他情況下，在你的社會圈內可能找不到提供喘息服務的人。某些機構有提供喘息服務，但是你要努力去尋找，並安排這樣的服務。

離家安置

當孩子的行為問題在家裡無法管理，可能需要做離家安置。這是與家庭中的某個人暫時的或是長期的搬離居住（特別
106 是親近的家庭成員與孩子有嚴重的問題衝突時），或是安置在住宿的治療機構或學校。除非較少限制的治療方法（例如密集的門診治療、短期住院）沒有效，否則通常不做離家安置。

費用可能是離家安置最大的困難。保險公司可能負擔住院治療的費用，但僅提供有限的日數。治療性的住宿學校可能比較有幫助，但是很昂貴，保險公司也不負擔費用。

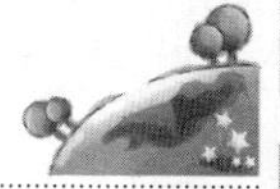

不幸的是，許多家庭只能靠公家經費提供寄宿治療。這讓很多家庭感到為難，是否暫時在州或郡為孩子找個監護（臨床的決定）地方，或是進一步的需要更多的服務。消費者保護團體正努力的在改變這種政策，此種情形未來將會改善。但是，目前假如孩子不能安全的在家生活，許多家庭正被要求做出這些令人難過的決定。

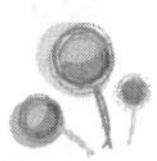

特殊情感性障礙治療的效果

所有的孩子都是不同的，適當的治療也會因孩子及家庭的不同而異。記得，當孩子持續的在發展，他的治療也要跟著改變。本節介紹特殊的情感性障礙個案，看起來應該是什麼樣子。要注意下面的案例中所使用的生物心理社會治療方法。

重鬱症

瑪莉安九歲，她的父母曾成功地治療好焦慮症和憂鬱症。當瑪莉安的憂鬱症發作，情況與父母相同，他們把所關切的事告訴開處方給他們的醫師。醫師同意為瑪莉安開處方藥，並在家長的同意下，安排另一位對兒童有治療專業的治療師給她。瑪莉安很快地獲得藥物的改善。她的飲食、睡眠和在學校的專
注力全部獲得改善。瑪莉安的治療師幫助她了解為什麼和同學 107
處不好，幫她發展增加社會互動的策略。這些幫助她在學校下課時開始感到愉快些。她也比較能在週末與其他同學成功地安排遊戲的活動。瑪莉安的治療師指示她的父母，不要在晚上責問她學校功課不好的問題，這會讓她不舒服，建議父母在晚上利用十五至二十分鐘時間，安排一些有趣的家庭娛樂活動。

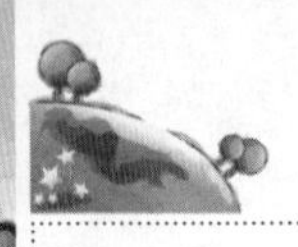

保羅十二歲，非常不開心，他現在是六年級，今年要進中學。他常哭泣，大部分時間單獨躲在自己的房間裡，很少專注於他的功課。他常常打瞌睡，早上常起不來。他從開學到現在增重了十五磅，看起來已經過重。在小學時保羅有一些朋友，但是兩位最好的朋友去讀私立學校，他再也沒有結交新的朋友。

在保羅愈來愈常抱怨學校的事之後，他的父母帶他去看心理師，心理師發現保羅的功課太重，也被一群八年級的同學欺侮。他不曾告訴父母和老師，因為他認為說了也沒用。他知道現在有人關心他，他如釋重負。保羅被診斷為憂鬱症，並在學校安排心理教育測驗。測驗結果被確認為是閱讀障礙。保羅的父母立即被通知到校開會。學校發展一套幫助他處理同學欺侮的計畫，包括治療師指導他面對同學欺侮時的回應、校長直接處理校園暴力事件，以及指定一位安全的大人處理保羅一旦再被欺侮的事情。在協助學習障礙方面，保羅每天有一段時間安排到語文閱讀老師那兒接受輔導。除了一對一的輔導外，語文閱讀老師還幫助保羅的級任老師調整課程作業，使他的學習更能適應。他的心理師建議他參與一個十二週的社會技能訓練小組。在家庭方面，保羅和他的父母開始增進彼此的關係和互動，使他在家裡不至於感到孤單。在家庭會議中，包括他的弟弟，開始規劃每星期一次的家庭活動。在這些介入輔導之後，保羅和他的父母同意讓心理師再度評估保羅使用藥物的情形。

108 十五歲的布藍登曾有過焦慮症病史，包括的恐慌症狀。在一段期間的恐慌症狀之後，他開始逐漸形成嚴重的憂鬱症，為此他服用百憂解，但未見顯著的改善。他退出了運動和樂隊，並感到上學很困難。最後，布藍登開始有嚴重的自殺念頭，一位曾經是功課全部甲等的學生，現在甚至於無法專注閱讀小

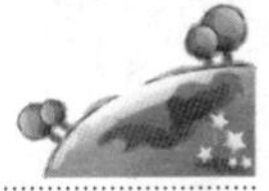

說。他曾試用多種藥物，但是都沒有成效。布藍登於是接受個別治療，包括提供支持、參與活動計畫（使用活動以舒緩情緒）、焦慮管理策略和改變憂鬱的思考模式。後來布藍登因有自殺念頭而住院治療，直到感覺好一些才出院。但是，他仍然不快樂而無法上學。當布藍登接受在家教育時，持續的加強集中個別和家庭治療（至少一週一次）。八個月之後，布藍登的病情只有一點點改善。經過布藍登、他的父母以及治療人員深入討論後，決定試用電擊療法。在兩次的治療後，布藍登顯示有一些改善。他的電擊療法包括六次的治療。布藍登的情緒神奇地改善。在電擊療法之後，繼續使用傳統的抗憂鬱症治療。他逐漸增加活動並回到以往的例行運動上。布藍登已經能在下一學期與同學們一起回學校上課。他又恢復了全部甲等的成績。

輕鬱症

蜜雪兒今年八歲，她的媽媽安妮說她從出生以來就一直不快樂。安妮和弟妹談論這件事後，準備送蜜雪兒去治療。安妮的弟妹有一位十歲的兒子，他的問題和蜜雪兒相同，曾透過治療改善很多。當蜜雪兒與母親第一次去看治療師時，蜜雪兒坐在母親的腿上拒絕說話。治療師告訴母親，這並非反常。蜜雪兒與母親持續的分別定期回診，蜜雪兒採用個別的輔導，安妮接受家長諮詢。家長諮詢幫助安妮從蜜雪兒的人格特質區辨出她的症狀（當孩子有輕鬱症時特別困難，因為這種症狀是慢性 109
的，看起來像是個人特質的一部分），以及學到當蜜雪兒發脾氣時的因應方法。兩個月之後，蜜雪兒的情況有些進步，治療師建議醫療諮詢。當蜜雪兒使用藥物治療，她的情緒開始改

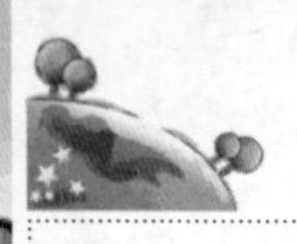

善，在治療時她開始比較願意參加活動。蜜雪兒和她的治療師發展了一些策略，以改善她交朋友的技巧和當她感到難過和生氣時的做法，像是和她的狗玩或讀她喜愛的書。

安東尼十六歲，自從青春期以來就性情乖戾。他開始抽大麻。雖然他曾有過許多朋友，現在他只和少數朋友往來，這些朋友在他父母眼中是有極大問題的朋友。他曾經是個很好的運動員，目前他退出運動，也不再是戲劇社的會員。安東尼的父母在洗衣服時發現他的褲袋裡有大麻，決定要送他去做治療評估。安東尼被診斷為是輕鬱症和物質濫用。安東尼除了做醫療評估外，還需要治療和做藥物抽檢。他告訴他的父母，他不吃「他們」給的藥，他們不必浪費錢，還讓他變成「藥物中毒」。不管他的抗拒，安東尼的父母和治療師繼續合作。家長諮詢幫助他們對孩子的行為做了改變。安東尼覺得父母親去看診時可能都在談論他，他決定不讓別人在他背後說話，因此都會看診。雖然開始時，他的手臂交叉在胸前，臉上看起來愛理不理，最後，他抱怨父母親總是對他吼叫，從不花時間和他談話，除非是責罵他或說教。安東尼的父母同意，以後如果他願意聽他們說話，他們會用討論的方式而不再用吼叫的方法對他說話，並計畫每星期安排一晚外出晚餐或訂披薩一起吃。安芬尼對此承諾並未說什麼，但是臉上看起來是滿意的。在經過數次類似的談判回診，安東尼終於同意做醫療評估。最後，他開始服用抗憂鬱藥品。他的情緒顯著改善，他又回到以前參與的
110 活動。他的父母說他們不知要如何感謝給予他們的轉介及談判治療，其效果使他們感覺到「完全不一樣」。

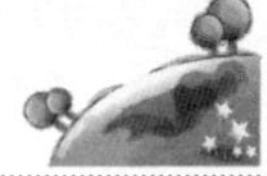

躁鬱症

十歲的茱莉描述她的情緒就像「過度的刺激」，這個名詞可能是從大人口中學來的。她解釋是生氣、焦慮、興奮、快樂和挫折的綜合。當她面對任何時間或事情突然的改變時，會變得焦慮和憤怒。雖然她的母親常察覺到茱莉需要離開現場降低刺激，茱莉堅持她的做法，而增加了同儕之間的問題，導致在學校產生情感上的危機。茱莉也有一些野心企圖。她說她要當電影明星，並要得到奧斯卡金像獎，因此她要每天練習領獎演說，並且經常穿漂亮衣服，臉上濃妝艷抹。她常抱怨她的想法比光的速度還要快。她在家裡是典型的第一個醒來的人（大約早上五點），也是晚上最晚睡覺的人。

她的母親在他們的保險公司找到一位醫師可以給茱莉做評估，但是她又很擔心這位醫師缺乏治療像茱莉這樣困難兒童的經驗。很幸運的，當茱莉的母親告訴她的鄰居時，有一位學校的輔導教師為她推薦一位當地專精兒童和青少年情感性障礙的精神科醫師。精神科醫師診斷茱莉為躁鬱症，並開立情緒穩定的處方藥給她。在治療階段，又增加低劑量的抗憂鬱症的藥。精神科醫師也建議茱莉的家庭去看有經驗的兒童情感性障礙心理師。心理師先做個別的心理治療，再做家長諮詢。當茱莉的情緒穩定後，又發現了伴隨的注意力缺陷／過動障礙，因此，再增加低劑量的興奮劑。以此過程持續的治療，伴隨的障礙已獲得改善。接著，為她做心理教育的評估，以幫助她改善功課的落差。茱莉也被轉介至營養師那兒，以協助她控制體重和做食物的選擇。

當治療進步了，茱莉漸漸長大，她管理疾病和行為的責任也增加了。回診的次數減少，直到茱莉看精神科醫師的時間改

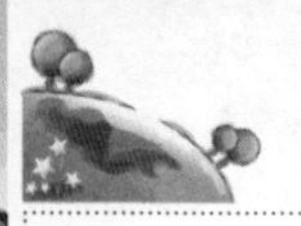

111 為每六個月一次；她的母親得到一個建議，假如問題來了，他們不知道如何自己解決問題時，或是他們發現孩子有舊疾復發的現象（她的心理師在最後一次回診時所做的檢查），需要打電話給心理師。

當茱莉升上中學時，對於學校新事物的複雜性和人際問題使得她在調適上有很大的困難。茱莉在治療時需要更多的協助和支持，以幫助她克服人際問題。她與心理師處得很好，她能數度去看心理師，並和心理師發展出一個「中學遊戲計畫」，提供一些方法以管理面對許多新朋友和老師的壓力、使用新學校設備的方法以及轉移班級上課的方式。他們還設計了一個新的「基地」（副校長辦公室），她可以去那個地方「降溫」，這種方式，如同她在小學時所提供的安全地方。

安迪十一歲，他的情緒每天從生氣、過動到非常沮喪循環很多次。他的程度是經常的而且非常嚴重，對於每件事他都十分抗拒、挑戰和爭辯。當他的憤怒情況惡化到變成具有攻擊性時（有時會攻擊四歲的妹妹），他在學校的行為變得更加劇烈，幾乎無法管理，因此被提議要安置在嚴重行為障礙班級就讀。他在母親和繼父的家製造了一堆麻煩，每次週末到父親的家也是如此。

安迪在看過幾位不同的治療師之後，每一位治療師均對他的症狀束手無策，他的母親康妮打電話給他們的保險公司，獲得轉介至一位兒童與青少年精神科醫師那裡。精神科醫師給安迪服用情緒穩定劑，然後增加抗精神藥（Risperdal）（我們將在第六章詳細討論躁鬱症的非典型治療）。在閱讀網路上關於omega-3脂肪酸對兒童躁鬱症的好處後，康妮要求精神科醫師使用此種治療方法，並增加補充食品到安迪的食物療法裡。精神科醫師也轉介安迪去看她辦公室的另一位治療師，這位治療

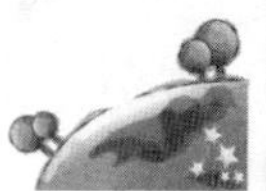

師對兒童的情感性障礙十分專精。治療師為安迪做個別輔導，給他的母親和繼父做諮商。他的父親也參與多次的諮商指導，這些都在幫助兩個家庭管理安迪的障礙。

安迪在一個特別嚴重的發飆情況下，拿著刀子威脅妹妹。之後，他被送進醫院住院六天。住院期間增加了第二種情緒穩 112
定劑，並轉介給個案管理員。安迪的個案管理員幫助他協調提供服務，並定期到學校看他。她也幫助康妮和學校合作選擇孩子的學習方案。透過當地的組織和個案管理員的鼓勵，康妮在每隔一個週末為安迪安排四小時的喘息服務。雖然時間不多，它可以讓她與安迪的繼父以及女兒共同度過一個特別的時間。隨著藥物的增加，安迪的情緒漸漸穩定，他仍然會感到要發怒和沮喪，但是情緒的波動迅速減少，次數也降低了。

然而，安迪每天持續至少大發脾氣一次，通常是在要求他做某件事或是阻止他做某些事之後。在發脾氣時，他經常打他的母親和破壞物品。有一次當安迪發脾氣時，康妮在治療師的鼓勵下，打電話給當地的警察局。安迪和他的父母在家庭法庭前，法官下令安迪進入青少年中途之家一星期，由一位緩刑監督官督導。在這次事件之後，康妮表示安迪很努力地在控制自己的行為，因為他不想要被送進去社區裡的青少年拘留中心。

季節型

十六歲的艾里在高二那年的11月變得很睏倦，對於學校的功課和朋友似乎都失去興趣，並且用睡覺來躲避壓力。這些行為均非他的本性，雖然過去艾里曾注意到在學期中有過反應很慢的情形。艾里也開始過度飲食，並在一個月內增加了十二磅，此種增重與身高不成比例。冬季過了一半，學校的放假期間，艾里的情緒未見實質的改善。他最後要求父母，看是否

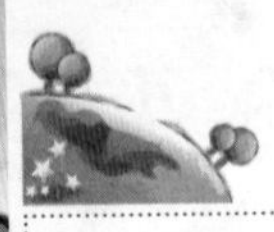

有人可以幫助他解決問題。艾里的醫師建議他去看心理師。心理師診斷艾里是一種季節型的障礙。除了短期的治療外，心理師建議艾里使用光箱做光線治療。在1月初，艾里開始接受治療，三週之後他變得比較投入學校的功課和結交朋友，體重減輕了五磅，又回到他以往正常的睡眠。

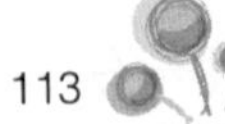

113 讓我們實際行動

隨著治療的需求幾乎要經常做改變，假如你做好準備，你可獲得大部分你所需要的。你可以運用家庭和社區中提供的資源，對你的孩子和家庭做最好的幫助，同時，在治療過程中能持續做一個積極的伙伴。

家庭的資源

你的保險公司包含哪些給付？哪一位提供治療者的費用是你有能力支付的？治療效果要好，通常它需要固定的介入治療，例如每週一次或兩週一次；因此，你需要了解你的保險公司可提供多少給付，以便讓你知道你還要支付多少費用。某些保險公司的方案僅支付一部分的費用，其他大筆費用需要你來支付。去看精神科醫師，可能次數比較少，但是你也需要知道你能支付的費用。依據你原來醫師的層級及孩子症狀的複雜性，費用也會有所不同。其實，小兒科醫師或家醫科醫師也能提供有效的藥物管理。

社區的資源

除了知道你要付出多少費用外，你需要知道哪些資源可以運用。你可能要成為超級偵探員，到處去問。一開始你可以先

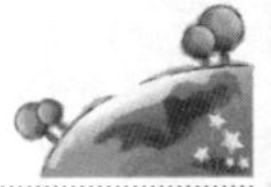

問你的小兒科醫師或家醫科醫師，在你住的地區是否有專精兒 114
童情感性障礙的專家或特殊的治療人員？這些資源大都來自於當地大學和醫院。與當地的機構團體聯繫，例如國家心理疾病聯盟（National Alliance for the Mentally Ill，簡稱NAMI）、心理衛生協會（Mental Health Association，簡稱MHA），或兒童和青少年躁鬱症基金會（Child and Adolescent Bipolar Foundation）。你的保險公司可能也是很好的資源。某些保險公司的方案有負責照顧的管理者，他們可以幫你找到適當的資源。

◆家長的備忘錄

當開始治療時，請檢視以下問題：

1. 我的保險公司能付多少費用，以及能付哪些項目？
2. 哪些費用是我要支付的？
3. 哪些費用是當地機構可以支付的？
4. 我還可獲得其他心理衛生單位的資源嗎？
   (1) 我的孩子有資格獲得社會安全局的醫療卡嗎？（在第十二章會詳細說明。）
   (2) 我能支付一些額外的服務費用嗎？
   (3) 我的社區內有哪些可運用的基金？（例如特別的州政府基金可提供領養子女健康照護和心理衛生服務的費用，或監護部有基金可提供短期特別的介入輔導費用。）

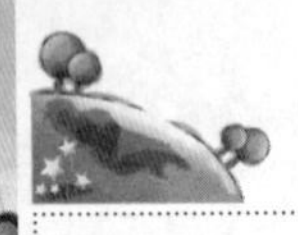

◆家庭練習3：建立你的心理衛生團隊

作為一個好顧客和你孩子的支持者，你需要定期的檢視服務及治療的目標，以決定你是否繼續需要這麼做。圖9說明茱莉的心理衛生團隊（她是十歲，患躁鬱症，本章前面有敘述）。看她的例子，然後在一張紙上畫下你的團隊圖——已在你的團隊裡的成員，以及你還需要哪些人員。你會注意到團隊包括你的孩子、你的家庭和你孩子的學校。每一位團隊人員都扮演著重要的角色。你的孩子花費很多時間在學校，因此在學校他需要多種的支持服務（無論他是否有任何特殊的學習挑戰）。你的孩子終究還是生活在家庭裡，小小的改變或簡單的增加提醒和理解，能幫助全家人學習適應情感性障礙的挑戰。

協調並釐清角色。當你開始治療行動，你需要花一些努力在協調服務和釐清角色上。安迪十一歲，患有躁鬱症和敵對障礙，在他離開醫院後，他有精神科醫師、心理師、觀護人、個案管理員和喘息服務人員。在治療過程中，每一位成員對安迪的治療都有不同的角色。不同類型的治療都有互動。例如，當藥物適當，治療比較有效。同樣的，假如醫師能與其他團隊人員有好的溝通，處方藥的使用就更為恰當。

提供治療者的角色需要清楚的定義，以保證治療的效果和服務不會白費。假如你不知道哪一位治療提供者的角色為何，要問清楚。雖然他們會指定一位個案管理員幫助你，你仍然是照顧孩子的管理者和協調者。例如，安迪的精神科醫師每個月看他及他的母親一次，每次三十分鐘（看醫師診療的時間大約十五至三十分鐘）。每個星期心理師和他及他的母親見面一次，大約五十分鐘（二十分鐘與安迪的母親康妮單獨談話，二十分鐘與安迪面談，十分鐘與安迪和母親一起

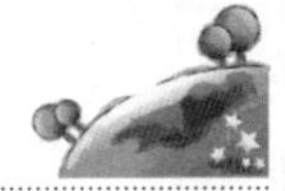

談話。她也與精神科醫師保持密切聯繫。安迪的個案管理員每星期到校一次幫助他與朋友交往，下課後，她也為安迪安排活動，以便讓康妮有休息的時間。法院觀護人協助安迪培養為自己行為負責任，並且在產生危機時，隨時讓康妮打電話給他。

善用你的資源。假如你知道每一項服務的內容和目標，你可以更有效的評估。如果你提供關於症狀和副作用有意義的資訊給精神科醫師，可收到良好的治療效果（請參考第四章保持記錄的建議）。假如你很努力的嘗試建議和遵循治療師的指導，效果會很好。如你能對建議提供忠實的回饋，治療會十分有效。

與治療者溝通。透過選擇在平時你比較容易獲得諮詢的治療者，你可以促進治療者之間的溝通。例如，某些精神科醫師和心理師、社工師一起工作，在這個地方，你比較容易 116
和治療者有聯繫，因為他們每天在同一個辦公室工作。每次看診時，你的治療者會在表格上做記錄，當他們在同一辦公室工作，他們會做交換資料，看彼此的記錄。假如你無法找到在同一個診所的治療者，你可以請第一位治療者（例如幫你做鑑定的人）建議一些與他有很好工作關係的治療者（例如請心理師建議精神科醫師的名單）。

所有不同的治療者，他們的角色各不同。這些治療者可提供你的孩子最好的照護和最大的好處。當你與每位治療者在不同的目標上工作，每位治療者與你和治療者之間都有很好的溝通，如此，治療的情況就會很好。

然而，雖然有很好的概念，有時候和多位治療者一起工作也是有困難的。你可能得到困惑或相反的訊息——你需要

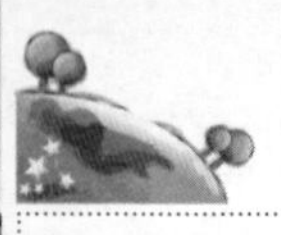

重新評估你的心理衛生團隊，並決定所有的治療者是否真正的幫助你，或是他們與你之間是否需要更好的溝通。與多位治療者工作，也是明顯實際的問題：支付所有治療者看診的費用會耗盡家庭的資源——時間和金錢。你的目標是獲得最大的協助，但不是支付太多的金錢。

115

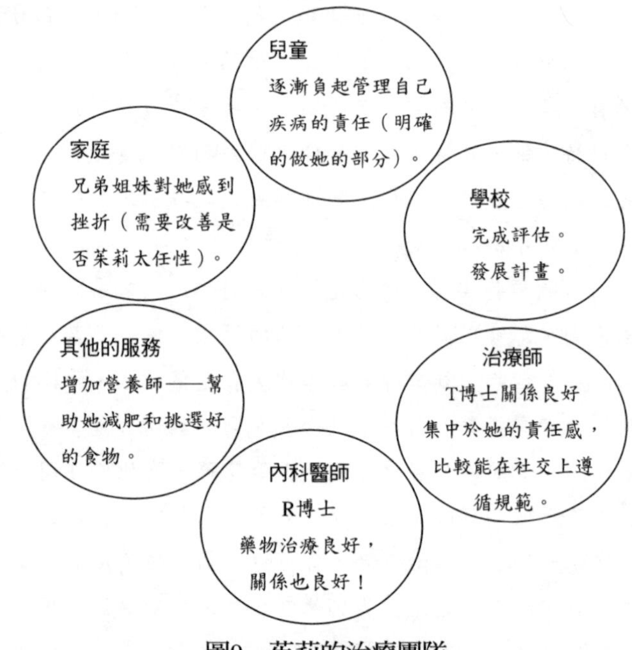

圖9　茱莉的治療團隊

你的孩子似乎不需要像本章所敘述的介入服務。然而，作為孩子的個案管理員，很重要的是你要組織一個有效的治療團隊。你要選擇治療者、安排看診時間、評估你所接受的服務。你也要根據建議處理藥物的使用，每天支持你的孩子。因此，你要繼續閱讀。在第六章和第七章進一步說明情感性障礙不同的治療方法。讀這些章節將幫助你建立和評估你的心理衛生團隊。

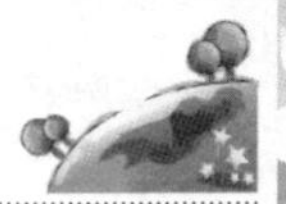

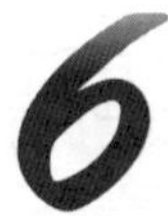

6 藥物治療提供了什麼？

我們認識的許多家長，對於孩子因情感性障礙而使用藥物 117
治療感到憂慮：他們擔心精神性疾病的藥物，特別是使用在幼兒，安全嗎？藥物會不會產生依賴性，孩子以後永遠無法擺脫？當情感性障礙症狀出現時，藥物的副作用是否會讓孩子無法承受？當情感性障礙消失時，孩子會不會變成不一樣的人格？本章要回答像這樣的問題，以幫助你權衡使用藥物前後的不同，因此，你可以決定使用藥物對你的孩子是否有幫助。

首先，要了解藥物不會治癒情感性障礙。藥物是用來**管理**憂鬱症和躁鬱症的重要部分。藥物能：

- 停止或減輕目前症狀的嚴重性。
- **預防**或**降低**未來症狀發作的傷害。

藥物**無法**解決情感性障礙帶來的每個問題。在第四章中討論的一些伴隨的障礙，有的會隨著使用藥物而消失，然而，某些人需要其他治療（請參考第七章）。某些症狀使用藥物而改善但是卻未消失。使用藥物要達到最好的效果，是你要在治療中成為**主動的伙伴**。

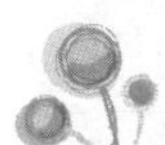

成為主動的伙伴 118

作為主動的伙伴，從孩子的治療計畫到過程都需要你的參與。誠如我們所說的，第一步是要做有意義和實質的代價一好處分析。

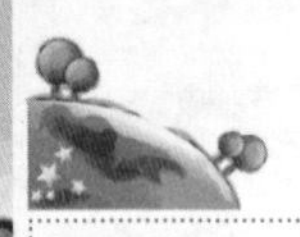

使用藥物或不使用藥物：代價—好處分析

十歲的麥可最近被診斷出來為躁鬱症第二型。他的父母正為使用藥物能否改善他們孩子的症狀而煩惱著。他們擔心醫師所建議的情緒穩定劑是否會消除麥可的創造能力、改變人格？麥可一向被公認是「派對裡的靈魂人物」，也是老師和同學們喜愛的人。但是現在他的情緒障礙使他在社交場合常大發脾氣，在家裡卻非常沮喪。在短期間內，他可以從一個高活動量的活動迅速地轉移至另一個高活動量的活動，這使得家人和老師都感到疲於奔命。最重要的問題是，麥可在發脾氣時對妹妹的暴力攻擊，這使他的父母考慮使用藥物治療。

麥可的治療一開始是採個別和家庭的綜合治療，由熟悉兒童情感性障礙的治療師負責。透過治療師的協助，麥可和他的家人更加了解麥可的症狀——情緒迅速地從高度的憤怒轉變到極度的沮喪、快速的想法和高度的活動量——這些症狀存在麥可的身上，也影響到他的周遭。麥可的治療師與麥可和父母發展了一個壓制麥可起伏不定情緒的方法，她也介紹了兒童與青少年精神科醫師對藥物治療評估的概念給麥可的父母。麥可的父母十分猶豫，他們擔心讓麥可吃藥會有副作用、會改變他的行為，以及孩子會長期依賴藥物。經過數個月的考慮和參與治療，麥可和他的父母決定去看精神科醫師。精神科醫師建議嘗
119 試使用情緒穩定劑，並鼓勵麥可和他的父母繼續去治療師那裡治療。在治療期間，父母對麥可的妹妹做了輔導，並發展了一套有效的學校克服計畫，與學校老師和校長共同分享。同時，麥可和他的父母也有一處互相信賴的地方，去說出他們的害怕、挫折和焦慮。他們發展了一個計畫，去體驗「領航員」的角色，以管理這些症狀所引起的負面感覺。

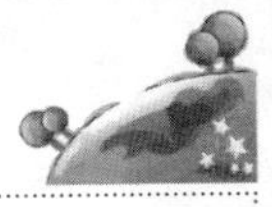

在使用鋰鹽（lithium）治療後，麥可的情緒變得穩定許多，也減少很多劇烈的情緒起伏。結果他與家人的關係改善了。然而，麥可在寫學校的功課和畫圖時會有抖動的現象。這種副作用隨著減少藥物劑量和延長服藥時間而消失。他也非常害怕抽血，在治療期間，發展了一些方法，以減少他對抽血過程的厭惡。麥可的創作能力以及他的活動力又恢復到正常的情況，他與同學之間變得容易相處，他的友誼關係也增進了。

麥可的家庭提供給我們一個謹慎的代價—好處分析很好的例子。當孩子的症狀開始在家裡造成壓力時，他們尋求評估，利用治療以了解麥可的診斷並發展克服的技巧，最後，小心地決定使用藥物治療。雖然藥物治療不能為麥可做每件事，但是對他卻有很大的幫助。

組織並保存你孩子的記錄

你是你孩子治療團隊的耳目，除非你是採用到家治療（即便是到家治療師，也非全時的在家），一般的治療提供者是不會全時在家看著你的孩子。你是看著孩子憤怒、生氣或是失望流淚的人。事實上，許多兒童在看治療師的過程中會巧妙的應答，這就是你的觀察記錄變得很重要的理由。你的女兒因為你準備漢堡當作晚餐而生氣，這種情況當時對你而言是清清楚楚，然而，到了第二星期，你們去看精神科醫師時，卻忘了許多。所以你要做好保存有用的記錄。我們建議你使用大本活頁夾，並用隔頁做成不同的部分，如此方便你記錄保存不同的資料。以下提出一些記錄、保存孩子資料的「原則」以供參考。 120

1. *保存情緒症狀的記錄*。在第四章我們提供三張情緒的記錄表，你可以依序記錄資料，以便看出孩子進步或退步的情

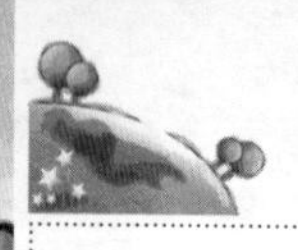

形。這在使用藥物治療期間，追蹤情緒症狀時特別重要。這個資料將是醫療決定的指引。

2. *寫下事件發生的情形*。放一些空白紙在活頁夾中，當不尋常的事情發生時，記下重點。假如問題十分嚴重，你需要打電話給醫師向他報告。當你和醫師談話時，把資料放在面前，以幫助你描述事件發生的情形。假如事情不緊急，寫下重點摘要，在下次看診時，可幫助你將資料分享給醫師。

記得安迪嗎？第五章中提及的十一歲男孩，有急性循環的躁鬱症。在一個月的治療後，他開始變得很奇怪，他掩著耳朵，不斷地搖晃著頭。剛開始時，他跑掉，當母親要抓住他時，他對母親攻擊。有一次康妮抓住他時，他大叫並哭了二十分鐘，最後睡著。等到他安靜了，康妮寫下一些摘要並打電話給精神科醫師。精神科醫師兩小時後打電話回來，康妮能很詳細地告訴醫師所發生的事。精神科醫師告訴她，孩子若過度的暴力或發脾氣，在家無法控制時，把孩子送到急診室。同時，在第二天需要預約看診。當安迪第二天看診時，她告訴醫師安迪有幻聽，醫師開抗精神病的藥物給安迪。

3. *保存醫療的記錄*。小心地保存孩子正在使用（和曾經用過）的藥物記錄是很重要的。這個記錄包括使用新藥時孩子的體重（或藥物劑量改變）、孩子對藥物的反應，或是藥物的副作用。從我們的經驗中發現，當我們要為孩子開藥時，假如家長能告訴我們藥物對孩子的效果，會非常有用。這對未來治療的診斷過程確實提供了很大的幫助。假如你換了醫師——這
121 是不得已的情況，如醫師搬遷、保險改變、家庭因工作而搬遷或其他原因，或需要換一位更適合的醫師等因素，提供綜合性的治療記錄也是非常有幫助的。我們建議你拿這本資料夾一起

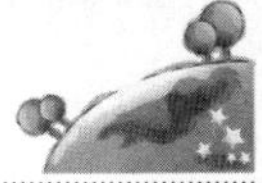

去看診，你可以記下筆記，並把新的資料放入資料夾內。

4. *一定要（從醫師或藥師）取得有關醫藥反應的說明書並存放在記錄本中*。這些資料通常是藥物副作用的資料。假如孩子有藥物副作用的情形，而你無法確定它有多嚴重（當然，假如藥物副作用看起來很嚴重，你必須要打電話給你的醫師），它提供了方便的參考資料。

5. *在資料夾內寫下你要問的問題*。養成習慣，每次去看醫師時帶資料夾去看診，會幫助你記住你要問的問題。同時，記下醫師回答你的問題，如此可以省下你一再重複問相似的問題。你有太多每天要處理的事而無法記得每件事——不要依賴你的記憶去記重要的問題或它們的答案。

6. *分享全部的資料*。**一定**要告訴你第一次看診的醫師和精神科醫師所有你孩子的醫療資料（包括補品、草藥、營養補給品）。**許多情感性障礙的藥物會與其他藥物、補品、營養食品產生交互作用**。我們建議你在同一家藥局拿所有的處方。如此，假如藥物重複劑量或功能，藥劑師會告訴你不要一起服用。

學習監督孩子的治療

你是孩子最親近和最了解他的人，所以孩子的治療團隊要依賴你的幫助去監督孩子治療的進步情形。當使用新的藥物，要確實知道潛在的藥物副作用。藥物可能會有一般輕微的、干擾的、較少見的和嚴重的副作用。你需要知道哪些副作用是嚴重的、如何辨識這些副作用，以及假如你注意到有副作用產生——在上班時間或下班時間——你要怎麼辦。你需要知道為你開立處方的醫師他上班和下班時間的電話，以及假如孩子需

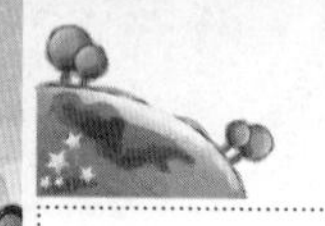

要面對面評估時，你要送他去哪裡（醫院的急診室或是緊急照護中心）。

122 衡量副作用的代價

雖然麥可使用藥物顯著的改善了生活上的許多方面，但他需要去克服一些令人煩惱的副作用。在正常的服藥一個月之後，他發現他的褲子變緊了。他的母親注意到他似乎比平常吃得多，好像總是很餓。為了克服這個問題，麥可試著選擇多一點水果和蔬菜作為點心，並在每天下午固定幫家裡溜狗。輕微的副作用像是增重，只是單純地令人煩惱，也能用簡易的方法克服，但是其他的，你可能需要改變孩子的藥物（某些情況下，需要增加藥物）。假如藥物能有效改善孩子全部的功能，你可以接受一些輕微的副作用。例如你的孩子之前曾試過許多藥物，目前的藥物讓你的孩子在學校學習適應得很好，也能開始交朋友，你是可以接受孩子有輕微的抖動。根據你孩子的狀況而定，假如孩子過度明顯的增重或是年齡較大的孩子尿床，你可能就無法接受。

記得「觀察者效果」

當麥可和家人決定讓麥可使用藥物治療時，他非常警覺。精神科醫師給他列了一張副作用的單子。在第二個星期，他確實感覺到有些列出來的副作用。過了一段時間，他開始適應藥物並學習克服僅存的輕微副作用。就像一些醫學院學生開始懷疑自己是否患了曾讀過的疾病，或是懷孕的婦女開始注意身體的陣痛，人們很容易相信新藥有比實際上更多的副作用。雖然家長必須要注意可能產生的副作用，他們也要注意到「觀察者效果」。例如，你的孩子經常胃痛，這是憂鬱症的一部分，在

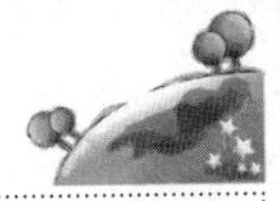

開始使用新藥後還是胃痛，它可能持續反應憂鬱症，而非治療的後果。

123

監控治療的反應

除了監控副作用外，監控孩子治療的反應是非常重要的。你可以在孩子的檔案夾裡使用第四章介紹的情緒記錄表，或寫下孩子的觀察記錄，假如這樣較適合你家庭的的話。了解孩子使用的藥物是要治療哪一種「重要症狀」是很有用的。例如，孩子的處方藥物是立拔可提（Depakote，一種抗痙攣的藥，可作為情緒穩定劑），以減少憤怒、誇張和快速的思考；樂富得（Zoloft）（一種抗憂鬱症的藥物）可減少焦慮；Adderall（興奮劑）可增加專注力和減少衝動。假如你知道每一種藥物的作用，你就能更正確的評估它的功效。

確保治療的堅定性

剛開始比較容易記得給孩子服藥，或是提醒大一點的孩子準時服藥。畢竟這是生活中的新事件，你很容易記得。但是過了一段時間，它很容易鬆懈，並漏掉服藥，使孩子的治療功虧一簣。因此，你要有一個計畫（一個預備的計畫）以確保服藥。我們建議使用一星期的藥品盒子放置孩子的藥，並貼上日期標籤。這個方法不僅幫助你每天監控孩子規律地服藥，也幫助你記得準時拿藥。我們也建議你建立一個小小的吃藥慣例（例如你的孩子總要在吃完藥後喝一杯喜愛的果汁），同時，把藥放在容易看到的地方，以提醒你讓孩子吃藥。

無論你多麼有組織，然而遲早可能會漏掉吃藥，接著要怎麼辦是很重要的。請你在活頁夾裡記下這件事，並在回診時問

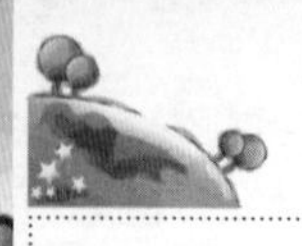

醫師：你是要在一想起忘了給孩子吃藥時馬上給藥，或是跳過這次等到下一次吃藥時間再給藥？或是要依據多少時間而減量？無論醫師的建議如何，要確實的記錄忘記給孩子吃藥的事，並要對治療團隊誠實。假如你的孩子僅吃50%的藥，而你只報告孩子持續的症狀，並未報告忘記給孩子吃藥的事，你的
124 治療團隊可能會認為藥物無效，而建議改變藥物或劑量（事實上這是不需要的）。

誰應負責任？

在治療中常遇到這樣的問題：「誰應負責記得吃藥？」我們的回答是要根據孩子的年齡和其他家庭的因素而不同。念國小的兒童，建議由家長負起全部責任。對於十來歲（十一至十三歲的國中孩子），我們與家長合作建立一個轉銜計畫——讓孩子開始增加責任。使用藥盒子可使計畫容易實施。假如你的女兒知道藥盒子放置的地方，她就可以在早上你下樓前自己用果汁服藥，或是你的兒子可以在晚上喜愛的電視節目之間自己服藥。假如他還未能做好這項工作，你可以成為提醒他服藥的督導者。對於一位青少年 （高中學生），就需要他自己負起更多的服藥責任。重複一次，我們建議爸爸媽媽要做個可信賴的提醒者。注意，大部分學校上課期間不讓孩子帶藥到學校，假如孩子的藥不是在家裡服用，要確實通知學校的校護或其他學校教育人員，並把藥存放在學校，由專人保管。這時，家長需要與學校簽訂一張同意書。

還有其他戰場嗎？

任何年齡的孩子，假如抗拒服藥，這時需要家庭會談。建議你召開親子會議來討論釐清服藥之正面和負面的情形，並修

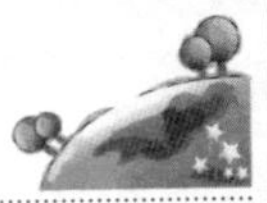

正服藥的方式（在第八章將詳細討論如何改善溝通與症狀管理的問題解決方法。這些新的改善技巧很普遍地應用著，它是發展一些所有家庭成員可以接受的服藥計畫）。

假如家庭會議之後，你一直覺得沒有進展，在下次回診時，把這個問題帶到你的醫師／治療師那兒。你的治療提供者可能會給你的家庭一些未曾試過的建議，或是能幫助你的孩子克服藥物的使用。一些普遍的理由是孩子不喜歡特別的藥品，包括形狀、大小或是藥物嘗起來的味道。有時可改變藥物的形 125
狀，像是壓碎（雖然不是所有的藥物都可以如此做）、把藥放入蘋果醬內，或是和其他食物（例如布丁）、飲料（例如巧克力牛奶）一起吃下，這些方法可以蓋過藥物的味道。

對比較大的孩子和青少年，其原因可能是持續的服藥會使他們感覺和其他朋友不一樣，他們不要讓別人知道他們在服藥（特別是整夜和朋友在一起時），有的擔心藥物會成癮，或是服藥就像街頭吸毒一般，或是不喜歡藥物的副作用。這些都是你的孩子需要與你討論或是獲得治療師協助的問題。你要尊重孩子的意見和感受，當提供討論相關的資訊時（例如許多青少年都在服藥，只是他們不想提到這件事；精神科的藥物不會成癮；這些藥物會讓你的頭腦回到基準點；它和街頭吸毒是不一樣的），要安排一種比較適當的方法與十多歲的孩子討論（例如讓他帶一個比較小的藥盒子，當他外出過夜時服藥可保持私密），並主動與醫師討論將藥物副作用減到最低（例如改變服藥的時間、把分量分成一半，或是和食物一起服用），都是重要的步驟，並且傳達給你的孩子，你尊重他所在意的事，你要和他一起克服這些問題。

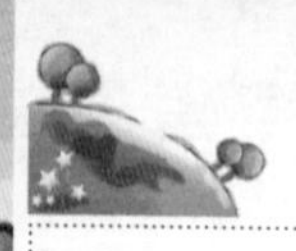

管理藥物的副作用

雖然開處方藥的醫師試著將藥物的副作用降到最低，有時候要獲得藥效，副作用是可以接受的。學習降低副作用的方法，可以減少持續用藥，並改善孩子和你的生活品質。在專欄裡提供了一些要點可幫助許多孩子降低不喜歡的副作用。首先，我們摘錄一些你的孩子可能需要的服藥大原則。

當身體適應藥物時，副作用就會減少。因此，假如孩子開始使用新藥時，副作用短期內出現，不要感到無望。這些副作用會隨時間而消失。有時候改變藥物劑量或服藥時間可以幫助
126 減少副作用。間隔地替換一點不一樣的藥物也很有幫助。**記得我們的座右銘：它不是你的錯，它是你的挑戰！**因此，與你的治療師分享你所觀察到的情形，問問題並尋求新的和有幫助的資訊。鼓勵孩子成為她治療中一位主動的參與者。

它需要時間

剛開始，一種新的藥物可能只有一部分的效果，因此你會注意到只有50%的改善。此時你會發現一個玻璃杯的水一半是滿的，另一半是空的。你已經走在康復的途中，但是尚未到達。你要和你的治療團隊站在一起並繼續合作。藥物的部分反應是很正常的。有時候需要改變藥物的劑量，有些藥物須隨著時間慢慢增加，有些藥物則須使用達到特別的劑量才有效果。這些逐漸增加的藥物需要服用一段時間。要有耐心——假如你催促醫師做太快的改變，你將無法知道第一種藥物的效果。信任你的醫師，這是非常重要的，你要相信醫師會在安全和藥效前提下改變或增加藥物。某些個案，只要改變服藥的時間，就能有效地改善其功能。

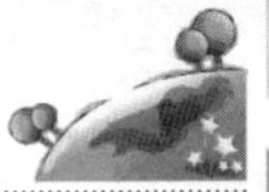

在增加了治療、個案管理、安置在特教班和營養補給之 127
後，安迪（十一歲）的生活功能變好了，但是晚上仍然很難入睡。在回去與安迪的精神科醫師門診的一個月當中，康妮很小心地記錄並得到教師的報告。安迪在學校表現不錯，但早上看起來很想睡。同時，他的情緒在晚上很差，很難入眠。當康妮提到這件事時，安迪的精神科醫師建議使用相同的藥物，但把劑量放一半在早上服用，一半在黃昏服用，改變過去在早上服全部的藥物。

在分開藥物的劑量後，減少了副作用，症狀的管理也改善了，安迪的藥物並未增加。康妮小心地記錄，包括與安迪的老師的談話，提供這些資料給精神科醫師以幫助調整藥物之用。

某些孩子需要更換別種藥物。十一歲的安雅，有一段長時間的行為問題和明顯的躁鬱症。經由一位兒童與青少年精神科醫師診斷為早發型的情感性障礙後，安雅開始服用情緒安定劑。讓她父母感到失望的是，安雅的症狀並未改善，卻有嚴重的副作用。於是換了不同的情緒安定劑，只有一點點好轉。精神科醫師建議從情緒安定劑換成抗精神藥物。此種藥物對躁鬱症兒童的情緒有安定作用，特別是對那些傳統的情緒安定劑沒有反應的人。這種新藥對安雅很有幫助，也是長期以來她的母親第一次對安雅的病情感到有希望。

建立真實的期望

許多藥物需要服用數個星期或更長的時間才有效。假如你不了解一種新的處方在服藥後四十八小時內看不到好效果，你會非常失望，因此，你要確定的詢問。加洛八歲，每天都在極度憤怒、失控的脾氣和極為沮喪中循環。當他生氣時，他朝父

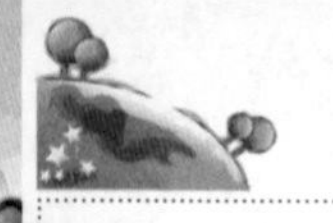

◆家長的備忘錄：管理一般藥物的副作用

暈眩：慢慢站起來。

口乾：喝水、嚼無糖口香糖或糖果。

便秘：吃高纖食物（全麥、水果和生菜）、喝足夠的水（可以填飽，無卡路里或人工糖精）。

胃不舒服／反胃：與食物一起服藥或分散藥物的劑量。

口渴增加：喝水（在學校將座位安排在出入口處）、避免咖啡因食物。

小便增加：安排在休息時間上廁所。

體重增加：增加運動、吃低脂食物、喝大量的水（不吃高卡路里果汁或汽水）、吃大量的纖維食物、避免垃圾食物。

顫抖：與食物一起服藥或分散藥物的劑量、避免咖啡因。

皮膚敏感：使用防曬油、穿保護的衣服、避免陽光和日光燈照射。

睡眠不佳：保持睡眠規律性、週末不要多睡一小時而破壞睡眠規律性、晚上不做運動或喝咖啡因的飲料、定時起床（雖然有時很累）、白天不睡午覺。

母攻擊，其他時間他卻咯咯笑、不正經，好像牆壁彈回的球一
128 樣亂跳。他去看家庭保險公司指定的精神科醫師。加洛開始時是服用情緒安定劑。嘗試相同的藥物一個月後並沒有反應，加洛換了另外一種情緒安定劑。在兩星期後的回診時，他又換了另外一種藥物。

加洛的父親鮑伯認為精神科醫師並未了解他孩子的需求，開始在網路上尋求協助和研究。鮑伯決定要去看兒童青少年情感性障礙的專家。他在辦公室告訴福利部主任，以協助他在社

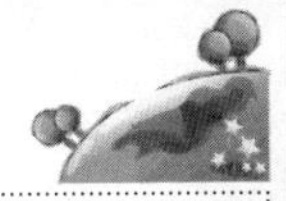

區裡找到兒童青少年情感性障礙的精神科醫師，以及保險公司可以給付的範圍。由於之前藥物迅速的改變，新醫師主張所有的治療須從頭開始，並且每一種藥物須嘗試一段較長的時間。經過數個月之後，包括逐漸增加藥物的劑量，加洛的症狀卻在使用最早的那種藥物之後有顯著的改善。

假如你太早放棄或改變藥物，你就無法知道哪種藥物是有效的。當你的醫師不熟悉你孩子的情感性障礙，就像加洛的個案，這種情形也是危險的。同時，一段長時間一再服用無效的藥物也是毫無幫助的。十歲的克麗絲朵因為變得沮喪、在朋友及家人面前表現出退縮、晚上失眠、失去興趣、無法集中精神在功課上，因此去看家庭醫師。醫師給她開抗憂鬱症的藥，同時她也看治療師。醫師告訴她的母親珍納，假如有任何問題要打電話或回去找醫師，並預約兩個月後看診。珍納滿懷期望能觀察到克麗絲朵的治療改善。三個月過去了，珍納並未回診，也沒有再和卡森醫師預約回診。後來醫師辦公室打電話給珍納，因為醫師一直掛心克麗絲朵沒有回診。當醫師知道克麗絲朵並未改善時，增加了藥物的劑量。十天之後，珍納發現女兒有顯著的改善。首先，克麗絲朵開始比較容易入睡，也能健康地用餐。其次，珍納注意到克麗絲朵的情緒比較快樂，態度比較積極。同時，珍納再度和社工員約定見面，社工員幫助克麗絲朵功課上軌道並改善友誼。

針對克麗絲朵對藥物的反應，你要注意到，她先改善了生理症狀（睡眠和態度的改變），然後再改善情緒和思考能力。

假如治療情況良好可以怎麼做？

藥物治療的反應情況良好（例如減輕病情），這並非停藥

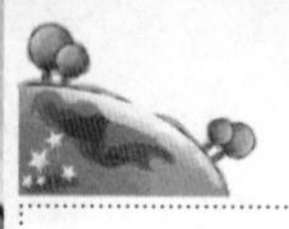

的理由。一旦最近的症狀可以控制，服用藥物的目標可以轉移至未來症狀的預防。在第三章裡提到最近的研究顯示，情緒症狀的發作會隨著時間增加次數和嚴重性，因此預防未來症狀的發作是相當重要的。假如你考慮決定不繼續使用部分或全部的藥物時，要和醫師討論何時和如何減藥以及停藥。當你決定停

129 **◆為什麼我的孩子需要驗血？**

1. 促進藥物的效果。相同的藥物劑量對不同的人可產生不同的血液濃度。某些藥物在血液中會呈現濃度，追蹤藥物在血液中濃度的情形可以作為增減藥物的依據，獲得治療的效果。
2. 安全的監控。藥物經由體內不同的器官處理。基本上由腎臟和肝臟處理，這些器官的功能可以監控藥物在體內承受的狀況。

如何獲得驗血的結果？

1. 醫師會為你的孩子預約驗血單。
2. 在指定的時間，你要選擇檢驗所（某些地方的設備較適合兒童）。
3. 驗血必須在使用藥物之後的十二小時之後（最好的時間是早上）。
4. 驗血必須在下一次使用藥物之前，換言之，假如早上應該要吃藥，必須延後等到抽血後再吃藥。
5. 假如你的孩子有嚴重的抽血困難，或是所提供的血液濃度沒有幫助，要告訴你的醫師。抽血之前，在皮膚上塗上一些面霜（例如Emla霜）很有幫助。這些面霜通常用在抽血之前一小時，而且費用昂貴。

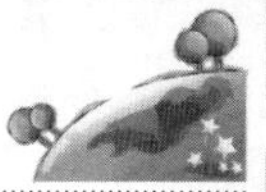

藥時，醫師可能提供給你一些不適的結果。它可能引起不必要的副作用，所以你要謹慎行事。

假如治療情況不佳要怎麼辦？

記住，你的孩子是發展中的個體，這個意思是他的身體是不斷成長的，藥物也要隨著成長而改變。雖然記得這件事，我們卻經常聽到家長們抱怨。他們說一直很有效的藥物治療現在卻突然無效——而且沒有特別的改變（如從國中升到高中，或是有好朋友搬家）發生。雖然在科學的文獻裡沒有很好的說明，有些規則是可以遵循的。假如你的孩子有這種情形發生，回去看你的精神科醫師。你可能需要換藥，你的新藥可能讓你在治療上獲得好的效果。

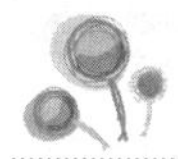

藥物的使用指引

本書都在討論兒童精神障礙的藥物治療（請看進一步的參考資料）。我們建議你檢視這些書籍以學習更多的處方藥物。同時，為你開處方藥物的醫師和藥劑師必須列出孩子藥物的成分。保存這些資料非常重要，因為許多藥物彼此之間可能有交互影響，像是處方藥和草藥的交互使用。

我們的目的是給你一些傳統基本的藥物資訊，使用通俗的語言加以說明。記得，在本章所討論的藥物都不會上癮。往往有許多錯誤的概念導致很多人延誤了必要的治療。

藥物的分類

雖然藥物的名字通常是根據障礙所要治療的病況而命名，這些名字有時會誤導。例如某些抗憂鬱症的藥物可用來減輕焦

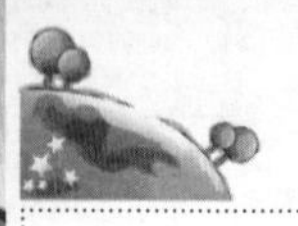

慮症（非常有效）。記得，藥物是用來治療某特殊的症狀或症候群，而不是治療障礙。

131 某些藥物的分類包括一些次分類。這些次分類通常根據藥物的效果和這些藥物的目標是哪一種神經傳導物質（腦部溝通的化學反應）。

家長們要注意：研究持續在進行。當你閱讀到一些新的資訊，可能有新的藥物，不但效果好，其副作用也較少。所以要保持希望並且試試看。

抗憂鬱症藥物

假如一個孩子患有躁鬱症，他只服用抗憂鬱症藥物而**沒有**開情緒安定劑的處方（後面將討論），他可能會變成躁症或輕躁狂。假如孩子只服用情緒安定劑，他可能有活動的危機。最近的研究顯示，憂鬱症兒童使用許多抗憂鬱症藥物以治療活動的危機（例如Paxil和 Effexor）。因此，在開立處方藥物時，必須要仔細診斷（包括詢問家族病史和可能的症狀），同時要密切監控治療的反應。

選擇性血清素再吸收抑制劑（SSRIs）

最普遍的抗憂鬱症藥物有選擇性血清素再吸收抑制劑（selective serotonin reuptake inhibitors，簡稱SSRIs）。這類藥物是增加腦部的血清素而減少憂鬱症症狀。SSRIs是典型的第一線憂鬱症的藥物（意思是首先使用的藥物），以及用來治療焦慮症，包括強迫症障礙、一般焦慮障礙和社交恐懼症。表2
132 列出有關SSRIs藥物的學名和名稱。雖然所有的SSRIs會增加腦
部的血清素，它們的化學結構、在體內功能的速度和副作用均

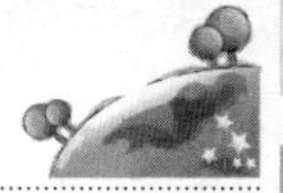

大為不同。SSRIs比其他過去所用的抗憂鬱症藥物較少鎮定、心臟血管疾病和增重的副作用。

一般SSRIs的副作用包括頭暈、噁心、胃痛、神經質或興奮、昏睡、失眠、增加或降低食慾、缺乏動力、口乾、顫抖、多汗。我們認為這些都是輕微的副作用——它們可能造成明顯的不適，而需要一些處理方法，但是它們對生命都沒有威脅。SSRIs可能的嚴重副作用包括急性的躁症、癲癇或自殺傾向。假如你感覺到有嚴重的副作用，你必須要和醫師聯絡。除此之外，不要忽略你的直覺——它也是家長的力量。

表2　SSRI抗憂鬱症藥物學名和藥品名稱

學名	藥品名稱
fluoxetine	百憂解（Prozac）
sertraline	樂富得（Zoloft）
fluvoxamine	Luvox
paroxetine	Paxil
citalopram	Celexa
escitalopram	Lexapro

傳統性抗憂鬱症藥物

傳統性抗憂鬱症藥物包括許多不同種類的藥品和不同類型的SSRIs。

Wellbutrin（藥名bupropion）是一種抗憂鬱症藥物，其化學結構和許多興奮劑相似。它特別使用在具有憂鬱症並伴有注意力缺陷／過動障礙的兒童，尤其是無法承受興奮劑藥物的兒童身上。Wellbutrin比起其他抗憂鬱症藥物較不會造成行為亢

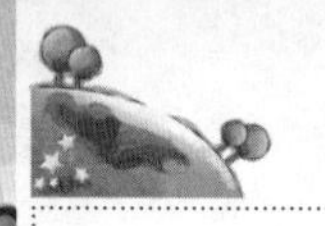

奮（例如輕躁狂或躁症），因此，對於兒童有明顯的情緒不穩定、使用抗憂鬱症藥物有亢奮的病史，或家族有躁鬱症病史者很有用。Wellbutrin也以Zaban的名稱作為戒菸治療的藥物。它的副作用包括易怒、降低食慾、失眠、抽搐。脾氣易怒可能需要減少劑量。Wellbutrin可能增加誘發癲癇的風險，特別是兒童原來就有癲癇的病史，以及引起兒童或青少年的易餓症。

Effexor（venlafaxine）是一種類似SSRIs增加血清素的藥物，而且也增加神經傳導物質稱為正腎上腺素（norepinephrine 或 noradrenaline）。它的副作用包括噁心、亢奮、胃痛、頭痛、高血壓和增加自殺傾向。

Serzone（nefazodone）和 Desyrel（trazodone）兩者相
133 似，用來治療憂鬱症、焦慮症和睡眠問題。它們主要的副作用是鎮定，可幫助睡眠有困難的兒童或青少年。其他的副作用包括亢奮、口乾和便秘。

其他的鎮定劑如Remeron （mirtazapine）可用來治療兒童或青少年的睡眠問題。其副作用包括疲倦、胃部不適。

三環抗鬱劑和單胺氧化酵素抑制劑

目前三環抗鬱劑 （tricyclic antidepressants，簡稱TCAs）大都使用在注意力缺陷／過動障礙（作為第三線選擇）和抽搐障礙的兒童，而非兒童憂鬱症身上。三環抗鬱劑的藥物有Elavil（amitriptyline）、Pamelor（nortriptyline）、Tofranil（imipramine）和Anafranil （clomipramine）。

單胺氧化酵素抑制劑（monoamine oxidase inhibitors，簡稱MAOIs）是早期治療憂鬱症也是很有效的抗憂鬱藥物。不幸的是它需要嚴格的食物限制。幾乎不使用在治療兒童。這類藥物有Parnate和Nardil。

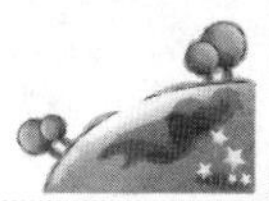

草藥的治療

草藥的治療雖然尚未受到食品藥物管理局（Food and Drug Administration，簡稱FDA）的管制，它也是一種藥物。有許多草藥〔例如野燕麥、檸檬香油、人參、木藿香、九層塔、紅景天（提高耐力的保健食品）〕被認為對憂鬱症有療效。只有聖約翰草（St. John's wort）（Hypericum perforatum）是透過研究控制證明為有效的。在慕尼黑大學的Klaus Linde和他的同僚發現，聖約翰草和一般的抗憂鬱症藥物在治療成人輕度和中度憂鬱症的功效相同。因為聖約翰草的副作用較少，被認為是安全且有效的治療輕度和中度憂鬱症的藥物。在克里夫蘭，Bob Findling和他的同僚發現，聖約翰草對六至十六歲兒童的憂鬱症治療是安全且有效的。他們建議再進一步研究。聖約翰草的副作用包括胃不舒服、口乾、疲勞、頭暈、衝動、皮膚發癢。聖約翰草也可能和避孕藥交互作用，使避孕藥失效。

SAM-e也是用來治療憂鬱症的草藥。在兒童方面尚未有研究。它唯一的副作用記錄是胃部不適。

Melatonin是另一種治療情感性障礙的草藥，可用來幫助 134
睡眠。它可能的副作用是早上感覺很鎮定，晚上多夢。

記得，草藥的治療並未受到食品藥物管理局的管制。意思是無法保證它的成分和合成內容，特別是不同品牌的差異性。要選擇哪一種品牌或是決定服用多少量，也是很難的。

情緒穩定劑

情緒穩定劑是用來減少狂躁的症狀和控制情緒症狀循環。第一種被發現的情緒穩定劑是鋰鹽，它也是目前普遍使用且有

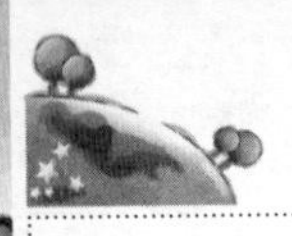

◆用藥須知：鋰鹽（Eskalith, Eskalith Cr, Lithane, Lithobid, Lithonate, Lithotabs）

1. 鋰鹽必須在驗血的監控下使用。
   a. 建立血液標準值（確認血液的標準指數在治療範圍內）。
   b. 定期檢測腎功能，因它由腎臟排泄。
   c. 治療中必須監控甲狀腺指數。
2. 鋰鹽是一種鹽。
   a. 避免減鹽的食物。
   b. 保持正常的液體攝取，不要限制水分（假如運動或感覺熱時，喝足夠的水分）。
3. 一般的副作用包括反胃、抽筋、疲倦、輕微的無力感、頭暈——這些可能會消除；口渴、多尿、尿床、發抖、增重、粉刺惡化。
4. 鋰鹽嚴重的副作用有隨便不斷的說話、迷惑、走路困難、嘔吐、瀉肚子、嚴重的抽筋、肌肉痙攣、視力模糊、脈搏不規則。**假如有這些副作用發生，請立即與醫師聯繫——你孩子的鋰鹽可能太高！**
5. 避免使用ibuprofen止痛劑（Advil, Motrin, Nuprin, Midol）。

效的藥物。

痛痙丁（Tegretol, carbamazepine）和立拔可提（Depakote）〔丙戊酸（valproic acid；其他廠牌的名稱有Valproate 和Depakene）〕都是抗痙攣藥物，用來治療癲癇的患者。這些藥物的功能是減少腦部異常的活動以控制情緒，是一種良好的情緒穩定劑。它可用來治療躁鬱症，控制躁症減少情緒的循環。在婦女使用立拔可提的爭議方面，可能導致女性多囊性卵巢的障礙。假如你女兒的處方是立拔可提，請告訴醫師你有這方面的疑慮。

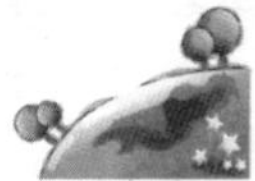

◆用藥須知：立拔可提（Valproic Acid, Depakene, Valproate） 135

1. 必須在驗血的監控下使用。
   a. 檢查藥物在血液中的標準值（確認血液的標準指數在治療的範圍內）。
   b. 必須檢測肝功能（一開始和之後每六個月），因肝臟處理藥物的過程。
2. 一般的副作用包括反胃、嘔吐、消化不良、困倦和增重。
3. 嚴重的副作用有無力、面部浮腫、失去動力、體重減輕。假如有這些副作用發生，請立即與醫師聯繫。
4. 避免使用阿司匹靈。
5. 只有很少數的人服用立拔可提會發生有生命威脅的胰臟炎。若發生嚴重的肚子痛，必須立即與醫師聯繫。

新的情緒穩定抗痙攣藥物

我們提出這些藥物是因為它們可能用來治療躁鬱症，但是研究非常有限，特別是在兒童方面。請參見表3，關於這些藥物的名稱和副作用。

表 3　新的情緒穩定劑

藥品名稱	副作用
Topamax（妥泰）	疲倦、頭暈、神經質、手臂和腿疼痛
Gabitril（加賓）	疲倦、頭暈、步伐不穩
Lamictal（樂命達）	不建議用在兒童——可使用在青少年 皮膚發疹（可能很嚴重，大部分發生在兒童），視力模糊或複視、疲倦、頭暈
Trileptal（除癲達）	體重減輕、皮膚發癢、安靜

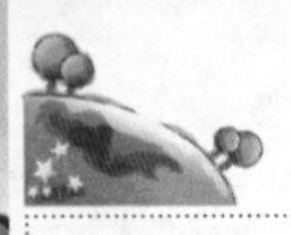

◆用藥須知：痛痙丁（Carbamazepine）

1. 必須在驗血的監控下使用。
   a. 檢查藥物在血液中的標準值。
   b. 必須檢測肝功能（從使用開始、六星期之後以及六個月期間），因肝臟處理藥物的過程。
   c. 會減少白血球的數量；假如喉嚨有嚴重的疼痛或感染，要定期檢查血球數。
2. 藥量常會在二至六星期增加。
3. 一般的副作用包括困倦、笨拙、頭暈、反胃／嘔吐。
4. 較少的副作用包括肌肉關節疼痛、便秘、瀉肚子、口乾、頭痛、光線過敏、喉嚨痛、掉髮、多汗、性問題、不尋常出血或瘀傷。
5. 可能與抗生素、咳嗽和感冒藥、避孕藥交互作用，導致減低藥效或嚴重的副作用。
6. 假如發生喉嚨痛或發燒，請打電話給醫師。

非典型的抗精神藥物

非典型的抗精神藥物在治療兒童情感性障礙方面，特別是躁鬱症，是重要的工具。除可控制精神症狀（幻覺、忘想）外，還可減少激動和侵略性。很重要的是這些情緒穩定劑臨床上可觀察得到，並且經研究證實其效果。非典型的抗精神
136 藥物也使用在短時間的精神症狀和憂鬱症同時出現。這些藥物包括理思必妥（risperidone）、思樂康（quetiapine）、金普薩（olanzapine）、可致律（clozapine）、阿比立（aripiprazole）和哲思（ziprasidone）。一般的副作用包括困倦、食慾增加、增重、動作遲緩、抽筋、緊張和面無表情。很少發生但

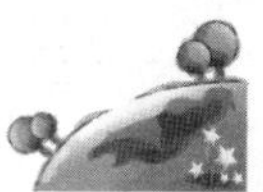

◆**躁症的誘發藥物**

類固醇（Steroid）藥物（假如需要控制氣喘，必須跟醫師說明——確實讓他們知道你孩子使用的所有藥物）

偽麻黃素（Pseudoephedrine）（可在Sudafed發現，或治療咳嗽的藥物中有此成分）

咖啡因（caffeine）（特別是在不規律的睡眠下能誘發兒童的躁症）

藥物濫用（drugs of abuse）（例如古柯鹼、迷幻藥）

卻嚴重的副作用包括嚴重的肌肉僵硬、迷惑、盜汗、發燒、血壓與脈搏不穩定。假如發生這些副作用，請立即與醫師聯繫或前往急診室。

抗過度緊張藥物

降保適（Clonidine）和脈法辛（Tenex）是一般降低血壓的處方藥。在兒童情感性障礙中用來減少激動，幫助睡眠和減少衝動和痙攣。其一般的副作用包括困倦（常發生）和頭暈。

一般狂躁症的誘發藥物

在前面提到，假如躁鬱症兒童未使用情緒穩定劑而使用抗憂鬱症藥物（包括草藥），能誘發兒童的躁症或輕躁狂。兒童
若有躁鬱症，經用藥物治療躁症情況良好並可穩定情緒，再使 137
用抗憂鬱症或興奮劑時，通常情況也會比較好。記得在第五章的艾美，她有一堆問題，以有層次的方式治療她的症狀。

這裡有一些躁症的誘發藥物，是躁鬱症兒童的家長必須注意的（兒童有憂鬱症，而家族史有躁鬱症者），因為它有可能

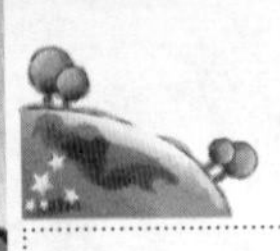

誘發兒童的躁症或輕躁狂。

你的孩子決定使用藥物是件複雜的事。你需要衡量情感性障礙症狀的代價（例如干擾社交人際關係、學校學業失敗、無法享受人生樂趣），和比較藥物的副作用。情感性障礙能妨礙孩子許多的發展，也改變孩子的人生，這是成長過程中非常重要的。你最好聽從你信任的專家給你的建議。

最後，要提醒你非常重要的事，就是藥物是統整管理情感性障礙的一部分，它不是**唯一**治療的方法。其他非藥物治療的介入輔導在第五章、第七章和第十章會做詳細討論，這些方法也可改變孩子身體和情緒的狀況。記得，良好健康的睡眠、正常的運動、參與活動和健康的飲食是免費的藥物。它們是良好自我照顧很重要的一部分，這些也可控制壓力、減少情緒症狀。相對的，未保持規律的睡眠、不運動和吃太多的垃圾食物更會增加孩子的問題。

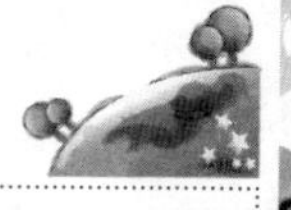

7 對治療的期待

藥物控制是治療情感性障礙重要的一部分。藥物可以治療 138
眾多疾病。但是，要得到最佳的效果，藥物治療也需要和行為、情緒和環境的改變並用。例如，糖尿病需要用胰島素來治療。但是糖尿病患必須同時注意他們的飲食、有正常運動，及有效地管理壓力。單一用胰島素只能控制部分的病情。同樣的，情感性障礙也是一種生理上的疾病，受到心理跟環境因素的影響。

對於兒童及青少年面對情感性障礙的治療，可幫助他們管理症狀、預防復發、發揮最大能力、管理伴隨的病症、增強同儕和家庭間的關係。你會注意到本章的治療跟其他章的組織有些不同。其原因是治療須根據個人家庭的需要和治療師的看法而量身訂做。雖然有些治療方法比其他方式有效，然而兒童、青少年和家庭卻需要不同的療法。治療的特定目標是多元的，它是根據兒童和家庭的需求及治療師的目標而定。治療最主要的目標是改善生活品質、預防或減少情感性障礙對同儕和家庭關係的傷害，以及及達到最大的正常化發展。

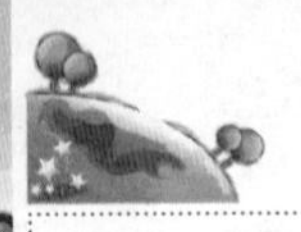

139 我們對治療的了解

依據經驗效果的治療是治療的模式，已經透過兒童和家庭的研究被證實是有效的。這個意思是實驗參與者在治療實驗中得到改善——通常是憂鬱症狀減輕。對於憂鬱症，有兩種基本的治療方式已被證明有良好效果。一種是認知一行為治療（cognitive-behavioral therapy，簡稱CBT）；另一種是人際關係的治療（interpersonal therapy，簡稱IPT）。認知一行為治療包括透過教導人際關係之想法、感覺和行為來改善兒童、青少年管理負面情緒（例如悲傷、生氣、焦慮）的能力。人際關係治療的方法是問題解決、溝通技能、脾氣管理、活動表及認知的再建構（例如學習用建設性的想法去面對憂鬱症）。認知一行為治療對於有憂鬱症的學齡兒童和青少年有很好的效果。

人際關係治療方法是在人際關係上運用良好的溝通方式，以減輕病患憂鬱症的症狀與改善人際之間的功能。這種治療方法對憂鬱症的青少年有很成功的效果。

家庭治療在幫助憂鬱症兒童、青少年及其家庭方面有顯著的功效。家庭治療基本上包括兒童或青少年以及至少一位家長的參與。在許多情況下，雙親、兄弟姐妹以及其他親人都可參加。家庭治療的目的在於增進溝通及問題解決、減少衝突及增加正面的互動。即使在研究早期，心理教育（給予病患與家人資訊、社會支持、建立技能以改善管理症狀和家庭功能）也是對憂鬱症兒童和他的家庭一個潛在有幫助的介入治療方式。

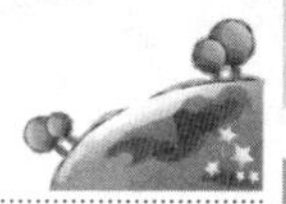

治療憂鬱症的研究，又叫作**心理社會治療**，它在早期階段是一個躁鬱症的先進研究。認知－行為治療和心理教育治療兩者，對躁鬱症均有驗證的治療效果。

因此我們知道認知－行為治療和人際關係治療對治療憂鬱症有效。我們也知道家庭治療及心理教育治療可能有幫助。對於躁鬱症，認知－行為治療和人際關係治療都可期待。但是我們對於心理社會治療還有許多不了解的地方，且需要再學習。

我們支持經驗效果的治療，因為有證據顯示它們是可行 140
的。然而，不是所有的治療方式都經過仔細的研究，而且許多治療師在工作中是治療團隊的一分子。如果你發現一位治療師的方法與本章所介紹的方式有落差，但只要他仍然可以跟你和孩子保持良好的關係和能給予幫助，只要你和孩子感覺愉快，治療有幫助，就不要更換他。然而，假如你的孩子喜歡去治療只因為她喜歡去治療師辦公室玩玩具，你又看不出來有任何治療的好處時，那就需要時間再思考。同樣的，一位高知名度的治療師雖然具有驗證效果治療的能力，卻無法和你及孩子良好溝通，這是沒用的。

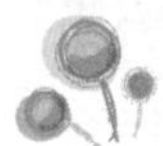

怎麼治療：實務上的議題

家長對治療常不了解，他們害怕沒有為孩子做最好的選擇，因為不知道要怎麼去做決定。針對這方面，我們列出幾個基本概念來協助你及孩子找到適當的治療方法。

如何建構治療的療程？

治療可以根據哪些人在治療中，以不同的型態加以建構：

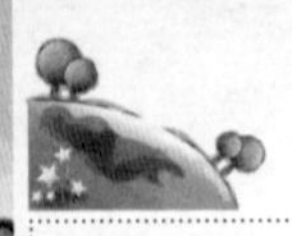

包括病患本身（個別治療）、家長（家長輔導）、病患跟家庭的成員（聯合或家庭治療）。或其他有相同問題的孩子（團體治療）。治療的目的依療程中包括哪些治療的成員而定。通常這些不一樣的治療架構會因特殊孩子和家庭的需求而共同討論。

一般兒童的情感性障礙的個別治療是使用改善自尊、建立應變能力及加強症狀管理。家庭治療是利用改善溝通和問題解決的能力、確認及解決家庭衝突，以及加強應變和症狀管理的
141 能力。家長輔導是幫助家長克服情感性障礙與伴隨障礙的困難，以及發展特別的技能以管理情感性障礙和其他家庭問題。團體治療用在增進社交技能上有很大的幫助。

當傑瑞米六歲時，他因暴力和過度性傾向行為，被內科醫師轉介至兒童與青少年精神科醫師。精神科醫師給他服用情緒安定劑並且轉介他的家庭去看心理專家史密斯費爾醫生，他是經驗豐富的兒童情感性障礙專家。剛開始，當傑瑞米的症狀還很嚴重時，他尚無法用藥物穩定症狀，療程期間，治療的焦點是在危機處理與症狀管理。史密斯費爾醫生花了很多時間指導傑瑞米的母親素（她的丈夫肯因為工作時間的緣故，無法在療程期間參與）。在這段期間，史密斯費爾醫生幫助素學習認識傑瑞米的症狀，並發展一個計畫以有效管理傑瑞米的發脾氣和其他特別困難的行為。史密斯費爾醫生在每一個療程也花了些時間去觀察傑瑞米的症狀。這時，素能夠第一手觀察傑瑞米的症狀，並知道他是如何敘述自己的症狀，她也跟傑瑞米發展出良好的關係。她協助傑瑞米學習標示他的情緒，並且一起整理出一套當傑瑞米很生氣時（例如叫他去沙箱玩、叫他去洗澡、在院子裡跟狗一起玩耍）的因應策略。

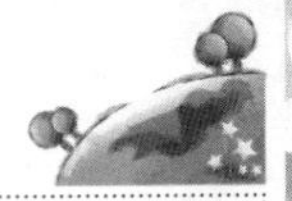

在傑瑞米的個案中，史密斯費爾醫生在治療開始時幫助家庭學習怎麼去面對克服當前的症狀。在治療前期，像這樣的小孩，治療時間都是花在傑瑞米的母親身上。如果傑瑞米是位青少年，其治療焦點會放在個別治療上。

哪位家庭成員必須參與治療？

治療沒有特定的規則來決定誰一定要參與每一個療程。誰要參與療程必須根據療程的需要和療程中最有幫助者來決定。因為工作與時間上的衝突，通常只有一位家長來參與治療。這也行得通，只要來上治療課程的家長能夠在家裡跟另一半分享所學的一切。同時，兩位父母也要對治療方向達到共識。如果兩個人對治療方式有重大的爭執或不同意，在短期內至少必須一起來上治療課程。有時同胞或其他家庭成員的參與也很 142
有用。當主要治療的兒童或青少年的狀況穩定時，或當同胞之間產生嚴重的競爭及模仿行為時，我們通常會邀請兄弟姐妹來一起上治療課程（我們將在第十三章深入探討這個主題）。總之，當其他家人平常有照顧你的孩子，他們的參與會在治療過程中有很大的幫助。

誰必須參與療程和每個治療過程如何建構（例如，二十五分鐘的個人治療，接著二十五分鐘的家庭治療），是由你的治療師和你一起決定。能夠做這些決定也是代表你肯定和信賴治療師的專業，且可進一步與他分享你心裡的顧慮。

決定治療的焦點

病情的現況、孩子的發展階段會改變治療的焦點。史密斯費爾醫生在幫助傑瑞米的父母之外，也同時教導傑瑞米應變策

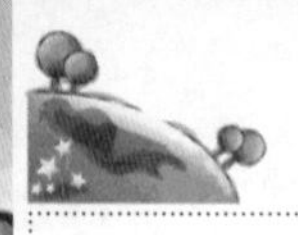

略。因為傑瑞米的年紀很小，只能從最基本層次開始教起。她讓傑瑞米去認識自己的情緒，然後再教他運用不同的對策去克服較困難的情緒。隨著年紀的成長，傑瑞米的應變方式也增多了，比較能去掌握自己的病情。

傑瑞米八歲時，他的情緒也逐漸穩定（藥物是兩種情緒安定劑和非典型的抗精神藥物，效果似乎不錯），這時他會抱怨他在學校沒有朋友。史密斯費爾醫生把治療的焦點轉到個人治療。個人治療課程焦點在讓傑瑞米學習說明和談論社交狀況。素在這過程中扮演了重要的角色，因為她可以準確地描述傑瑞米所面臨的狀況。此外，史密斯費爾醫生建議傑瑞米參加八堂訓練社交技能的團體。在這個團體裡，傑瑞米有機會學習怎樣跟其他同年紀的孩子正面互動。他首次把在團體裡面學到的社
143 交技巧運用在學校裡，然後再回來跟團體報告它的效果。

八歲的傑瑞米能充分利用他個人的治療時間。他的治療會隨著他進小學到中學到大學而改變。有些個案，同一個治療師可以固定治療一個小孩一直到青少年的年齡。其他的個案，有必要找新的治療師。這些決定應由你及你的治療團隊和你的孩子共同做決定。

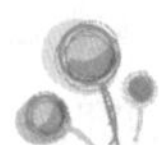

在治療過程中什麼事是該（或不該）發生的

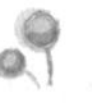

治療非「一體適用」，也可能我們所提出的方法皆是例外。但是我們提供以下一些基本原則，幫助你去發展所需要的工具，以便於衡量（或尋找）治療的服務。千萬記得你是個消費者，多做點功課，問問題，還有不要忘記你在整個治療過程中要扮演一個積極的角色。

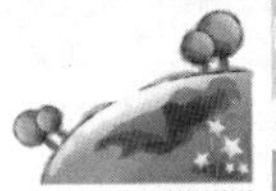

跟孩子保持密切關係

你的孩子應該能夠很自由自在地和治療師溝通。跟治療師保持良好的關係是做好治療的關鍵。然而，記得，建立良好的關係需要一些時間。

當克麗絲（十三歲）第一次接受治療時，她充滿了不信任及懷疑。她的兩隻手臂交叉著，講話時不正面看人，她說：「我不知道我為什麼在這裡？」讓人覺得她一點都不在乎。她的新治療師是一位年輕女士，由她父母挑選的，他們以為克麗絲可以跟她年紀比較接近者溝通。第一次治療結束後，她的母親打電話給治療師詢問治療過程，因為克麗絲什麼事都不肯告訴父母，除了說：「為什麼你要叫我去那個地方？」治療師跟她的母親再三保證一切都沒問題，而且克麗絲也同意要繼續回來接受治療。雖然她拒絕跟她父母分享治療的過程，她在治療過後看起來愈來愈放鬆。治療師在每個治療課程的尾聲會騰出 144
兩分鐘，跟克麗絲的母親反映治療的過程。治療師再度跟克麗絲保證，不會跟他人分享治療的內容，但會跟她的父母反映她的治療狀況。

維持隱私的必要

要達成有效的治療，治療中的談話就必須保密。保密雖然重要但也有限度。克麗絲的治療師可以告訴家長治療的進步情形，但不可以說出治療過程的內容。如果克麗絲告訴她的治療師她有危險（例如自殺行為），治療師必須告知她的父母這個訊息，這樣克麗絲的母親才能幫助她，以確保克麗絲的安全。青少年會特別重視保密。他們想要從父母處獲得獨立，並且要

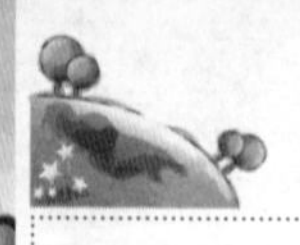

談自己的期望，所以他們覺得隱私很重要。很多青少年會討論有關性方面的事情，他們強烈地不想跟父母分享。作為青少年的父母，你仍然有法律上的權利去檢視你孩子的醫療記錄。然而，尊重你孩子的隱私及信任孩子的治療師給你的資訊，對你孩子的康復會很有幫助。

每位治療師對隱私的處理會有一些不同。你最好在第一次的治療中詢問這個問題。治療師應該要跟你報告治療的過程，以及哪些資料要保密和哪些資料會跟你分享。你應該知道在某些情況下隱私會被公開（例如安全上有危險時）。同時，你也應該知道小孩對隱私保密的感受。一般的期待是讓彼此之間的關係更順暢。有些小孩會覺得有父母親在場比較好，而有的孩子會比較傾向跟治療師獨自相處。

可迪，十六歲。他得了嚴重憂鬱症，他有一次把他媽媽的背痛藥都吃光。他剛出院後就轉診治療課程。他的媽媽跟他一起去看派特森醫生。剛開始可迪很沉默。可迪跟派特森醫生會面三次，每次十五分鐘後，醫生要求跟可迪單獨相處。可迪就
145 覺得比較自在也比較多話。他解釋說他很愛他的媽媽，但是媽媽很容易為他焦慮，當媽媽焦慮時會更加干涉他的事情。可迪的自殺行為是因他跟他女友出了問題而引起的。他覺得他的父母不會了解這件事情。可迪和醫生協議要對治療的內容保密。當可迪如果有生命危險時，派特森醫生會讓他父母知道。派特森醫生同意讓可迪先有機會跟父母親溝通這類事情，然後他才會插手跟他們談。

第一次治療結束前，可迪的媽媽也進來參與治療。派特森醫生和可迪向他的母親解釋他們的隱私保密約定。她同意了這種約定。同時她也詢問派特森醫生她是否可以定期跟他詢問最

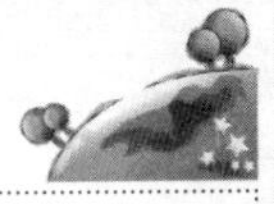

新的治療情況。派特森醫生和可迪同意了，他也同意跟可迪用電話分享這些內容。

治療應該增加希望

自己本身有情感性障礙，或跟情感性障礙的人一起居住，會讓你覺得很無助。治療方式，不管是個人、家庭或家長導向，應該會增加希望。

麗莎花了很多時間閱讀各種父母養育子女的書。同時她也去上子女教育課程和去找諮商師。雖然她的母親和姐姐都鼓勵她去尋求更多的協助，但她覺得沒有一位醫生可以幫助她。麗莎覺得她八歲女兒瑪麗亞的問題應歸罪於她四年前的離婚。瑪麗亞變得愈來愈難控制。有的時候她的精神好得不得了，精力充沛得像龍捲風席捲整個家。她每晚都到半夜才肯睡。這讓麗莎變得疲憊不堪。瑪麗亞的諮商師鼓勵麗莎用暫停和獎賞／處罰來掌控瑪麗亞的行為。但是這些方法都沒有效。瑪麗亞會在毫無警告下發怒、破壞她的玩具，當麗莎太接近她，她會打麗莎。麗莎一個人照顧瑪麗亞覺得很無助。麗莎同事十八歲的兒子在小時候也有相同的症狀，目前仍在服藥治療。她叫麗莎去
找她兒子的心理醫師漢德森醫生。她診斷瑪麗亞有躁鬱症。她 146
告訴麗莎，瑪麗亞需要服藥且建議她去看心理醫師。漢德森醫生跟麗莎共同整理出一套危機應變措施。麗莎終於放心自己沒有造成瑪麗亞的問題。經由漢德森醫生的幫忙，麗莎開始覺得有心力去幫助瑪麗亞。

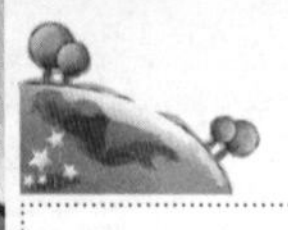

治療應該幫助定義問題且更能管理問題

治療師扮演的部分角色是幫助你去確認、定義及分析問題變成可以管理的部分。在第一部分，你學習怎麼去確認不同「堆」情感性障礙的症狀、伴隨的障礙及正常的發展。當你了解這些「堆」，你可以發展策略去應付。治療課程應該能幫助你去定義你的「堆」，而且可以發展計畫去管理它們。例如，當有個體重的過重兒童吃很多，這一「堆」問題應該是飲食習慣跟體重管理。但是在沒有達到穩定的情緒之前來做這些事情是不明智的。因為這樣很可能不會成功。飲食習慣計畫須等到對的時候才能實施。

蘭達有個十歲大的兒子泰隆。剛開始，她只知道事情不對。學校一個星期打一次電話來，每樣小事感覺起來都像在打仗，她覺得她幾乎不斷的向泰隆叫喊。更糟的是，泰隆過胖，他的小兒科醫師建議母親先幫泰隆減肥，蘭達先減少他食物中的油質和糖分。

蘭達覺得很無助，她不知道要從哪開始。她的朋友推薦她去找蘭卡斯特醫師做治療。經過了完整的評估，蘭卡斯特醫師幫助蘭達做了定義和分析問題。蘭卡斯特醫師幫問題取了名字：他診斷泰隆為憂鬱症，伴隨敵對障礙（ODD）和注意力／缺陷過動障礙（ADHD）。蘭卡斯特醫師把泰隆轉診給一位青少年心理醫師，讓他處理藥物的評估。

下一個步驟是指出泰隆在學校生活過得並不好。蘭卡斯特
147 醫師建議泰隆或許可以申請特殊教育服務，建議蘭達要求學校對泰隆做一個多元的評鑑（我們會在第十章深入探討學校方面的議題）。

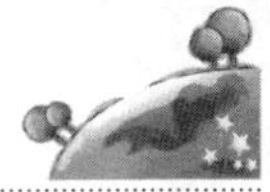

第三個步驟是增加一些機會給蘭達和泰隆，讓他們可以多花點時間在一起。在一個治療課程中，泰隆告訴媽媽，他很喜歡跟她一起玩棋盤遊戲。他們決定星期六晚上固定成為他們的遊戲時間。雖然蘭卡期特醫師跟他的小兒科醫師都同意，減肥對泰隆的健康及自尊很重要，但蘭卡斯特醫師覺得他們需要等別的狀況都受到控制後再做，他們減輕了蘭達的壓力，也少打了一場仗。

透過治療，蘭達覺得所有問題都能解決，也不會老是認為什麼事情都很無助。泰隆在學校的表現也逐漸變好，跟媽媽的關係也獲得了改善，蘭達開始調整泰隆的飲食，讓他吃得比較健康。蘭達也說服泰隆他們星期六晚上的「快樂夜」可以去YMCA游泳、跑跑步機或騎腳踏車。最後泰隆上了跆拳道的課，也嘗試到了身體上努力的成功，對他來說這是個新的體驗。

治療應該提倡父母與孩子的成長

治療應該讓你的孩子變得更成長與成熟，也應該挑戰父母去建立技能與哲學理念來幫助孩子。傳統的父母管教方式在這裡不管用，尤其是對情感性障礙的兒童。情感性障礙需要父母付出更多的創造力、彈性和不屈不撓的精神。所以跟專業人士合作會加倍幫助解決情感性障礙的問題。

凱西和提姆對家長輔導有疑問。他們知道西哲需要幫助和治療。當西哲遇到不順利的事就會怒吼。他常會覺得很煩躁，讓家裡每個人的情緒都很緊繃。兩位家長很順利地把西哲的兩個哥哥（十二歲和十六歲）帶到初、高中。他們懷疑一位治療師到底可以告訴他們多少教育他們九歲小孩的方法 。

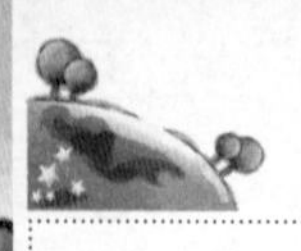

他們勉強同意單獨接受巴頓醫師的治療課程。巴頓醫師剛開始問他們教養西哲跟教養其他兩位兄長的差別。從這裡就討論到西哲的情感性障礙對家庭生活的影響。巴頓醫師對西哲的診斷是輕鬱症（DD）和敵對障礙。巴頓醫師讓凱西和提姆認清，西哲的情感性障礙會怎麼影響家庭的動態。雖然他們是一對好父母，但是西哲有不同的需求。這樣的需求需要新的教育方式和規範。一天最有壓力的時段是當西哲下課後，巴頓醫師建議要建立一個課後計畫來幫助西哲放鬆。在一場聯合課程中，巴頓醫師推出了一套課後計畫，包括了吃零食和凱西須騰出來十分鐘給西哲的專屬時間。在這個時間內，她會專心聽西哲講他今天發生了什麼事情。當吃零食和談話結束後，西哲可以從一系列的活動去選擇他最想做的，包括在後院盪鞦韆或是玩他的樂高。

經過兩個星期運用這套計畫後，西哲的症狀變得比較好。因為有放鬆的時間，他變得比較能夠接受做功課。他整個晚上變得不那麼煩躁。凱西也發現，如果她一開始就花時間跟西哲講話，他剩下的整個下午就不會那麼苛求。同時，巴頓醫師教導西哲要對他的情感負責。與其跟他身邊的人發怒，巴頓醫師要西哲去找事情做，除此以外，還要他利用正面思考來幫助他自己，而不是老是讓他身邊的人覺得很糟糕。

治療課程應該要挑戰你的孩子或青少年來達到一些正面的改變。在一個沒有威脅的環境下，你孩子的治療師應該鼓勵你的孩子去嘗試新的策略，和對自己付出更多的責任。

七歲的伊麗莎很喜歡去上治療課。她從五歲就開始去看治療師。她的治療師的辦公室堆滿了玩具和遊戲。但是伊麗莎的父母克力斯和安妮逐漸感覺到挫折。伊麗莎現在服用百憂解，

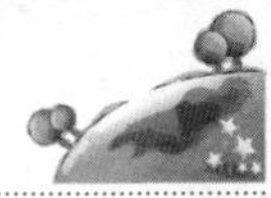

她的睡眠和食慾都有得到改善。她變得比較不煩燥，但是當她沒有得到她要的東西，她還是會發怒。儘管安妮一直跟治療師提到伊麗莎發怒的問題，但是治療師始終無動於衷。在一堂治 149
療快結束時，安妮問了治療師伊麗莎的進展和治療的目標。但是經過了這次面談，安妮覺得治療師對治療伊麗莎沒有訂一個清楚的目標，也沒有挑戰伊麗莎繼續發展新的應負技能。

伊麗莎的父母決定做個調整。他們讓伊麗莎的治療師知道他們會更換治療師，並排了最後一場治療課程。在伊麗莎新的治療師方面，他們在一剛開始就加倍投入，也達成協議要有共同目標。第一項就是要讓伊麗莎能夠為自己的情緒多負些責任，還有要她去找其他方式去面對挫折，而不是只有發怒。

治療不應該責備

責備會讓一個人覺得氣餒和士氣低落。治療不是一個推卸責任的地方，治療師不應該責備家長或孩子，家長不應該責備孩子，孩子不應該責備父母，父母也不應該把矛頭對向彼此。很多家長被治療師直接或間接的責備，質疑小孩的情感性障礙問題是父母所造成的。雖然沒有人可以當完美的父母，但是有哪位父母會想要讓自己的孩子受到情感性障礙的折磨呢？

當瑪歌第一次去見湯瑪士醫師，她看起來很猶豫、挫敗。她說她急需幫忙來管教她當時六歲的兒子麥可。別人一直告訴她使用行為表、加減分制度和「嚴格愛」來管理他的憤怒和過動行為。有時麥可的行為怪異，像有一次他在大庭廣眾下裸奔，並大聲吶喊：「我是偉大的皇帝。」湯瑪士醫師傾聽瑪歌描述麥可的行為和所有別人跟她所建議的對策。然後，她要瑪歌對麥可重新來過。湯瑪士醫師覺得麥可的症狀類似躁症，也

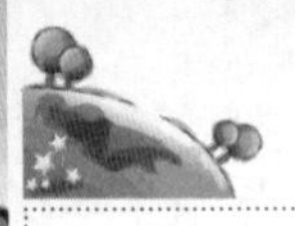

有可能是躁鬱症。她要瑪歌去思考麥可的病狀而不是他的行為問題。湯瑪士醫師強調麥可需要盡快給一位青少年心理醫生做
150 醫學評估，也推薦一位她認識的醫生給瑪歌。而這第一次的面談讓瑪歌再度感到，有精力去面對和解決麥可的問題。

湯瑪士醫師做了些有益的事。首先，她讓瑪歌知道她的教導方式並沒有造成麥可的問題，而再好的教導也不能矯正麥可的問題。其次，把麥可的症狀當問題來治，她可把敵對的目標轉向情感性障礙（請參考第二章的「把敵對事項列出來」）。責怪他人無法解決事情，不管是治療師責備家庭成員或家庭成員責備彼此。

當仙蒂帶她四歲的兒子塔利斯去給專家做評鑑時，她已做好了準備。她閱讀了大量書刊，也肯定塔利斯有躁鬱症。她可以明確的述說她孩子的症狀、病史和所有已試過的治療方式。仙蒂做了族譜，也知道塔利斯的父親那邊有廣泛情感性障礙的家族史。仙蒂相信塔利斯的情感性障礙是從他父親那邊遺傳的。心理學家林德醫師稱讚仙蒂做了這麼多功課，同時，也要求仙蒂停下來。林德醫師問她塔利斯有沒有遺傳到他爸爸的一些優點。仙蒂微笑的告訴了林德醫師，塔利斯有遺傳到他爸爸的輪廓和運動家的身材。林德醫師告訴仙蒂，雖然這些對了解塔利斯的病情有幫助，但是責備單一方父母會造成傷害。沒有父母會選擇將躁鬱症遺傳給自己的小孩。

治療不應該造成傷害（或如果必要時，見好就收）

治療應該為孩子的發展過程和現階段的需求量身訂做。有些時候不強迫他們去接受治療，比強迫他們去做一件討厭的事情來得有用。等到他們長大了再去尋找適當的治療，會比較有效。

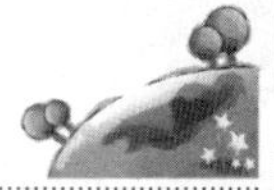

心理醫生建議班哲明（十一歲，有重鬱症和注意力缺陷／
過動障礙）要接受治療。透過服用百憂解和Concerta，班哲明
在學校表現不錯。但是他在家裡依然愛爭論和挑釁。第一次治
療，班哲明跟他媽媽一起來。治療師先跟班哲明獨處交談。他
對治療師的問題都只用一個字回答，儘管都是開放式問題。之
後，治療師單獨跟他媽媽面談。這個時候班哲明不停敲門，試 151
圖打斷他們的談話。兩個人在一起也行不通，因為班哲明不配
合。經過了幾次治療，他媽媽告訴治療師，班哲明對於來接受
治療充滿了抱怨，也在治療的那幾個下午行為特別糟糕。結
果，媽媽跟治療師決定要在父母教導上一起合作。媽媽很急著
要嘗試新的方法，因為班哲明的小弟小妹都開始模仿他的行
為。加上治療對班哲明沒有起太大的效果。他們也同意在未來
對班哲明再繼續進行治療。

當班哲明十四歲時，他同意重新接受治療，因為他經歷了一些朋友問題。到那個時候，班哲明已經跟他的治療師建立了良好的關係。那位治療師也提供班哲明媽媽當孩子病情發作時的輔導。現在班哲明已年長，他也會希望有個家庭以外的人能幫助他解決情緒方面和男女之間的問題。

治療師應該適合你和你的孩子

治療師也是人，每一個都不太一樣（例如他們的幽默感、興趣、溝通方式、性別、外表和種族）。最重要的是，找到一個你和你的孩子能充分信任的人，也可以協助你的孩子去建立一組技能來應付困境。你的小孩也許比較適合一位個性幽默的治療師，你的青少年孩子則可能寧願選擇一位跟得上時尚腳步的治療師。

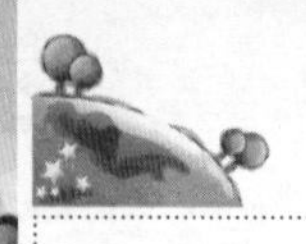

十歲的凱拉常常難過和焦慮。凱拉很願意接受治療課程，因為她覺得她在學校跟輔導師（一位年輕女士）談過幾次的經驗還不錯。她的媽媽因此為她找了一位兒童心理學家。經過了兩次治療，凱拉告訴媽媽她想換人，因為她覺得治療師太悶了。她告訴媽媽她需要一個能夠了解她的人。因為凱拉跟學校
152 的輔導師處得來，她媽媽聯絡了凱拉的小兒科醫生，希望醫生能夠幫她推薦一位適合凱拉的治療師。醫生則建議她打電話去當地的心理診所詢問，因為那裡有多位心理學家。那裡的人則跟凱拉的媽媽推薦了一位愛運動、說話溫和的女社會服務人員（凱拉熱愛運動，喜歡足球、籃球和壘球）。

你應該得到足夠的治療但不需要過多

治療沒有規定的次數。如果症狀嚴重，也可能需要安排一個星期超過一次的治療，這可以預防送醫院的次數。在某些情況下，偶然的治療也挺有效（例如孩子的一切狀況都很好，但只需要定時做檢查）。

十二歲的賈斯汀在四個月前被診斷出有重鬱症。過去的六個星期他的狀況良好。面對這次的治療他看起來比以往都還不安。他不停地看他的手錶和往窗戶外面看。經過了十五分鐘，他的治療師問他到底是怎麼一回事。他這時才說他的朋友要在四點鐘騎踏板車，他也想跟他們一起去。

賈斯汀的狀況都很好。他的情緒已經穩定，社交關係也有很大的進步。他的狀況好到他每個星期的治療已經開始影響到他的交友關係。這時候應該是減少治療次數的時間。治療應該是要增加另一方面孩子參與同儕活動的機會，而不是去干擾他們。另一方面，治療也可能未被充分利用。七歲的艾比有雙項

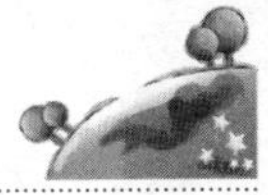

憂鬱症（輕鬱症和重鬱症）。艾比的家長常常取消治療時間，大約一個月才去治療一次。艾比的媽媽常被她的需求弄到不知所措，也覺得沒希望。每次去治療都已經是危機爆發了，治療也沒法解決問題。因為艾比沒有常跟她的治療師碰面（看診時，通常由母親主導，一對一和治療師談危機管理的方式），她對她的治療師沒有親密感。艾比的家庭沒有充分利用治療。因為沒有常去治療，所以他們很難對艾比的病情有任何明顯進展。

雖然沒有人規定治療的頻率，但是在早期治療時段須能養 153
成固定的治療頻率才有進步。原則上還是做好定期評估。跟你的治療師多溝通。如果你有經濟方面的限制而付不起治療費用，可以跟你的治療師討論。這樣才能方便他跟你一起做一些實際上的規劃。你須衡量現在的進度和以後的目標，跟他討論治療頻率。如果治療造成你的累贅，思考其中的因素。是不是你真的不需要？還是你的生活壓力太大，變得連治療也讓你覺得忍無可忍？如果你和治療師彼此同意目前的頻率是可行的，你是否可以簡化你的生活，讓你比較能夠掌控治療？

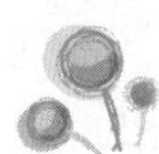

建立治療目標

無論如何，治療應該是有幫助的，也應該帶來正面的改變。有個實際可行且雙方同意的目標，能夠增加你評估治療效益的能力，以及讓它的效果發揮到最大。治療的目標會改變，其因素決定在孩子的症狀、年齡還有其他介入方式（例如藥物管理、學校服務）。治療目標也應隨時間而改變，當症狀緊急或嚴重時，要尋求症狀的穩定，當病情有進步時，要尋求在

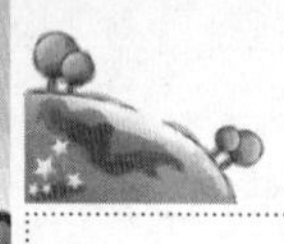
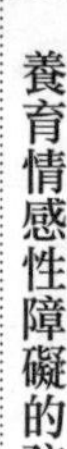

家、在學校與朋友交往能達到最大的功能。最後當症狀已經逐漸消失時，就要做最後的調整。當傑瑞米接受治療時，同時也服藥來穩定他的狀況。當狀況穩定後，治療的目標已轉移到改善他在家裡和友誼的問題，當這些都得到改善時，治療的目標將轉到微調（例如加強傑瑞米的個人責任感、減少他對家人的依賴）。你和治療師應該在達成目標上有共同的認知。

轉移目標的時間

病況的改變會讓治療目標也同時改變，目標也會因發展狀況和情況而改變。

154 十四歲的莎曼莎在高三的第一年接受治療。她在學校所經歷的社交問題讓她很不快樂。剛開始莎曼莎接受個人治療，來協助她開發技能去面對社交的壓力。當莎曼莎在校的人際關係漸入佳境，她的憂鬱症狀也漸漸消失了。當治療師覺得她已經不需要治療了，莎曼莎反而不同意。她的治療師建議一起來複習她治療的目標。雖然莎曼莎在校的人際關係有獲得改善，她在家跟她父母的關係並不好。他們決定要讓父母也一起來參與莎曼莎的治療，治療目標的焦點也轉移到改善家庭關係。

當功能改變（例如症狀增加或減少），治療目標會回到之前提到的管理症狀來提高功能，或是微調。發育階段的改變（例如邁入青少年期）也會改變治療本身及方向。

治療應該針對情感性障礙的嚴重性和孩子的功能

有情感性障礙家庭歷史的孩子其情緒較脆弱，他們應該接受某些治療，尤其是增強他們的自行管理能力及應變機制。嚴重的青少年患者會有不同的治療需求。

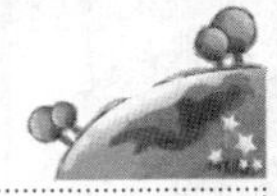

十五歲的布雷頓有嚴重憂鬱。他接受了電擊療法（ECT），也跟治療師保持良好的治療關係。接受了電擊治療法後，布雷頓有明顯的進步。他在學校的成績名列前茅，人際關係也發展得不錯。但有一次布雷頓治療時心情低落，他告訴治療師他覺得他無法進大學，讓他覺得自己很失敗。雖然離上大學還有一年半的時間，卻已經足夠讓他三天都關在家裡。他的治療師先讓他了解他的行為和心情是怎麼互相影響。不出家門代表他都沒有去運動或參與任何有趣的活動，這會讓他的情緒更糟糕。他們擬了一些他可以做的活動，接著他們把焦點放在布雷頓的思考模式上。布雷 155
頓常用**永遠不可能**和**完全失敗**。這些字眼會讓問題好像永遠存在和不可變動。在治療過程中，他們修改了他對上大學顧慮的用詞（例如「我擔心我的成績不好，進不了我夢寐以求的大學，但是我可以上一間符合我需要的大學」）。

小孩治療的需求很不同，因為他們的性格都不一樣，發育期都不一致，也因為導致壓力的因素對個人都很獨特，而且每個小孩的情感性障礙的病情都不一致。**誰**代表誰是治療師、誰能接受治療，**什麼**代表什麼是治療目的、有什麼特定的對策，**什麼時候**代表什麼時候該接受治療、治療的頻率。這些問題在每個小孩身上都會大大不同，決定的關鍵在於家庭和孩子的需求。但基本上治療都要有它的效果，才能算有幫助。

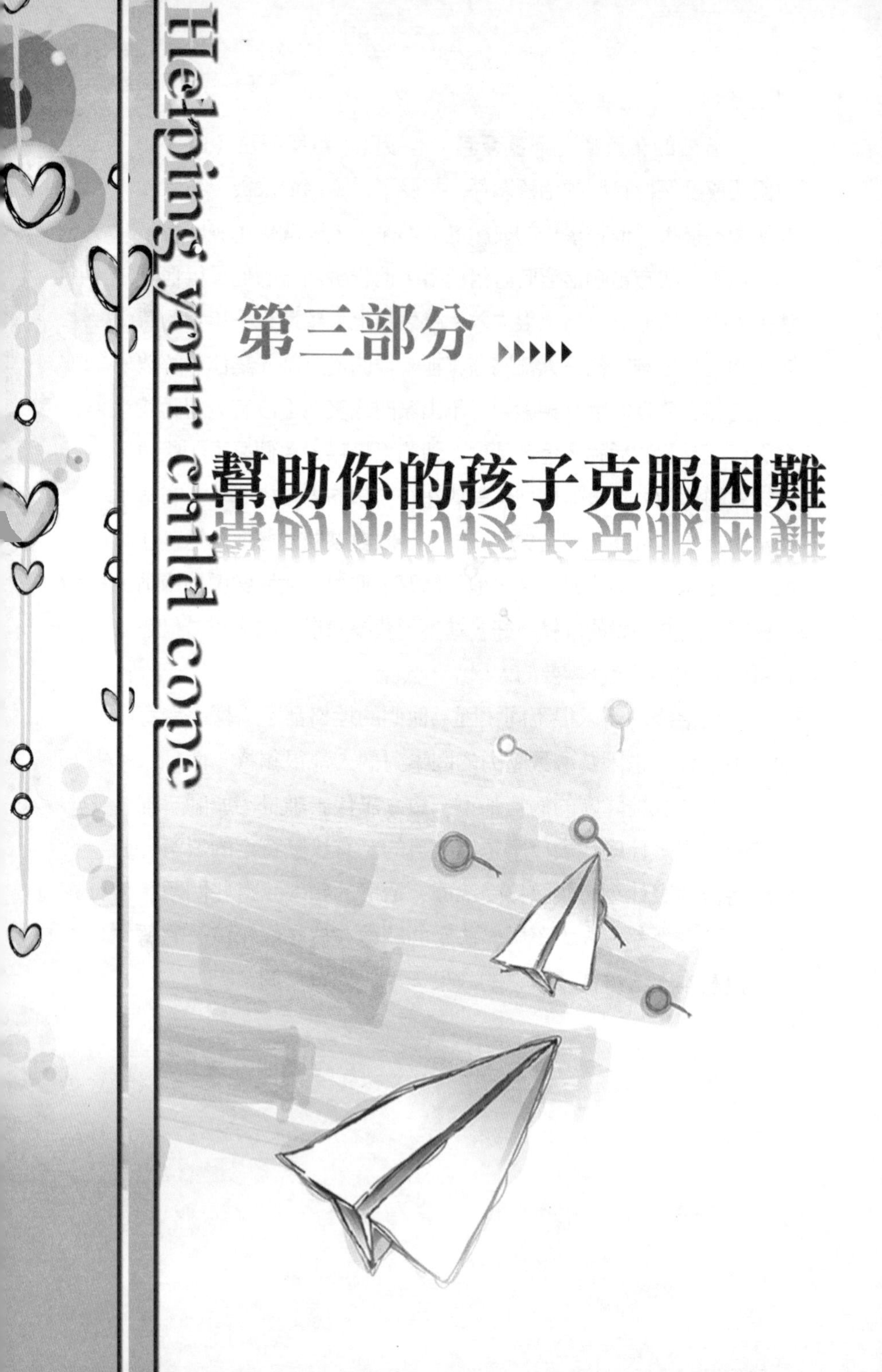

第三部分

幫助你的孩子克服困難

Helping your child cope

在讀完第一部分和第二部分後，你已有精確的基礎來幫助你的孩子。你現在已具備了對複雜的情感性障礙症狀和症候群有了充實的了解，你也知道如何獲得最適當的治療。下一個步驟是透過學習策略建立你的基礎，以幫助指導你的孩子每天在家、在學校和在任何需要的地方成功地過生活。

在第八章，我們檢視一些核心概念，那就是統整每天的家庭生活，可以讓未來的挑戰變得容易管理。讓你的孩子變成解決問題的一部分，是獲得成功很重要的一件事。而在第九章裡，我們教導一些特殊技能，在團隊裡我們對個別家庭所教的技術，都可運用到你孩子身上。

孩子花大部分的時間在學校，因此，第十章我們提供你如何成為情感性障礙孩子的伙伴，並與學校系統共同來處理孩子學業和社交不同的問題。

不幸的是，危機是情感性障礙孩子家庭普遍發生的事件。雖然不是所有在第十一章裡的狀況都會發生在你的家庭，但我們希望這一章可提供一些有用的資源，讓你在現在或未來作為參考。

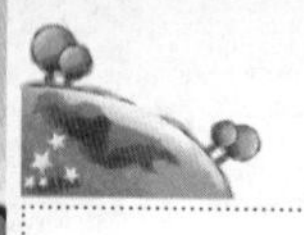

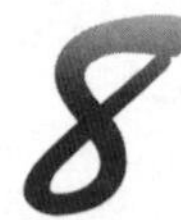

8 管理情感性障礙的十個原則

159 當三個孩子中最大的羅莎在八歲時接受治療，她的父母因無法管理羅莎的行為而感到挫折和罪惡感。羅莎和其他同儕很難相處，在家經常發脾氣，她父母常諮詢的一些心理衛生和學校的專業人員暗示他們的教養方法是錯誤的。羅莎的父母都來自於保守的家庭，他們不願談及心理疾病，也不認為家族史有任何情感方面的疾病。我們看過太多家庭都是如此，此種鴕鳥心態——假如無人談及他們家族的疾患問題，他們是絕口不提的——常常發生。因為如此，孩子常錯失好的治療。

在羅莎的重鬱症發病且出現躁症的症狀時，她的父母才正視家族病史。現在他們女兒的症狀愈來愈像躁鬱症，父母開始檢視雙方家庭的親屬也有情感性方面的疾病。看到這些家族病史，她的父母比較能接受女兒的問題。現在，他們不再猜測羅莎的行為困難是導因於教養問題，他們開始參與較多的治療活動。以羅莎的治療師為主導者，她的父母開始計畫如何在家裡管理她的症狀行為。他們和學校人員安排一個會議，討論
160 發展一些方法以幫助羅莎成功地在學校學習。可能最重要的是治療師的引導，羅莎的父母努力幫助她了解自己所面臨的問題（例如自己的脾氣、說和做出粗魯的事、很難入睡、大聲叫喊的說話模式）並非自己的錯，而是情感性疾患的一部分，並告訴她要集中心力解決問題。羅莎、她的父母、精神科醫師和心理治療師開始形成一個團隊，一起努力管理這些症狀。

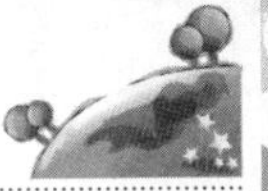

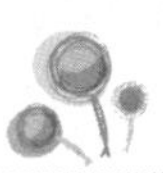

1. 拋開自責並採取行動

在第三章提到，因孩子的情緒問題而自責是無效、浪費時間和精力的事，你應該要在實際生活中幫助你的孩子。一旦你有自責和罪惡感，它會使你看不見孩子的問題。甚至於讓父母只看到第一個情境的問題。十一歲的娜堤，九個月來表現出沮喪和退縮的行為。剛開始，她的母親因離婚而突然搬離家裡。她的父親傑姆不知道如何向她解釋離婚，他只是讓孩子安靜地躲在房間內。一直等到女兒的學業成績嚴重落後，他才警覺到離婚對孩子的不適應。後來，父親帶女兒去看醫師，經過診斷，發現娜堤是適應不良加上憂鬱。心理師建議父親參與治療會對病情大有幫助。經由這次的診療，讓傑姆了解娜堤不快樂是一個問題，他必須負責。娜堤的心理師建議傑姆和娜堤每個週末至少挑一個好玩的活動一起參與，並重新安排晚餐時間，所以兩人可以在廚房一起工作。因為娜堤的母親通常負責煮飯，自從她離家之後，父親和娜堤很少一起吃飯。這種在廚房一起工作的方式，讓他們重新建立起新的家庭結構。

因此，我們要再次強調，孩子的問題不是你的錯，而是一
種挑戰，這不只是應用在孩子的診斷和治療上，同時，在日常 161
生活中也可幫助你的孩子發展克服的技能。

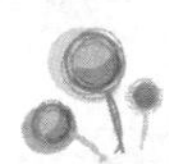

2. 設定目標要實際

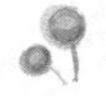

學習為情感性障礙兒童設立適當的目標，既不能太高也不能太低，確實很困難。我們建議家長遵照醫師的指示，以決定或修正對孩子的期望目標。因為情感性障礙孩子的情況是嚴重

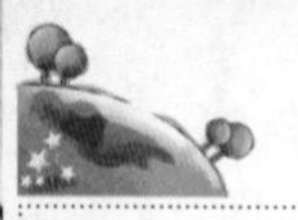

的不定數（見第二章圖！）。當你對復原中的孩子設定期望目標，是很困難的。

十二歲的尼克在生氣時拿刀子威脅十歲的妹妹凱倫，後來住院治療。住院期間，他使用抗精神藥物並加上立拔可提、Trazodone和 Concerta。雖然出院後情況不錯，他仍然非常霸道和不講理。尼克和凱倫常為輪流替狗餵食、溜狗、清洗等事
162 爭執。因此當他回家時，他的母親愛麗決定讓妹妹凱倫重複為小狗做這些工作，並給她額外的零用錢。這樣可幫助尼克減少與妹妹的衝突。凱倫也很高興賺到額外的零用錢，並期待有機會能單獨與媽媽共處。媽媽也答應如果零用錢存夠一個數目，媽媽願意帶她去購物。

愛麗也和尼克的老師商量，當他回到學校時，暫時減少尼克的功課量。一旦他的情緒改善了，他的母親在家慢慢給予他較多的家事做。剛開始，如果尼克不能遵從，母親並不堅持。

◆家長的秘訣備忘錄：如何暫時減少對孩子的期望而不至於溺愛他？

1. 當你的孩子持續無法達成目標時，降低你的期望（連續失敗會傷害任何人的自尊）。
2. 逐步提升期望，並評估新的要求是否合適。
3. 優先處理的事項。
   a. 將你孩子的責任列成一張表，包括生活自理、學校作業、家事、與他人相處。
   b. 開始列出重要的事（先做作業再鋪床），有創意地思考如何加深工作難度（例如由協助下完成作業到獨自完成作業）。
4. 了解孩子的疾病以及如何康復的知識。

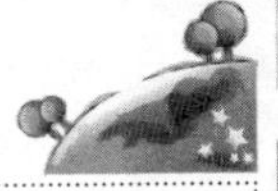

後來慢慢的，逐漸堅持尼克要負起一部分責任。尼克的老師也慢慢增加尼克的功課量，一直到他可以趕上其他同學為止。

雖然對孩子需要提出清楚且堅持的期望，有時這些期望需要加以調整。當孩子陷於嚴重的情感性症狀時，你無法堅持孩子要完成所有家長期待的工作。然而，當孩子治療有進步、病情穩定時，就可以增加對孩子工作的期望。

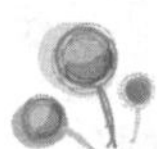

3. 不要過與不及

孩子需要規範來幫助他們保持良好的行為；但是太多或太少的規定反而形成問題。

泰勒十歲，在六個前被診斷為輕鬱症（DD），通常他每天會整理床鋪，保持房間整潔，從學校回家會獨自完成作業，把洗碗機內的餐具歸位。假如他在睡覺時把玩具留在地板上或被提醒做該做的事，他會被扣零用錢。泰勒常為了收玩具的事，以及和妹妹之間的問題而和父母衝突。他常會因為自己覺得還好，但無法達到父母期望的要求感到挫敗而大叫。

另一方面，瑪琪八歲，在六個月前也被診斷為輕鬱症（DD），她一直受家庭規範支配著。瑪琪的母親是單親家長，對待孩子要求甚多，不管孩子是否發脾氣，總是一樣的要求。瑪琪常因為被要求幫忙做家事而向母親大喊大叫。學校的功課常要花費兩個小時以上。瑪琪的母親甚至於每天要陪著她完成所有的功課，像是拼字和數學題等回家作業。

當家裡的規則太多，孩子比較容易沮喪。他們可能放棄討 163
好父母也不想合作，結果成為規則破壞者，因此很少成功。相對的，當家裡的規則太少或不清楚，行為會失去控制，要對孩子有所要求是不可能的。假如你的孩子在管理挫折的狀況有困

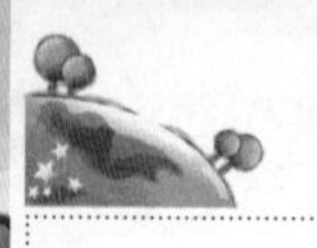

難，設定規範的風險比較高。行為規範首先必須強調全家人在生理和精神上的安全，破壞行為規範的後果必須清楚且堅決。

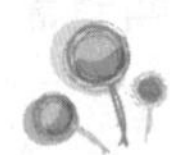

4. 保持簡單

假如你要為你的孩子設立特別的規範，你要問自己，為什麼要設立？它是否理由充分或是你獨斷的想法？若是孩子有情感性障礙，他可能需要多方面的協助。你及孩子可能碰到許多難題，怎麼做？簡單！寫下你要孩子遵守的規範，你能簡短寫下基本的行為規範嗎？像是「不要用肢體去傷害他人」或「不要用語言去傷害他人」？我們的座右銘是「簡單！簡單！簡單！」你最好能保持這種情形，你的孩子將會遵從你的規範，並做得很好。

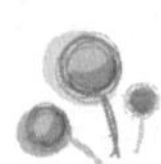

5. 要有彈性

你的孩子有障礙，這種症狀每天都不相同。他的功能會隨病情而不同，結果行為規範可能是需要時間來建立，特別是情緒障礙嚴重發作時，這些規則是無法執行的。雖然限制看電視、玩電玩是家長們很普遍且重要的維持行為規範的方法，然而，給予彈性運用可能對孩子更有益，這些方法要看孩子的病情而定。一位患嚴重憂鬱症的青少年可能需要看一些好笑輕鬆的電影，作為治療計畫的一部分，以增進他愉快的活動。或是讓一位有嚴重社會退縮沒有友伴的兒童學會一些兒童常玩的電
164 動遊戲，可能有助於他與其他兒童建立共同興趣而結交朋友。**彈性**是個關鍵。你在行為規範方面是否對你孩子採取彈性，如果是，那就非常好。如果不是，你要退一步重新思考。

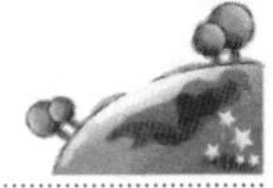

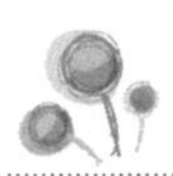

6. 選定你的戰爭

一些家長在形容養育情感性障礙子女時，常表示他們是「處在戰場中」，還有一些人形容是「走在蛋殼上」。這兩種情形說明了對戰爭的壓力和躡手躡腳行動的心情。要減少此種掙扎和壓力，我們鼓勵你要選定你的戰爭。那會使你的家裡在衝突中找到平和。

伊利克十二歲，患有躁鬱症。他是個特別挑嘴的人，家裡的晚餐時光常在他的大喊大叫中結束。在數個月糟糕的晚餐之後，他的父母坐下來和他討論這個問題。伊利克首先抱怨他不喜歡家裡的一般晚餐；他的母親則要求他要吃平衡的營養食物而且不要把廚房弄亂。經過一段時間討論後，他們同意讓伊利克選自己喜歡的晚餐，晚餐必須包括至少一種蛋白質、一種水果和一種蔬菜。他的晚餐不能有額外的食物。伊利克和母親共同列下一些自己選擇的食物，例如花生醬三明治、紅蘿蔔和芹菜、水果優酪乳，並把它貼在冰箱上面。

某些戰爭是不值得打的，假如你和你的子女有持續的戰爭，思考一下，為什麼？你能選擇不理會嗎？假如問題是不符合健康和安全的，你可能要選擇不與孩子對抗而採取協商。協商必須在彼此符合健康和安全的前提下實施。

避免利用食物作為戰爭的籌碼。孩子在家裡不應受到挨餓的對待，大部分孩子可以每天吃綜合維他命補充。然而，某些情感性障礙的孩子也有飲食的障礙（參考第四章）。假如孩子對食物和體重問題有偏見，或是體重有過重或過輕的問題，可以尋求家庭醫師或內兒科醫師或心理衛生團隊做諮詢。對於兒童或青少年體重過重或對食物有特別不良的飲食習慣，可以找

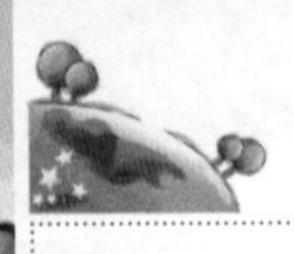

165 **◆我們需要避開不好的消息以保護孩子嗎？**

這個回答是「是」與「不是」。你無須對你的孩子保密，他會發現並感覺不對勁。但是你可以根據他的年齡，在他可以思考這個訊息的情況下，告訴他以保護你的孩子（例如不要在他離家上學前或上床前）。你也可以選擇用討論的方式（例如與你的配偶、朋友或家人），在比較隱私的地方討論。假如一件不幸的事情將要發生，最好考慮在最適當的時間告訴他。某些孩子在事先告知後，適應得不錯，然而，也有些人會焦慮或爆發情緒。考量孩子的年紀和他們的脾氣，再決定要在什麼時間和如何告訴他這個不幸的消息。我們通常會建議提供簡短的解釋，然後回答孩子提出的問題。這個方法是你給予孩子訊息，但未詳細到超出他的需求或需要知道的。幾天以後，你再問孩子是否還有其他問題？這個過程讓你的孩子獲得剛好足夠的訊息，不會超過以至於無法承受。

營養師或減肥專家討論。假如把食物從你們的戰爭中移走，兒童或青少年會改善他們的飲食習慣。

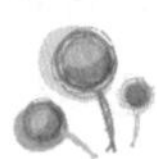

7. 成為問題解決的專家

你已學到了許多關於孩子障礙的問題。我們鼓勵你要利用這些知識發展新的方法以管理這些症狀。你可能要自己解決，或是尋求治療師的諮商可能給你一些新想法去試試看。

貝姬十四歲，在九歲時被診斷為躁鬱症和強迫症（obsessive-compulsive disorder，簡稱OCD）。無論藥物如何調整，她持續的在早上表現非常差的情緒。她很難被叫醒，同時，也很難決定適合外出的衣服。她嘗試很多種搭配方式，只要有一件看

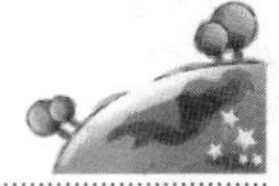

起來不搭調，就把全身衣服都換掉，包括內衣褲。在她挑選衣物的過程，她又一再地問母親問題，讓母親上班經常遲到而且 166
感到疲憊。每天早上貝姬和母親幾乎都在生氣，有時，貝姬甚至於難過地哭泣。她的父親幾次想要幫忙，結果都無效。

我們建議你要思考這個進退兩難的問題，以及孩子病症的反應。然後與家庭成員溝通找出問題解決的技巧，以管理孩子病症的問題。假如問題有機會解決，要立即行動，不要等到問題擴大。開始定義問題，以家庭成員的觀點來定義特殊的問題行為。

問題是什麼？

貝姬的觀點：貝姬不喜歡早上，當她醒來，她不斷地想她要穿什麼衣服，沒有一件衣服是滿意的。她討厭母親每天進來干涉她穿衣服的事情。

母親的觀點：母親想要幫助貝姬，但受到拒絕而感到挫折，她的幫助反而讓女兒感到不舒服。她也覺得上班經常遲到是個很嚴重的問題。

哪些人需要知道問題？

貝姬和她的父母都警覺到問題，也知道需要解決。她的醫師需要知道早上所發生的情形。她的治療師也應該是問題解決過程中的參與者（直到家裡有此技巧能獨立解決問題）。假如貝姬到學校像她的母親感到挫折和疲憊，那就需要讓老師知道這個問題，以及了解家裡正設法解決問題。貝姬需要知道她的情緒在早上很低落也很難控制。她愈了解早上的情緒如何影響她選擇衣服的能力和一天的生活，她愈能幫助自己去克服困難。

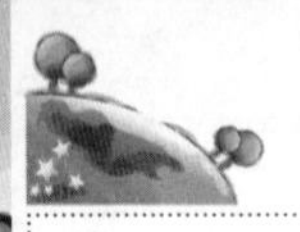

其次，涉及問題解決的家庭成員要腦力激盪，以想出一些可能解決問題的方法。在決定使用哪個方法之前，貝姬和她的父母需要坐下來一起討論哪些方法是他們可以實施的。

167 哪些事是可以解決的？

- 貝姬：在前一個晚上選好要穿的衣服。
- 父親：增加貝姬克服的技能，所以她可以在早上表現得更自信。
- 母親：使用治療方式處理事情，例如用肢體語言或關切的態度。
- 母親：請父親每天送貝姬去上學。
- 父親：請媽媽離開貝姬的房間。
- 父親：更進一步調整貝姬的藥物。

接下來，貝姬和父母親就要評估每個意見的前因與結果。

哪些事是前因與後果？

- 在前一個晚上選擇第二天要穿的衣服對貝姬有很大的幫助，因為她的強迫性行為，讓她在前一個晚上就開始想第二天要穿的衣服（早上是她最困難的時刻）。問題是讓貝姬前一個晚上選擇第二天要穿的衣服，她可能在第二天早上仍然有困難和問題。貝姬需要一些方法來克服她的強迫性行為。
- 貝姬很努力地在做治療，也得到不少收穫。她也和治療師討論克服困難的問題。然而，她不同意媽媽的看法，她認為自己的問題完全在衣服，而非在她的外貌。
- 讓父親多參與可能更有幫助——我們不知道事情會如何演變，父親可以更客觀地幫助解決問題。

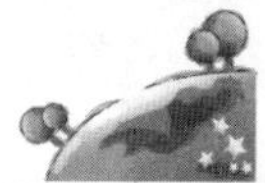

- 母親和貝姬每天早上的互動都很差。減少母親的參與可改善彼此的關係。同時，貝姬似乎也在尋求更多的確定性，因為媽媽能幫她做選擇，這個問題可以讓媽媽在前一個晚上幫她挑好第二天要穿的衣服來解決。
- 調整藥物可以幫助貝姬在早上減少強迫性行為。她使用Luvox藥物控制強迫性行為。在早上穿衣服這件事，Luvox藥物很有效果。最後一次，貝姬的精神科醫師增加了 168
劑量，她變成輕躁狂。根據目前貝姬立拔可提（Depakote）的血液濃度，貝姬可以增加另一種情緒穩定劑，以進一步減少發脾氣的情形。

下一步，貝姬和父母親需要決定要先嘗試哪一種方法。

選擇一個並做嘗試！

在貝姬治療師的協助下，她的家庭建立了一個改善計畫。貝姬可以在前一晚向母親詢問哪件衣服可以穿著外出，然後由自己選擇、試穿並把它放好。她也同意早上會盡快的穿好衣服。進一步的，她不要照鏡子，這個計畫只允許貝姬問一次衣服是否適當不適當。

同時，貝姬要和治療師一起努力以克服穿衣物的衝突。他們運用方法以集中管理貝姬的強迫性行為，以及為什麼她那麼在意穿衣服。他們也檢視為什麼她需要母親一再的保證衣服沒問題，以及她如何學會獨立（十四歲青少年適當的目標）。

實施這個計畫之後，全家人需要回頭去檢視計畫是否成功。假如第一次問題解決成功，再做一次；假如問題仍然無法解決，下一次嘗試另外的方法。

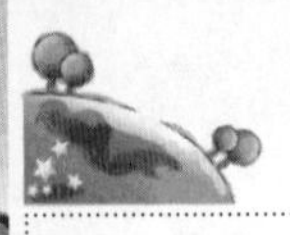

它的效果如何？

貝姬和家人嘗試著做這個計畫，前兩天效果很好，但是到了第三天，貝姬開始站在鏡子前面不動。衝突的情緒又再回來了。

再試一次

在第一次的計畫失敗後，貝姬和家人再度與治療師商討對策，以計畫第二次的方法。他們決定，母親需要改變工作的時間（她的公司鼓勵她用彈性上班以保持公司的規定），因此她的上班時間由早上八點半到下午四點半改為早上七點到下午三
169 點。這樣的安排是要母親給貝姬更多時間，在晚上協助她選衣服。母親在貝姬早上起床前去上班。他們也決定增加貝姬個別

◆家庭練習4：使用問題解決管理疾患

- 在這個計畫裡，你和你的伴侶以及孩子必須要確認家庭的問題，它可能和孩子的病症有關（例如放學回家爆發脾氣，導致兄弟姐妹不愉快）。
- 家長要決定由誰參與問題討論。
- 在小團體中，盡可能腦力激盪以解決問題。
- 考量每一解決問題的前因與結果，並挑選最好的解決策略。
- 最後用你挑選的方法試著解決問題。
- 評估它是否有效（你可能在嘗試新的解決問題時要記在筆記上）。假如，它是無效的，返回解決問題清單，並挑選次一個你認為好的問題解決方法。

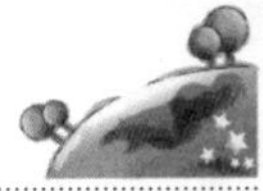

治療的時間，直到她的「穿衣問題」改善為止。因為貝姬沒有習慣問爸爸穿衣服的問題，這時貝姬比較能獨自決定穿衣服。貝姬開始運用治療師建議的策略，穿好在前一天晚上已選好的衣服，吃過早餐，走到門邊，只有一點點在意自己穿的衣服。這個計畫的好處在於，母親可以在貝姬和她弟弟放學前三十分鐘回家。從回家到孩子放學的這段時間可以讓母親減少許多壓力。

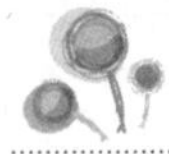

8. 做個好的溝通者

與情感性障礙的孩子談話是很有挑戰性的。當你的孩子沮喪時，你的自然本能會給予紓解和肯定。當你的孩子有問題時，你當父母的本能會去幫忙解決它。這些本能雖然很重要，它也可以導致你與孩子間錯誤的溝通。當你閱讀以下所列的要點時，你會發現這些要點不只可用在與情感性障礙孩子的溝通，也可應用在任何人身上。我們在與許多家庭的工作中發現，這些不只是對每個人是很好的溝通方法，對於那些特別需要良好溝通的特殊需求者（像是情感性障礙的孩子），更是好的策略。

以下的原則可幫助你和你的孩子有更好的溝通。 170

・傾聽，不要「更正」孩子的感覺和他關切的事。當你聽到孩子告訴你他的同學如何對待她，以及她如何沮喪時，讓她說出來並提供支持。我們鼓勵家長把這個工作當作是拿著大容器，它可能是手工做的陶罐，或一個塑膠做的瓶子，或像是大籃子。你的工作是讓孩子把他們的感覺全倒進你的容器內。要解決問題，只有在你擁有訊息和了解孩子的感受才有效果。試著問孩子問題，以了解孩子（例如「你的感覺如何？」），理

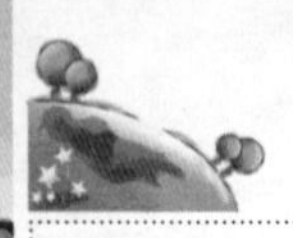

解孩子對你所說的事件（例如「喔！看起來這件事真的讓你很難過」），或是表達支持（例如「我很不捨這件事發生在你身上」）。

・在給予建議前先問孩子的意見。在你的孩子真正想獲得幫助前，不要試圖用什麼方法來解決孩子的問題，否則會搞砸彼此的關係。假如你的孩子不想得到勸告，他可能放棄你的想法，這會讓你感受到被拒與挫折感。另一方面，假如你先問孩子的意見，他比較會傾聽你的想法並感受到你真的關心他、支持他。他也比較會主動地和你一起解決問題。

・直接與孩子談你關切的事，但是選定你的戰爭。直接與孩子談你關切的情況或行為，可幫助你容易解決問題。然而，假如你經常關切太多的事，你的孩子會覺得飽受批評。憂鬱症的孩子已經士氣低落，研究也清楚地指出，批判的互動，會使憂鬱的症狀更惡化，而非改善。如果你養成習慣只選定一件重要的行為，你也可以避免爭論一些不太有意義的事。例如，你選定要討論關於青少年習慣在星期五和星期六晚上流連在外直到清晨三、四點，因為你擔心他們在外爆發情緒上的問題。這是很重要的健康問題。我們知道好的睡眠習慣是管理情感性障礙很重要的一部分。另一方面，你的女兒是否每天練習吹直笛，就不一定是值得討論的。基本上，青少年的孩子會因為沒有充分練習樂器而須承擔些後果，但對生命是沒有威脅的。

171 ***・當事情尚未擴大時，及時補救***。尼克在住院六個月後，慢慢恢復了家庭和學校的工作。在剛開始的數個月，情況良好。後來，母親發現他常和妹妹凱倫打架。因為不能確定問題的根源，媽媽把這件事帶到家庭治療中。在治療過程中，凱倫憤憤不平於對尼克的支持與注意。凱倫和媽媽同意在以後的

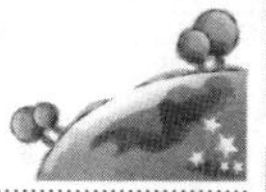

每個週末，設定一個特別的外出女孩日。這個計畫使家裡平靜許多（雖然像其他一般的兄弟姐妹一樣，有時還會有爭吵）。因為尼克的母親注意到並及早補救此增加的打架行為，她避免擴大家庭緊張的情況，可能尼克也會苛責所有發生的問題。當問題及早處理，比較少有情緒方面的問題，較少衝突和容易管理。再一次，示範一個冷靜的模式和解決問題的方法對你的孩子是很重要的，因為他需要學習管理他的症狀。

・***強調正面的回饋***。當孩子表現適當的行為，記得要給予讚美和正面的回饋。大的行為改善往往來自於某人對小改善的注意。憂鬱症的患者常常對自己、周遭世界和未來過度負面的看法，提供他們真實正面的回饋，可幫助他們改善負面的想法（不是一些空泛的好聽話，例如「沒問題啦，每件事都會解決」）。例如，尼克從醫院住院回家約半星期，他開始幫助家裡做家事，雖然他還不能達到像過去未生病前的水準，但是尼克比在住院前好太多了。他的母親對他所做的工作大為讚賞，因此鼓舞他做更多的事。

・***以冷靜的語氣給予負面的回饋***。冷靜的語氣可幫助你對某件事表示不滿。當你要求你孩子做一些不同的事情，試著用正面的要求讓他改變並記得你的「1、2、3」（也就是，你做了1，我的感覺是2，我希望你去做3）。舉例來說，不要對你的孩子喊：「不要對我大叫！」而是告訴他，「你站在我旁邊對我大叫，耳朵很不舒服，讓我很生氣，我希望你輕聲說
話。」你可能需要給自己一些空間，暫時離開一段時間，以使 172
自己冷靜。當你已保持冷靜，就可以與孩子做有效的溝通。終究，對你的孩子大聲喊叫讓他不再對你大叫是沒有任何意義的。

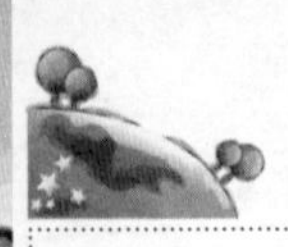

當你陷入緊張的情境，我們相信你會感到十分挫折。在第十四章，我們將討論你的感受以及這些無法忽略的問題。

・*提供正面的讚賞而非負面的批評*。建構批判是幫助一個人成長最好的方法，然而，批判卻應適可而止。研究指出，七個正面的讚賞抵不過一個負面的批評。因此，每天對待你的孩子要提供較多正面的讚賞而非負面的批評。看起來容易，做起來很難。試試這個方法，每天早上，放二十元在左口袋中，每讚美一次孩子，就從左口袋放一元到右口袋中；假如你批評一次孩子，就從右口袋放一元到左口袋中。用這個方法，試著在一天結束前，把左口袋中的二十元全部放到右口袋中。

・*記得肢體語言的力量*。你可能用肢體語言比實際說的話還多。一個板起的臉孔、雙手交叉、怒視——就是我們所稱的**非口語的溝通**或肢體語言——加上你口中所說出來的複雜訊息和任何正面的話。你的肢體語言和說話聲調將明顯影響你所得到的回應。專家們建議，溝通是一種分享，你要學習與孩子分享，你可以對孩子做健康模式的溝通。你的孩子會從看到你友善的肢體語言配合說話的溝通學到好處，當他表現得體的肢體語言和口語溝通，你會感到欣慰。

・*避免過度嘮叨*。作為一個家長，很容易焦慮。其實不必如此，你可以試著問你的孩子，當你監控他時，他的感受如何？研究中顯示，一個多管閒事的溝通型態（儘管我們不覺得這是你的意圖，但這可能是孩子感受到的經驗），將使患有憂鬱症的孩子難以康復。除此之外，假如你的孩子害怕你「得寸進尺」，當他需要你的建議時，他可能不會對你坦誠。

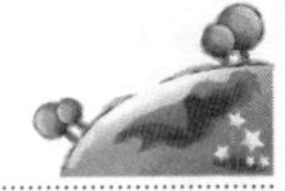

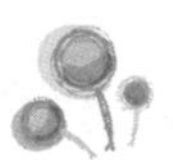

9. 把敵對的事項列出來

173

確實區別你孩子的疾患症狀和他的個性、特徵、優缺點是不同的。溫習一下「把敵對的事項列出來」的方法（參考第二章）。要區辨憤怒發脾氣是一種症狀，而非孩子的特質，如此，可幫助你與孩子彼此間維持比較正面的關係。

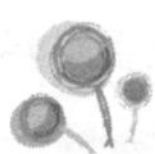

10. 分享歡樂和痛苦

要與你的另一半建立分享的機制。如果你能獲得兩個人同時對孩子的疾患有所了解，對於孩子的治療是很重要的。當父母一起工作時，遇到特別困難的情況會比較容易管理。當父母雙方意見相左時，就會適得其反。

某些個案的家長很容易找到管理特殊困難的狀況，有些個案的父母一個持同意另一個不同意，只好由其中一位家長承擔了。

好的溝通是一強而有效的伙伴關係，利用這個方法可改善夫妻或親子之間的關係。

運用正面的方法來管理孩子的情緒障礙和伴隨的症狀，對孩子、家庭有很大的幫助。本章提出了一些運用的原則。

需要更多關於一般家長教養子女策略（例如：與子女溝通、規範）的特別閱讀資料，請參閱本書後面的參考文獻。

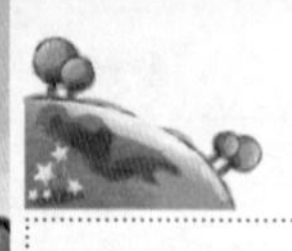

9 情感性障礙兒童克服困難的技巧

174 我們常認為孩子是無憂無慮的，因為他們不需要為家計而工作或為家庭而負責。但是，事實上，對他們而言，要克服他們所有在社交、學校和家裡的挑戰是不容易的。對情感性障礙的孩子們來說，挑戰是指數般成長的。很難找到並維持同儕的友誼，在憤怒發脾氣、減低活動興趣、感覺自己無價值感或無精打采時，也無法和鄰居孩子相處。假如情感性障礙的症狀使得你喪失了社交的活動，或造成一些不良的社會形象，當病情改善時，是很難重獲友誼的。在學校，情感性障礙會導致行為問題，進一步產生社交問題和學業困難。情感性症狀會使得孩子難以專心上課和做作業。同時伴隨的困難，讓孩子學業失敗或遠遠落後。家裡一定要成為孩子的天堂，每件事要讓他覺得很容易。然而，雖然在家很安全，也難免會有干擾的時候，如情感性障礙症狀急性發作時，會使得孩子無法與家人相處。

憂鬱症會使孩子變得過度敏感和難以相處。躁症會使孩子
變得苛求和自我中心。家人常發現他們在安撫孩子的情感性障
礙症狀時，經常失敗。在發作當時，他們的行為顯然是有目的
175 的，因此感受到挫折。父母、兄弟姐妹們都覺得無法一直控制
其行為。家人常感覺像走在蛋殼上處處小心，以避免引發激
怒、暴力、挑釁或不講理的行為。

適當的治療，如第五章至第七章所述，將幫助你克服情感

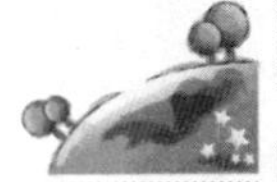

性障礙症狀。但是你要幫助你的孩子開始建立一些技巧和資源以管理他的症狀。當病症的管理改善，他就有能力在學校與朋友交往，在家裡也可以與家人相處融洽。

病症的管理和許多事一樣，在每一個發展階段均不同。年齡小的孩子需要依賴大人給予較多克服技能的提醒和建議；年齡較大的青少年比較能自我管理。在情感性障礙症狀急性發作時，無論他是小孩或是青少年，均需要增加額外的協助。

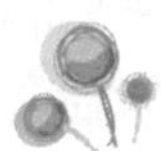

「工具箱」

要解決問題，你需要工具，特別是環境與相關的人。我們建立一個「工具箱」來作為克服不同類型的策略和活動。在解決問題之前，你及孩子都要思考什麼樣的問題需要解決。

回想在第八章中我們所討論的問題解決方法，以及第二章中的「把敵對事項列出來」。第一步要定義問題，哪些問題範圍是你孩子需要協助的。孩子從學校回到家是否不高興？他是否很難靜下來做作業？他是否因為在學校缺乏結構和活動而在週末感到沮喪？她是否與同學在遊戲中生氣？你可能無法使這個問題消失，但是你可以幫助你的孩子發展管理的策略。

有四種類型的活動可讓孩子管理他們的情緒和症狀。你孩子每一種類型的工具箱必須要包含一些理念：

- 體能（例如跑和跳） 176
- 創造力（例如玩積木）
- 社交（例如與朋友談話、跟小狗玩）
- 休息和放鬆（例如洗熱水澡與喝茶）

假如你的孩子特別喜愛以上四種活動的其中一種（例如你有一

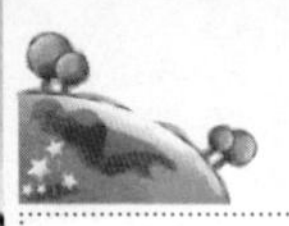

個藝術家孩子，當他心情低落時，他會去寫文章、跳舞、唱歌），我們建議你的孩子在每一個類型的活動中都要學會。當他們要使用這些工具時，會比較有彈性。

你孩子的工具箱必須要符合年齡，對於幼小兒童（托兒所到小學，依據孩子的發展成熟程度），工具箱內要包括真正的活動或象徵性的活動（例如跳繩、蠟筆、圖畫紙、狗喜歡的球、彩色筆）。某些孩子喜歡裝飾盒子，使它看起來非常特殊。對於較大的孩子或青少年，工具箱必須包括四種類型活動領域的項目（圖10 提供了幼童的工具箱可以包含的活動項目）。

創造力
畫圖、玩樂器、玩積木、寫故事、獲得刊物

體能
散步、騎車、在外面玩、跳床、跳舞

建立工具箱

社交
與父母／大人談話、與朋友談話、和狗玩、和朋友玩

休息和放鬆
洗澡、閱讀書籍、吃點心／飲料、聽音樂、小睡

圖10　建立一個工具箱的例子

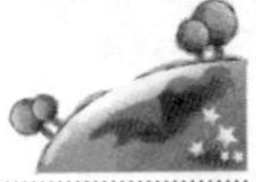

凱文十歲，在學校表現不錯，也有一些親近的朋友。很容易受挫，在課後的一些不如意常使他無法做作業。他和八歲妹 177
妹安碧之間也造成一些緊張。一天下午，媽媽瑪麗莎坐下來和他一起建立一個工具箱。她讓凱文在每個領域裡列出他喜歡的活動。在體育領域裡，他列了跳床、投籃球、騎車。在創造領域裡，他列了推樂高玩具、聽錄音帶。在社交領域裡，他列了和天竺鼠玩、和父母聊天、和朋友一起玩。在休閒放鬆領域裡，他列了吃點心、喝飲料和躺在床上聽音樂。他們也把一些光碟片和光碟機放在床下，以便他方便取用。他們把所列出來的項目貼在臥室的門上。凱文同意放學回家後，從所列出來的項目中選擇一種活動。媽媽也同意讓凱文在做回家功課前，可以有放鬆的時間。

亞當六歲，雖然睡得很多，幾乎每天早上起床都很困倦發脾氣（從晚上八點半睡到早上七點半）。這種發脾氣對亞當和母親都很困擾。她每天送亞當到保母家總要折騰一段時間，因此，幾乎很少準時上班。母親協助亞當列出一些他喜歡做的活動，例如隨音樂跳舞（體育的）、堆積木和畫動畫（創意的）、與家裡的狗玩（社交的）、看電視（休息和放鬆的）。為使這些活動更具體化，母親和亞當製作了一個「工具箱」。他們放進了喜歡的光碟片、他的積木、一些動畫圖片、狗玩具。他們決定由母親提醒亞當進行這些活動。從此，每天早上，母親可以穿好衣服，準備好早餐，讓亞當可以帶到保姆家吃。假如亞當還有時間，他可以看電視，一直到要離開為止。每天的開始，讓亞當感到很開心，這些大大幫助了他的情緒，使他早上的困擾變得舒坦。

安筑是個標準的少女——她喜歡聽音樂，在網路上和朋友

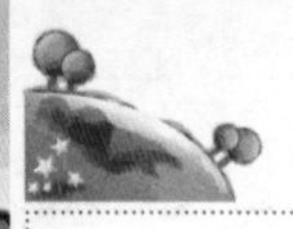

聊天，早上拒絕早起上學。有件事（其實不只一件）使她與朋友疏離，就是上個月她曾鬧過自殺。住院六天後出院，她被診斷為憂鬱症。目前她的狀況不錯，能記得定時吃藥，並去接受治療。在學校，她有一位社工師菲律浦太太，在每星期四午餐時間會與她見面。

178 安筑的父親布藍很了解並關心安筑的情況。他是單親爸爸，他感覺自己好像同時在丟數個球般無法掌控。當安筑住院期間，他又要處理兩個小男孩的生活問題，幾乎使他累壞。然而，現在他也擔心安筑會再發病，她又開始熬夜，已有一天未上學，原因是早上無法準時起床。布藍打電話給菲律浦太太請教問題。她告訴布藍，晚睡導致第二天的學校缺席，而留在家裡不上學，就無法督導她。菲律浦太太建議讓安筑拿出她的「工具箱」，這是上星期四她與安筑在治療期間共同設計的。

當天晚餐後，布藍告訴安筑關於打電話給菲律浦太太的事。安筑告訴父親不需要為她擔心。在兩個弟弟上床後，她從背包取出「工具箱」。它只是一張紙。菲律浦太太把它畫成四個橢圓形，安筑在裡面寫下當她感到難過或孤單時想要做的事情。安筑在上床時若感覺沮喪、焦慮或悲觀時，她可以從四個領域中挑出可以幫助她心情平靜感覺舒適的活動。她決定挑選體育類，因為運動使她精神變好。她也在放學回家時挑選運動。相反的，創造性並不適合她。安筑喜歡唱歌，但是她無法在晚上兩個弟弟上床後唱。她也使用社交性領域，立刻打電話給朋友和他們談話。雖然她抱怨也很不願意去做，但是她同意上床時間不再超過十一點。她可以利用半小時的時間準備入睡。她在休閒與放鬆領域裡選擇「熱毛巾」。她在準備上床睡覺時，用「熱毛巾」蓋住臉部。這個方法使她整個臉部和頸部

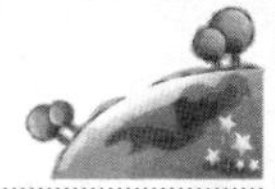

肌肉感到放鬆。她用熱毛巾敷臉後，隨即使用乾毛巾擦乾，睡覺前把它們一併丟到床邊。

雖然，布藍希望安筑挑選晚上十點半或十一點為上床睡覺時間，然而經過協商之後，十一點半是最後同意的時間，因為 179
過去她經常是凌晨一點左右才睡覺的。他們同意試一個星期，假如一星期後安筑仍然無法早起，就要提早上床睡覺時間為十一點十五分。

使用「工具箱」無論是真實行動或是虛擬的情況，它都是管理症狀很實用的方法。此外，「工具箱」增強了我們喜愛的座右銘：它不是你的錯，而是你的挑戰（你需要正確的工具去管理）！

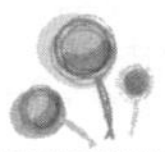

切割與克服（對抗憂鬱症）

憂鬱症會使兒童或青少年感到缺乏動力或極度悲傷。就像一個作業對父母而言是簡單的，對孩子來說卻是困難重重。早上穿衣服，可能會是件難以克服的工作。要幫助孩子管理穿衣服的困難，就要教他把一個大的工作切割成可管理的數小塊工作。

凱拉是十二歲的女孩，最近正接受憂鬱與焦慮的治療。雖然她是一個很聰明且能力很好的學生，卻常常為回家的功課沮喪不已。剛開始她經常哭泣，沒有動力。她的父親在這段時間是她最好的支柱。在一個平靜的情境下，父親協助她將所有的作業列出來，然後將它們切成小部分，一一完成。父親告訴她假如她無法完成全部作業的話，他會幫她寫紙條給老師。實施下來，他還未寫過紙條給老師。

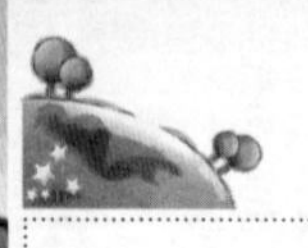

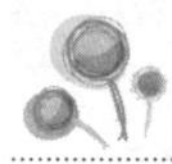

踩煞車（處理躁症）

在躁症和輕躁狂發作期間，精力和動力都飆得很高。你會注意到孩子的活動力比平常高。這會是搗亂或是造成顯著問題的因素。

格列夫十四歲，就讀於高中，剛開始輕躁狂發作時，他感覺到自己是在世界的頂端，參與多種活動，包括學校舞台劇表
180 演、學校返校節的委員、越野淘汰賽。他的母親發現這些問題，並試著和他談，他立刻反彈，並在房間內大發脾氣，認為是一種挫敗，母親只好由他去。一星期之後，格列夫的精力和情緒開始低落。剛開始比較易怒和沮喪。他在學校時，精力充沛地完成所有的功課，很快的，又因其他的活動而變得情緒沮喪。

格列夫的情況表明了輕躁狂和躁症發作期間的症狀。在高亢的情緒和精力時，他參與多種的活動。此時，格列夫能按部就班的完成工作，但是當情緒低落時，他就無法掌控這些工作。增加的危機是過度的責難，會使青少年變得無動力，促使情感性症狀更為嚴重（睡眠不足會導致躁症發作，或引起白天睡覺，或晚上失眠）。

管理躁症很好的概念是「踩煞車」。當躁症開始發作時，很重要的是要保持平日活動的運作，因此，當躁症平息時，也就不會感受到無力感，減少情緒低落的情形。對青少年來說，通常需要經歷一至兩次的「粉碎和燃燒」，他們才會限制自己的活動。

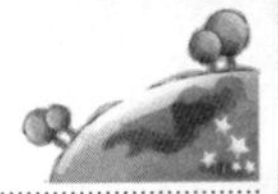

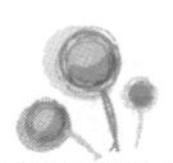

不要給予答案

成功的關鍵是父母不要為青少年的子女解決問題，而是要用蘇格拉底的問題法來幫助他們解決問題。問一系列的問題幫助子女達到特別的結論情況，而不要告訴他如何解決問題。

伊麗莎白對於聽她十七歲女兒茱莉的話感到疲憊。她整天抱怨老師、同學、工作的老闆，還有十三歲的弟弟對她不好。茱莉在兩個月前被診斷為輕鬱症（DD）。她開始看治療師並服用抗憂鬱症的藥（Lexapro）。最近進步很多，由於晚上很快入睡，變得比較有精神。然而以她的觀點，杯子一直是半空的。當茱莉星期六早上開始抱怨工作的老闆是笨蛋時，伊麗莎
白猛然地對著茱莉嘶喊著，如果她能停止這樣負面的態度，生 181
活也不會這麼糟糕。茱莉很氣餒的看著母親說：「可能你才需要去看治療師，而不是我！」然後，悻悻然離開。

伊麗莎白為早上不愉快的事思考了一整天。她認為茱莉是最大的問題，但是，她也感到已竭盡心力幫助女兒。當晚上茱莉工作完畢回到家，伊麗莎白告訴茱莉她要和茱莉一起去看治療師，以便治療結束後，她可以向治療師請教問題。茱莉也覺得這對她是很好的。

接下來的星期二，伊麗莎白載茱莉去看診（通常是茱莉自行駕車前往）。她問茱莉的社工師凱雅，她是否能用一些治療的時間問問題，凱雅同意如此做。伊麗莎白談及上星期六發生的事情，凱雅幫伊麗莎白列出她對茱莉感到緊張的地方，特別是伊麗莎白對茱莉未來的焦慮，最嚴重的是擔心她從高中畢業後的情形。凱雅向她解釋，憂鬱症的生理症狀通常是首先改善

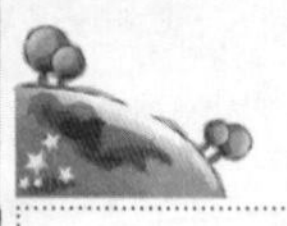

的（茱莉的睡眠改善，她的疲憊就減少了）。情緒和思考的改善比較緩慢。凱雅了解茱莉對每個人或每件事有極為負面的思考模式，她教導伊麗莎白使用蘇格拉底的問題法。不要給茱莉「答案」（例如「不要用負面想法看待人生」）。伊麗莎白最好站在茱莉的立場，利用上星期六發生的事情作為例子，凱雅指導伊麗莎白透過以下的方法，可以幫助茱莉在未來處理負面的態度。

茱莉：我的老闆是個笨蛋！

伊麗莎白：你為什麼這麼說？

茱莉：你無法相信，星期四晚上我們打烊時他所做的事！

伊麗莎白：是嗎，那是怎麼一回事？

茱莉：他忘記從收銀機拿錢出來！真是笨呀！

伊麗莎白：喔，我想他一定是有其他的事情——你知道，在同時想到其他事，就容易發生。記得，此時假如是你要去看牙醫，也會這樣呀！

茱莉：是喔，我有時也很笨，我忘記要開車去工作，我也不準備去工作！

伊麗莎白：以後，要記得自己要怎麼做，有概念了嗎？

茱莉：是呀，我要貼貼紙在車上，提醒自己要到哪些地方。

伊麗莎白：我想——你的老闆瑞克也需要貼紙，不是嗎？

茱莉：是呀，他可能需要貼一張貼紙在收銀機上，提醒「別忘記把我清空」（笑聲）。

伊麗莎白：（擁抱茱莉）很高興又聽到你的笑聲，甜心，我真的想念這樣的聲音在我們家。

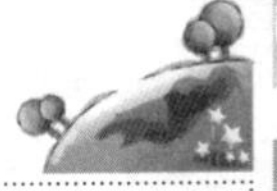

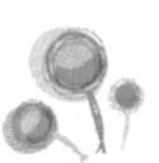

選擇適當的人協助工作進行

我們也要向家長提出建議，要決定誰是最能在某特殊情況下「使他們冷靜下來」的人。不同的事件，可讓不同的家長處理。例如，一位家長可以像朋友般和子女討論；另一位家長比較適合與子女談論功課。

當格列夫開始情緒飆高時，他的父親湯姆（當需要解決問題時，父親是可以使他保持冷靜的人）坐在格列夫旁和他說話。湯姆問格列夫最近做什麼？他在這個又新又大的高中和其他同學如何交往，感覺如何？哪一種活動他最喜歡？是否對所選擇的活動感到失望難過？他選了多少課？經過一連串的問題討論，湯姆讓格列夫知道他不能參與太多活動，以至於無法掌控。湯姆引領出問題，直到格列夫發展出自已掌控活動的計畫。格列夫決定只參與一種活動，同時間不再增加新的活動，除非他的時間表允許可以增加。湯姆問格列夫每個月是否可以某一次星期六早上一起外出吃早餐，以談論他的高一這一年的事。格列夫很高興，認為是很好的主意。

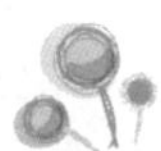

擬定睡眠計畫

保持好的睡眠時間對孩子是很重要的。特別是具有情感性障礙的兒童和青少年尤其重要。睡眠不足會造成更嚴重的沮喪，沮喪的情緒會導致不良的睡眠——這種情況會變成惡性循環。此外，不良的睡眠習慣會誘發躁症。因此，需要一個睡眠計畫。對兒童來說，管理睡眠是父母的責任。這個意思是設定一個合理的上床和起床時間並養成習慣。在週末或假日，也不

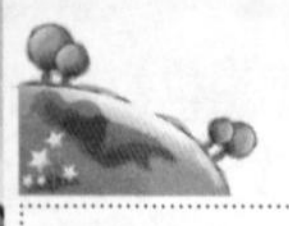

要改變太大，頂多不超過一個小時（例如平時上床時間是晚上八點半，週末上床時間不可晚於九點半）。

當孩子長大到青少年階段，要求固定時間睡眠就愈來愈困難。我們建議你要和青少年階段的孩子談這件事以解決問題。然而，記得青少年階段的孩子需要更自主地負起發展和維持自己睡眠的計畫。他們常感覺父母干預太多，所以這個主題最好讓他與治療師去談。一般青少年階段的孩子常漸漸減少睡眠，他們也會在週末把它補足。這對沒有情感性障礙的青少年可能沒有妨礙，但是對有憂鬱症和躁鬱症的青少年就會產生顯著問題。

◆家長的備忘錄：你的孩子需要多少睡眠

- 每個人需要多少睡眠，顯然地因人而異，不過這裡有些一般的指引，記得大部分的成人每晚需 10 到 12 小時睡眠。
- 學前兒童：每晚需 10 到 12 小時睡眠。
- 學齡兒童：每晚需 9 到 11 小時睡眠。
- 青少年：每晚需 8 到 10 小時睡眠。

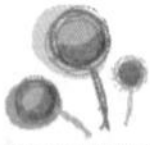

預防是最佳良藥

在第五章，我們談到區別「不能」和「不肯」的行為。當孩子在「不能」的階段，你對他的目標要調整以降低情緒障礙的發生。然而，當他的能力可以達到先前的情況時，前面介紹的工具箱的活動是很好的方法，可以讓你的孩子避免障礙的產生。他愈是使用他的工具箱，就愈少機會引爆不當的情
184 緒。此外，你和你的孩子可以與行為治療師談行為的分析，如**前事**（antecedents）、**行為**（behaviors）和**結果**（consequenc-

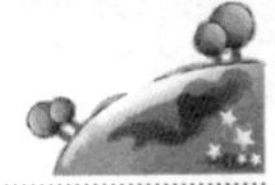

es），以預防行為問題發生。

前事是指你要預防的行為：你憂鬱的十三歲孩子在幽暗的房間裡告訴你，生命沒有價值；七歲的孩子在失控情況下破壞家裡的起居室；或是十六歲的女孩穿著華麗的衣服情緒高亢地要出門。這些情況都是家長們一再告訴我們，也是文獻支持的論點，如此開始的行為往往會使情況愈變愈糟糕。在你讀了下面所列的事例，你會明白在這種情況下，沒有人可以做得更好。事實上，在這種情況下，我們要求具有情感性障礙的兒童和青少年有好的行為往往會使行為**變本加厲**。

必須避免

- ***太熱***。小心夏季的幾個月（和汗流浹背的春季或秋季）。在教室裡，確定你的孩子保持涼爽。假如某些情況無法避免悶熱，要給予充分的水分以避免脫水。
- ***饑餓***。預先準備點心。假如你的孩子因服用藥物而增重，要準備高營養、高纖維、低卡路里的點心。避免喝飲料和果汁填補身體的卡路里。
- ***疲憊***。許多孩子否認疲倦會導致消沉的情緒。可以重讀本章前面關於睡眠的部分。
- ***過度刺激***。太多刺激干擾的活動（例如客人來訪、假日延長的旅行）會讓你的孩子失去耐心（你也一樣）。調適家庭的活動，可以帶來雙贏。
- ***刺激不足***。特別是憂鬱症的孩子，如果沒有足夠的刺激會使他更加退縮，或是攻擊他感到「無聊」的兄弟姐妹。你最好和孩子、治療師一起討論並排定一些**活動行程表**（確定把她喜歡的活動排入每天的行程中），就可以避免這些困難。

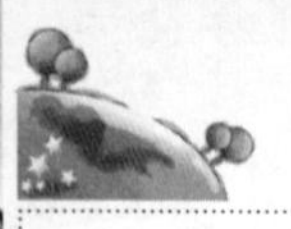

185 除了熟悉這些前事，也要注意某些行為的後果是否被不經意酬賞而來？孩子情緒崩潰或行為即將發生時，父母是否採取退讓的態度？

八歲的喬義有躁鬱症，在五歲時就被診斷出來。雖然治療有些幫助，但是當他情緒躁進或想要做某些事時，讓父母非常苦惱。例如有一個晚上，當他翻閱一本玩具型錄時，他堅持要母親載他到附近玩具店買一個特別的電動玩具。無論母親如何解釋，都無法說服他的要求。問題在於喬義的父親需要在晚上工作，母親不能把五歲大的妹妹艾美單獨留在家裡，而必須帶艾美一起去玩具店。因此，母親必須換掉艾美的睡衣，改穿外出服，再帶著孩子外出。喬義回到家後，大出母親意料之外，他只玩了十分鐘的電動玩具，就把它扔到裝著一堆電動玩具的大籃子內，此後好幾天他都不再去玩。

第二次治療回診時，喬義的諮商師協助母親了解避免孩子再復發這種行為的方法（例如確定喬義是否還有其他玩具可以自己玩或與他人玩），同時，不必害怕因行為即將發生而採取退讓的態度。

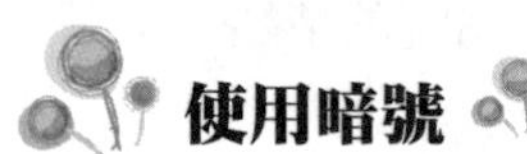

使用暗號

壘球和棒球隊經常使用暗號，告訴隊員何時要跑、盜壘或短打。所有的球員和教練都知道這些暗號並共同使用。你可以在孩子身上運用這個方法。當父母要把孩子帶離某個情境時，常讓孩子感到很尷尬。使用暗號可以讓父母幫助孩子自律，避免負面情況發生。例如祥恩開始表現出過度興奮時，母親告訴他到屋子裡幫忙她做事。這時是讓祥恩有機會安靜下來，而不

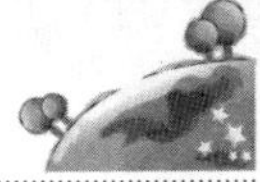

致讓他感到尷尬。假如孩子了解的話，非口語的暗示也可以使
用。在使用暗號之前，父母和孩子必須達成協議，要使用何種 186
暗號、如何運用和何時使用。

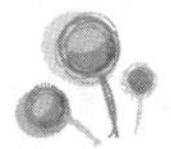

預防復發

假設你和你的孩子曾一起努力學習了解情感性障礙、最初治療的方法以及後續的治療，你及孩子可獲得改善的回饋。你的治療師告訴你必要時才打電話給他，因為你的孩子已經很好了。精神科醫師也告訴你可以取消每六個月一次的回診，除非病情再發。現在你要怎麼做？你不可以也不能試圖成為孩子的治療師。然而你是每天看孩子的人，你需要掌控孩子的生活。你最好幫助孩子避免事件或情境再度發生。複習本章我們所討

◆家長的備忘錄：什麼是你要避免的？

- 不要太快跟孩子保證（例如「每件事都很好！」）。
- 不要重新詮釋孩子的感受（例如「事情不是你想的那麼糟，我相信你在學校有很多朋友」）。
- 不要把孩子情緒不佳時所說的話當真。假如你的孩子說「我恨你」，或是「你是我見過最糟的父母」。提醒自己這是情感性障礙，而非你孩子所說的話。
- 無須一直隨侍在側，你只是普通人，你也需要休息。
- 不要因無法迎合孩子的每個需求而覺得罪惡感。罪惡感是毫無幫助的。此外，你也需要考慮其他家人的需求。
- 不要讓情緒障礙占據整個家庭生活（例如因為害怕發生意外，避免家庭外出）。
- 不要在情緒發作時做出重大的決定（例如監護、換工作、離婚）。這些決定需要做，但必須在你頭腦清醒時做決定。

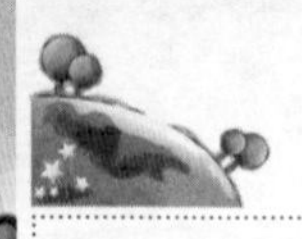

論的關於孩子如何幫助自己的內容。假如有困難，打電話給治療師要求回診。及早做克服麻煩的準備，有助於你和孩子解決問題。

我們分享一些克服的方法，你可用來幫助你的孩子或青少年的子女管理每天面臨的情感性障礙。建立一個工具箱，使用策略如切割與克服、踩煞車、使用溝通、工作分段完成、擬定
187 睡眠計畫、與孩子彼此使用暗號，你及你的孩子將學會管理情感性障礙，而不是讓情感性障礙控制你們。

記得，很重要的克服技巧是尋求適當的協助。確定你有適當的治療和藥物控制。雖然本章所敘述的技巧很有幫助，然而，這些兒童或青少年若能獲得其他方式的治療，效果會更好。假如你和你的孩子試這些方法，卻沒有獲得進步，你可能會十分沮喪。記得，使用在第八章我們討論過的溝通和問題解決的策略，以決定在管理孩子的情感性障礙方面哪些是需要的或哪些是不需要的。

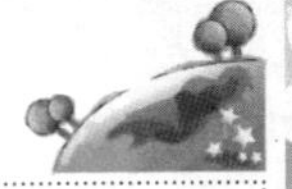

10 情感性障礙孩子在學校：你需要知道幫助孩子克服困難的方法

孩子用他們大半的時間在學校，幫助孩子在學校克服困難 188
是很重要的。情感性障礙的孩子在學校會產生三種問題：第一種問題來自症狀本身（例如注意力缺陷）；第二種問題來自次要因素（例如同儕問題）；第三種是治療問題（例如藥物的副作用或治療的不方便性，像是需要在午餐時吃藥，或是為了去治療門診而缺課）。此外，許多情感性障礙的孩子伴隨有學習障礙，曾在第四章提及過。這些學習障礙需要標準模式的輔導（請看教育建議的資源）。教育人員必須要知道集中注意力的缺陷、缺乏動機和情感性障礙帶來的問題。

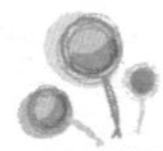

核心症狀產生問題

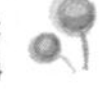

許多憂鬱症和躁症造成孩子在學校的功能困難。

情緒改變 189

極端的情緒，無論是極度沮喪、高度快樂或是憤怒，這些情緒對兒童或青少年在學校裡很難掌控。

布藍登決定要全時上學。他準時到校（對他而言是非常盡力了）。然而，學期中間，卻在他最喜歡的課堂上（美國歷史），感到極度憂傷。他無法繼續上老師所教的革命戰爭的課程，他難過得淚流滿面。

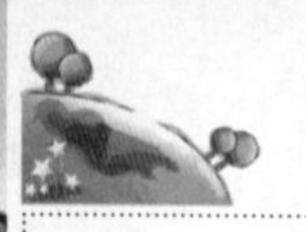

瑪拉的母親送她到學校總是感到很辛苦，瑪拉早上五點就起床，而且活動不停。她的情緒表現得很高亢，過度的興奮。她在學校的表現一向不錯，但是今天她很特別。她的老師說，她看起來每件事都很可笑，班上沒人笑，她卻笑個不停。上數學課時，她開始咯咯笑，迪太太告訴瑪拉到辦公室去讓自己安靜下來。瑪拉的行為讓人驚訝，因為之前她從未在學校裡製造麻煩。

丹堤是個脾氣暴躁的孩子。他對老師、同學和任何人總是擺臭臉。今天，有一位同學午餐時在他前面插隊。這件事使他大為光火，他把餐盤丟向那位同學，那位同學及時跳開，餐盤直接打到午餐隊伍後面的玻璃罐，破碎的玻璃撒了一地，丹堤只是瞪大眼看著他所做的一切。他被叫到校長室，後來被安排在隔離室直到放學。

如你所想的，暴躁的情緒可造成情感性障礙兒童或青少年嚴重的干擾學習問題。

失去興趣

憂鬱症的核心症狀之一是失去活動的興趣。對許多有憂鬱症的兒童和青少年來說，會失去讀書和做功課的興趣。

雖然布藍登想要把功課做好，但是他缺乏寫歷史作業的精力和興趣。兩個月以前，在他的憂鬱症發病前，他能選擇要寫報告的主題，並且興奮地讀美國移民的方式。現在要布藍登單獨到圖書館閱讀書籍或寫報告，卻變得很困難。

190 失去上學的興趣會造成惡性循環。無法完成作業會導致功課落後，功課落後往往會形成低自尊。

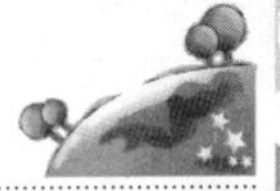

疲憊

憂鬱症會有疲憊的現象。當你勉強要保持清醒，卻又毫無精力，去上學就會變得十分困難。

布藍登在母親一步步的鼓勵下勉強自己起床。有很多次他放棄了，又躺回床上。最後，他好不容易去了學校。第一節是英文課，原本是他喜歡的課，現在變得無所謂了。當他坐下來之後，就開始對抗睡眠。十五分鐘之後，他的老師輕拍他的肩膀，因為他睡著了，這使他感到很尷尬。他的老師對他的情況很了解並具有同理心，為他寫了一張同意單並送他到醫務室。

專注力

由於情感性障礙，許多學業成績很好的兒童和青少年發現自己無法專注。這種無法專注的困難使他們感到非常挫折。

布藍登坐了一整晚，想要完成他英文課的閱讀作業。他坐在桌前，花了二十分鐘只讀了一小段。他把頭埋在手臂裡開始哭泣。他的母親聽到他的哭泣，跑進來看到底是怎麼一回事，他告訴母親，他注意力無法專注，所以無法閱讀指定作業的小說。

激動和遲緩

除了疲憊和缺乏動力外，憂鬱症有時會有心理動作的激動和遲緩現象。心理動作的激動會使一個人覺得很興奮想活動（例如步伐快速、抖腳），在教室內引起顯著的問題。

凱拉是位好學生，在學校從未有行為問題。最近她感到很沮喪，並且強迫自己要專心功課。當凱拉和旁座的男生一起做

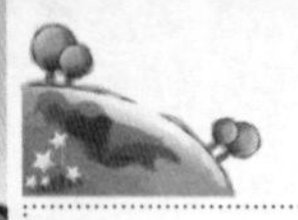

數學作業時，男生對她大喊「停下來」，讓她感到非常驚訝，
191 因為她發現自己的腳不停抖動。她試著要安靜下來，但是她愈是想靜下來愈覺得非動不可。她的母親也發現數天前她的抖動和坐立不安的行為。

憂鬱症也會造成心理動作遲緩，會使一個人顯得「情緒低落」。

馬可仕是高中三年級的學生，他每次上數學課都遲到，約有兩個星期之久。最後他的老師當著全班對他說，下課後，她需要和他個別談話。當老師問他原因，馬可仕只是搖頭。他也沒做任何事而使他遲到，他只是無法讓自己的腿走快一點。

對一般人來說，一天當中會有一些時候特別的有效率或有精神（例如大部分人會形容自己是早起的鳥或晚睡的貓頭鷹）。但是對有情感性障礙的人而言，他們情緒改變的幅度戲劇性的大。在亢奮期間，一些需要安靜的工作會變得很困難；而在情緒低潮期，又會拖延工作，無法達成該做的事。

四歲的班尼被診斷為躁鬱症，目前使用藥物治療，並呈現穩定狀況。同時，他學前的老師和班尼的父母密切合作。老師注意到班尼在早上前一段時間情緒特別亢奮，在早上後段時間就顯得沒有精神。為了讓班尼有較好的學習效果，老師把團體活動時間從九點改成十一點，如此，班尼可以獲得更好的學習。他的老師也安排他直接到遊戲場（天氣好時），讓他把過多的精力消耗掉。

判斷力差

躁症和輕躁狂常會做出有問題的決定。判斷力差常導致危險和不當的活動。像是性方面的言語、過度大膽、誇大不實的行為。

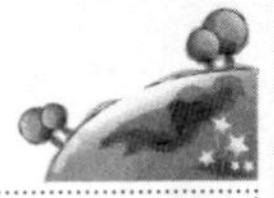

瑪拉喜歡唱歌，有一天她自稱是班上嗓子最好的人。在合唱時，她使盡力氣大聲唱，使得合唱團教師有兩次要求她唱溫和一點。瑪拉一直抱怨老師沒有重視她在音樂方面的資優和天賦。還有一點就是，瑪拉的好朋友在她唱得很大聲時，會吹口 192
哨提醒她，然而，瑪拉完全不管，瞪著眼繼續愈唱愈大聲。

急速的思考

躁症和輕躁狂常常會有急速的思考情形，這使人無法集中心思去深入考慮，傾聽和做學校的功課也就很不順暢。

瑪拉在放學後有一大堆的想法，這些想法一直在她的頭腦裡面轉。她試著要集中注意力做數學作業，但是她坐到桌子前卻是徒勞無功。無論她的老師如何提醒她要完成作業，或是她想要去做額外的功課，時間過去了，瑪拉卻很難開始做第一個題目。

強迫性說話

躁症和輕躁狂的人常有強迫性說話的現象，或是無法順暢地說出來。瑪拉喜歡閱讀，特別喜歡在班上討論課堂上讀過的書。當老師開始問問題時，瑪拉急著舉手。當老師叫她時，她開始說了一些不相干的事。瑪拉完全忽略老師所問書本上的問題，自己發表個人的想法，最後，老師大聲喊她的名字要她注意並停止發言。

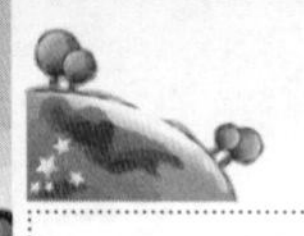

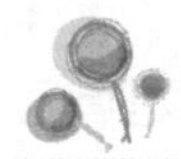

次要因素造成的問題

同儕問題

情感性障礙者長期惡化的困難就是同儕問題。憂鬱症會導致社交退縮，而朋友往來的疏離就會變得孤獨，常拒絕孩子玩耍的邀請，久而久之，邀請的這個人就不再來邀請。孩子們是透過與他人交往而學會社交技能，若失去玩耍的機會，就失去了學習。一個孩子沒有學會同年齡層孩子的社交技能，他的社交能力會變得愈來愈落後，他也愈少受到同儕團體的接納。

193 莎拉今年八歲，被診斷為有精神心理沮喪。在治療之前，她有一段很長的時間不快樂（目前她服用抗憂鬱藥物並接受治療師治療），她從來不知道什麼是快樂。下課時，莎拉經常是退縮的，大部分時間均拒絕和班上其他女孩子一起玩耍。經過治療後，她變得比較快樂。她開始有興趣和她的同伴一起玩。雖然她班上其他同學大部分都很友善，也都發展出與人交往的技能，但是他們卻不認為莎拉是他們的玩伴。這種情況讓莎拉感到十分孤寂，不確定自己要如何變成團體的一分子。她的治療師提供她一些建議，教她主動與同學接觸。她每天早上開始對班上一些女孩子打招呼。她也邀請一些比較文靜的女孩到家裡玩。慢慢的，在學校她開始融入團體的活動中以及下課時的遊戲裡。

除了社交退縮引起的問題外，與同儕的衝突可能是情感性障礙孩子們最大的困擾。

樓蘭今年九歲，十分霸道。在她情感性障礙發病時，她的

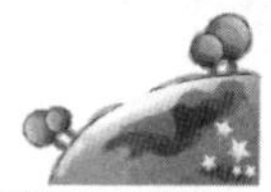

同學們都避開她，因為他們不確定樓蘭是否會對他們做出什麼事。現在她已服用複合藥物治療，情況已有改善，但是仍然專橫霸道。樓蘭經常和同學爭論，同時會動手打人。因此，她很難找到朋友與她一起玩，因為她的專橫霸道行為，讓每個人都知道她是蠻橫不講理的。

情感性障礙會影響友誼的質與量。因為「沮喪者愛同伴」，情緒有障礙的兒童或青少年對待他人常常有相同的問題。若是有些朋友了解孩子的情況，是有幫助的，但若是一個社交網絡裡只有情感性障礙者，它也是個問題。幫助你的孩子，以喜好或興趣去做一些社交的接觸（例如參加樂隊、教堂青少年團體活動），有助於預防被團體排除的情形。

其他次要問題

情感性障礙症狀導致的社交孤立會造成許多問題。假如一個孩子花整個早上憂慮下了課要和誰玩，他就無法專心於老師所上的課。另一個孩子可能選擇用大發脾氣的方法避免社交壓
力——因為可以被叫到老師辦公室或是放學後留下，而不必面 194
對「下課的挑戰」。這些可能的問題會隨著情感性障礙者的差異而有所不同。作為你孩子的擁護者，你要警覺孩子可能的問題，要與學校教育人員合作，了解孩子並幫助孩子解決問題。

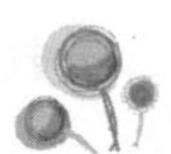

治療導致的問題

藥物的副作用

藥物造成的副作用可從容易接受的妨礙到嚴重干擾學校的課業。某些副作用特別令人感到尷尬（例如鋰鹽會造成膀胱

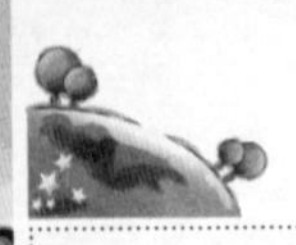

失禁），某些副作用會使人感覺不舒服（例如非常口渴或口乾）。某些藥物會造成暈眩，影響學習。你可以再讀第六章，特別是藥物副作用的處理。思考運用一些方法來處理在學校的困難。

治療導致的其他問題

雖然治療者盡可能的努力減少治療的副作用，然而，治療本身也會產生一些問題。例如，雖然單純的藥物療法看似很平常，一些孩子在學校上課期間需要服藥。藥品往往存放在學校行政人員或老師那裡，孩子必須記得何時該服藥。假如學校內有全職的校護，那就比較沒問題。其他情形可能就大為不同，藥物存放在校長、老師或秘書那裡，孩子需要離開教室去服藥，這會使他感到尷尬。最後，需要每星期同一時間去看診和治療也會造成課業落後。一些診所提供夜間或週末看診，但許多診所並未提供。這是件重要的事，就是家裡也需要為孩子補救功課，以調整發生的問題。以下將提供你一些建議，以協助你的孩子達成學校課業的目標。

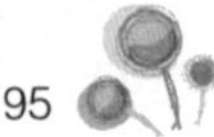

195 我能做什麼？

在學校，為情感性障礙孩子做生活及學業調適，可以很簡單地透過和導師溝通，安排做些微的改變（例如不要限制孩子上廁所的時間），或是在學校的個別化教育計畫（individualized education plan，簡稱IEP）中，訂出多元的行為和學業目標以及治療服務的範圍。教育輔導的經費可從免費到很高的費用。免費或低的費用需要合作配合時間或彈性服務，而中等的費用或高的費用輔導就需要財務資源。

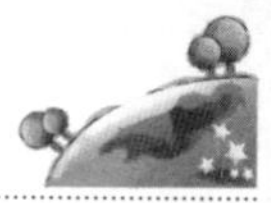

為幫助你決定哪一種服務最適合你的孩子，首先，我們要提供你一些原則做參考，你要記在心上，當你要在學校協助孩子時，其次，我們要重點摘要地告訴你，關於特殊教育的法規和術語、可獲得的服務，以及如何獲得服務。第三，我們要提供你一些情感性障礙兒童或青少年們可能面臨教育問題的例子。最後，與學校有效的溝通調適可能是件複雜的事情，我們在資源運用部分提出了一些資源，供家長們在與學校協調班級經營與課程時做參考。

合作，實質的方法

雖然你得努力爭取孩子所需要的服務，記得，你必須和孩子的學校合作，並參與孩子的教育團隊。從你住進這個學區，你就要與學區內的教育人員（或教職員，假如孩子是轉學或是由國小進入國中）一起工作。

你孩子的老師們、校長、輔導教師和其他的學校相關人員會為你的孩子組成一個教育團隊。你部分的工作是要與教育團隊的成員建立合作的關係。這個教育團隊可能不大（例如你本人、你的孩子、你孩子的老師），或是擴大更多人（你與你的配偶、你孩子的親生父母和他們的配偶、你的孩子、孩子的普通班老師和特殊教育老師、孩子的心理諮商師、校長、語言治療師）。不論這個教育團隊大小，很重要的是要一起工作，建立最好的教育方案，以提供孩子的需求及適當的資源。 196

雖然，你為了孩子一直提出每項服務的要求，你也要體認學校可用的資源是有限的。假如學校總是能滿足每個孩子所提出的需求，那是再好不過了。不幸的是，資源往往比我們所需求的還有限。因此，我們要做一些選擇。假如孩子原來的學校

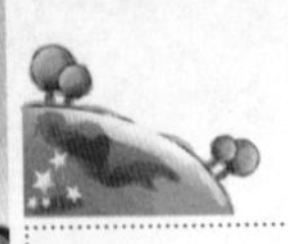

設有行為障礙的教育方案[3]，所招收對象情況遠比你的孩子嚴重，而其他學校是否設有行為障礙的資源班？你是否了解周遭學校特殊教育辦理情形？教育轉移是否有彈性？哪一種教育方案是最好的選擇？

◆家長的備忘錄：與孩子的教育團隊應該做和不該做的事情

應該做：

1. 盡可能提出問題。
2. 詢問你認為與孩子相關的服務。
3. 事先做好功課，了解你孩子的需求以及學校已提供的服務。
4. 要合作，提出建議，也要接受建議。
5. 知道父母的權利和孩子的權益。

不該做：

1. 需求無度。
2. 拒絕聽從選擇的服務。
3. 要脅。

了解法律

美國聯邦法中有兩個教育服務的法規。了解這些學校教育方案的法規，可幫助家長在參與會議時知道如何提出問題。

3 使用的名稱和簡稱來敘述特殊教育的服務是各州不同，學區和學區間也不一樣，你的州教育廳必須要提供手冊給你，以說明這些「術語」和「簡稱」。參見資源部分，如何與你的州教育廳聯繫的建議。

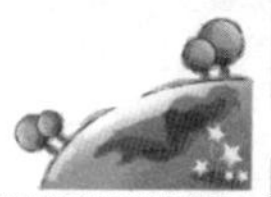

身心障礙者教育法

身心障礙者教育法（The Individuals with Disabilities Education Act，簡稱IDEA）在1997年公布（由1973年的版本修訂而來），保障身心障礙者「在最少限制的環境」（least restrictive environment，簡稱LRE）下接受「免費適性的教育」（free and appropriate education，簡稱FAPE），並提供適當的「相關服務」。此法規定需要多元化評量（multifactored 197
evalution，簡稱MFE），以決定符合法規所訂的潛在障礙的兒童。

復健法（1973）的第504條款

這是民權的法規，禁止歧視任何障礙者。第504條款提供權利給接受聯邦經費資助的方案和活動的參與者（例如公立學校）。這個法規是很有用的，假如你孩子的情況需要一些調整但又不符合身心障礙者教育法的規定。表4在說明身心障礙者教育法和復健法第504條款的差別。

知道術語

只有一個地方你會用到簡寫術語（除了華爾街外）——就是學校。你需要MFE（多元化評量）以獲得IEP（個別化教育計畫），這些都是在LRE（最少限制的環境）下接受FAPE（免費適性的教育）！像這樣不清楚的語言你了解嗎？請參考以下表5對於一般常用縮寫術語的說明。

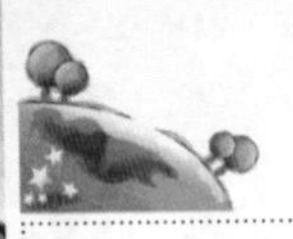

表 4　IDEA與504條款比較

類　　別	身心障礙者教育法 Individuals with Disabilities Education Act（IDEA）	復健法504條款 Section 504 of the Rehabilitation Act
合法資格	必須符合13類身心障礙類別之一	符合殘障的情況
必要需求	根據多元化評量撰寫個別化教育計畫	504計畫同意書
優　　點	聯邦撥經費給學區，提供更多擴大的、修正的服務	方便的、彈性的服務
缺　　點	需要較多的書面作業、時間去完成、測驗	沒有額外的經費撥給學區，常無法支持或持續

特殊教育服務

有些兒童雖然做了修正和調整教育計畫，仍然無法讓他們適應普通班的教學。對這些兒童而言，特殊教育服務是必要
199 的。這些服務可從普通班（融合教育）中提供，有的提供情緒障礙和行為需求者資源班部分時間輔助，有些就要安置在自足式的特教班。

普通班加上資源班或特殊教育教師的支持。這是高彈性的安排。孩子安置在普通班由資源班教師支持，其方法有很多種。根據孩子的需要，他可以用很多時間在資源班或不在資源班上課。資源班的意思是在孩子有困難時提供協助。一個孩子

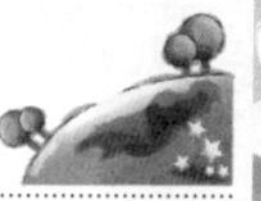

198

表5　一般常用的教育名詞術語和縮寫的定義

縮寫或術語	名詞	定義
FAPE	免費適性的教育	學校必須提供特殊教育及相關服務給所有符合資格的學生，運用個別化教學和充分的支持服務，使他們獲得公家免費教育的福利。
MFE	多元化評量	學校由各專業團隊人員為學生做完整的評估，以決定特殊教育的合法性。保證非單一的標準及評估過程來決定孩子符合服務的依據。
IEE	獨立的教育評鑑	依法每一位家長有權獲得由學校付費的獨立教育評鑑，假如他們不滿意學校多元化的評鑑。
FBA	功能性行為分析	一種評鑑，通常由學校心理師執行，以評估確認失控行為過程或其他顯著問題行為的導火線。
IEP	個別化教育計畫	由學校教育人員擬定與家長參與和同意的特殊教育計畫。建立兒童的教育目標和目標達成的方法。
LRE	最少限制的環境	提供特殊教育服務的安置，要盡量與一般普通班同儕一起接受教育。
Due process	法律保障程序	家長對於學校或學區專業團隊所提出的特殊教育服務計畫有同意或不同意權。假如這個計畫不同意，家長有檢視過程的權利。

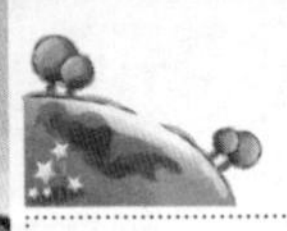

表5　一般常用的教育名詞術語和縮寫的定義（續）

縮寫或術語	名詞	定義
OHI	其他健康的缺陷	兒童健康問題的分類（例如躁鬱症、憂鬱症）。這些健康問題嚴重的影響他們在學校的表現，並妨礙到兒童在普通班整體教育的需求。
SLD	特殊的學習障礙	在特別的學業領域（例如閱讀、數學）根據測驗能力結果，其成就低於期望水準。
Mainstreaming	回歸主流	兒童安置在自足式特教班，利用部分課程或時間參與普通班的學習。有時用於挑戰行為兒童的獎勵，或是從自足式特教班轉銜進入普通班的方法。
Inclusion	融合教育	所有的特殊教育服務都在普通班實施。特殊教育教師採協同服務方式，協助普通班教師執行個別化教育計畫和提供諮詢。
SBH	嚴重的行為障礙	用來描述兒童顯著違規行為的名稱或術語。
SED	嚴重的情緒困擾	用來描述兒童顯著情緒需求的名稱或術語。

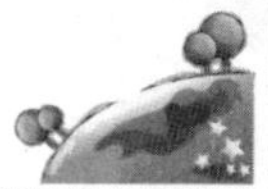

在數學課有特別的行為問題，他可能每天這個時候要去資源班。有時孩子大部分時間都表現不錯，只有在某時段非常激動，他也可能要去資源班，因為他需要一個安靜的地方做功課，或一個機會使自己冷靜下來。基本上，資源班是由特殊教育教師或助理負責。雖然它不是完全為這種情況而設，然而，嚴重行為和情緒障礙的資源班有時是以自足式的特教班模式實施。對某些孩子來說，資源班是用來促進從自足式的特教班轉銜到普通班的中途安置。某些個案，孩子安置在普通班，特殊教育教師進班去協助孩子學習。

自足式的特教班。自足式的特教班在各學區以及各州之間有很大的差異。每個自足式的特教班都有一位特殊教育教師和
一位特殊教育教師助理。學生和教師的比率顯著的比普通班 200
小。

融合教育方案。特殊教育的服務在各州及各學區之間大為不同。某些學校以融合教育作為服務特殊需求學生的基本模式。一個孩子有顯著的需求，可能需要一對一的協助才能在普通班內成功地學習。良好的融合教育方案，需要一位特殊教育教師密切地與普通班教師以及孩子一起工作。關於學生學業和行為的目標、計畫以及如何達成這些目標，必須要明確地特別記載在個別化教育計畫中。一個好的自足式特教班和一個優質和支持的資源教師，可能比教育哲學還要重要。

治療式的日間學校。當兒童無法適應一般的學校時，常被推薦到治療式的日間學校。不像一般的學校有基本學科教學的目標，治療式的日間學校有兩種目標。它強調在學業、社交和情緒的功能。治療的團隊和行為方案是學校主要的兩個部分。

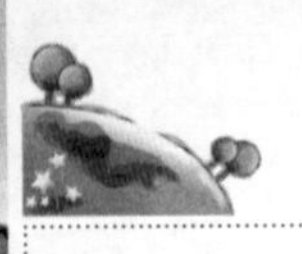

醫院日間治療方案。兒童和青少年醫療機構有提供醫院日間治療方案。白天，學生到學校上學，但參與治療式的活動，晚上就可以回家。參與日間治療式的活動，主要是在提供學生從醫院治療轉銜到家裡或學校的服務。

住宿治療中心。當孩子在學校和家裡都無法表現有效的功能時，有時候，住宿治療中心是需要的。住宿治療中心方案提供學校以及所有的治療服務。

治療式的寄宿學校。通常是為青少年或年齡較大者所設計的。治療式的寄宿學校集中在為進入軍隊或大專做準備。這個方案提供一個良好的教育和治療服務，但是費用昂貴，通常保險公司是不給付的。

除了了解學校方案的選擇外，知道學校內不同的教育人員也是非常重要的。

201 誰是誰？知道教育團隊內的人

教師

教育團隊的第一線工作者是教師。在小學階段，基本上，兒童只有一位或可能有兩位教師。在初中和高中階段，學生可能有許多位教師，並且在學校裡需要從一間教室換到另一間教室去上課。在許多個案裡，這件事可能讓你感受到挑戰；在事情不是很順遂時，你可能要猜測該和哪位老師談。特殊教育教師可能負責諮詢的角色（例如提供班級教師的支持；在普通班或資源班中協助特殊需求學生），或是他們也服務自足式的特教班。教師們在心理衛生方面的了解有很大的差異。雖然學校提供了這方面的資訊給教師們閱讀，大部分的教師也很想學，但是，他們的訓練卻未能包含像兒童情感性障礙這麼詳細的資料。

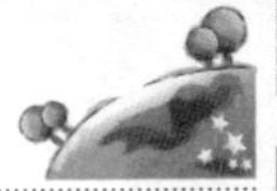

輔導諮商人員

每一個學區的輔導諮商人員的工作有很大的不同，服務對象的年齡落差也很大。某些小學沒有設置輔導諮商人員，或者一位輔導諮商人員服務數個學校。假如你孩子的學校有輔導諮商人員，你要去了解他可以服務的時間有多少。輔導諮商人員可依不同學校、專業訓練和他們的職責而擔任許多不同的角色。這些角色可能包括與社交或情緒有困難的孩子做一般的或一對一的面談、在學校時間內做社交團體活動、在有壓力和沒有結構的時間裡提供選擇性活動（許多情感性障礙的學生有社交障礙，他們在下課或午餐時間特別有困難）、在整節課內討論一些議題，如壓力管理，以及與普通班教師的諮商等。若你孩子的學校有輔導諮商人員，他／她可提供一些功能。基本上，**你應該詢問否則可能無法得到幫助**。在初高中，輔導諮商人員的工作時間比較固定，然而，他們服務的學生數是他們可管理的量。這種支持性服務可提供學生較大的需求。他也可以幫助你和教師做有效的溝通，假如你的孩子需要暫時離開教 202
室，他可以一對一的給你的孩子一個「安全的天堂」，同時，幫助你發展一些調整的計畫。

學校心理師

在學區內，大部分學校心理師的工作不只在一個學校內。學校心理師的角色是執行多元化評量和發展個別化教育計畫的協調工作。某些情況下，學校心理師在學校可提供一些團體和個別的治療。

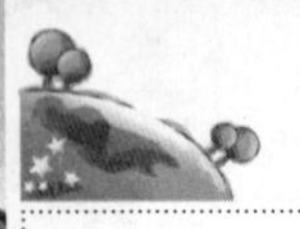

學校社會工作人員

很少數的學校設有學校社會工作人員。依據學校不同，學校社會工作人員的角色也有很大的出入。他們可提供一些團體和個別的治療，幫忙個別化教育計畫的協調，為學生家長提供較好的親師溝通的工作，協助教育計畫推動，與級任老師做諮商。假如孩子在學校需要更高層次的服務，學校社會工作人員可擔任孩子的個案管理員。治療式的學校和安置高層次行為或情緒問題學生的學校，大都設有學校社會工作人員。

校長

每個學校都有一位校長，根據學校的規模，有的學校可能還設有一位或一位以上的助理校長。校長的基本功能是行政工作。在比較小的學校，校長可能要協調並執行特殊教育的評量工作，並發展特殊教育計畫。校長原則上可做每一位孩子教育安置的最後決定者。因此，你要找校長討論，哪一位三年級教師最適合你那非常敏感且焦慮的孩子；或是最好的那位五年級教師雖精神充沛、活潑，但有時候會引爆孩子的脾氣。

203 特殊教育協調者

在一個學區內，特殊教育協調者通常服務於數個學校。他的功能是協調特殊教育團隊，並決定提供學生特殊教育服務的人。他要評估孩子是否需要接受服務，以及評鑑接受服務的情形。特殊教育協調者是行政人員，他需要訪視所有的特殊教育教師。

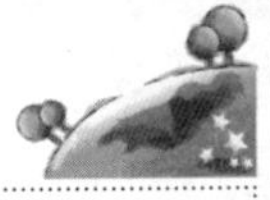

職能治療師

某些學校擁有自己的職能治療師（occupational therapist，簡稱OT），某些學校需要和其他學校共用職能治療師，某些學校聘請外面的諮商師擔任職能治療師工作。作為多元評估的一部分，孩子的小肌肉動作技能可能需要職能治療師的評估。假如班級導師認為有問題，這一部分的評估就需要做。職能治療師可協助孩子發展小肌肉動作技能（例如這些功能包括寫字和打字）。職能治療師特別能幫助孩子的抓握問題（例如寫字困難），且必須在孩子的個別化教育計畫中呈現。

物理治療師

職能治療師強調在小肌肉動作技能，然而物理治療師（physical therapists，簡稱PTs）的工作在於大肌肉動作技能的發展和協調。假如導師認為大肌肉的動作技能有問題，就需要做評估。關於孩子大肌肉的動作技能的長程目標和短程目標，都要加到孩子的個別化教育計畫中。

語言治療師

假如你孩子的口語溝通有問題，說話和語言服務就要增加。這些問題可從構音問題到清楚的口語溝通。你孩子的說話和語言技能可能在多元化評估中由語言治療師加以評量。

其他學校人員

當發展孩子的個別化教育計畫時，我們建議你去思考與孩
子相關的每一位在校人員，這些都是可能的資源。每間學校都 204
有它們特別的聘用人員。在學校工作的人，大都會喜歡小孩。假如你需要做一些調整，思考誰可以來協助你。例如特殊教育

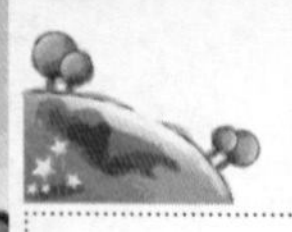

協調者、學校訓導人員、警衛人員、秘書等人，可能都是對你的需求很有幫助的人。我們也鼓勵家庭使用學校的其他人員，例如一個小學男生，他在下課休息時間總是與人衝突，後來每個星期有幾天去擔任警衛人員的助理，以及一位初中女生在午餐時間總是很沮喪，後來，這段時間安排到行政辦公室擔任助理。這兩個個案，讓他們可以和照顧他的成人相處，學生也因為提供了有意義的協助而獲得尊重。

獲得特殊教育的服務

要求開會

一個最好的開始就是你孩子的老師。從分享你關心的事開始。你孩子的老師可能有其他的觀察。一位情感性障礙的孩子在家或在學校其行為有很大的不同。還記得瑪拉嗎？她十歲，是躁鬱症第二型。她在學校有段時間是咯咯笑，小心地對朋友隱藏她的激怒。她的老師不認為她在家裡有任何困難，直到遇見她的父母後才了解。一方面，瑪拉的父母從老師處知道她在學校的情形，另一方面，也聽到她在學校表現尚好，讓他們進一步的討論她是否要接受治療。最後，瑪拉的父母選擇了治療，因為不治療會讓瑪拉在學校增加控制情緒的困難，同時，她在家裡的狀況會愈來愈嚴重。

當決定要開第一次會，要先找誰？你可以試著找讓你感到舒適的人。這個人必須容易找到、對你孩子的需求是熱心的，他也要是讓你感覺舒適的人。這個人可能就是你孩子的老師、校長、輔導諮商人員或是其他教職員。在國中或高中階段，輔導諮商人員、教育團隊的召集人、導師有時是適當的人選。

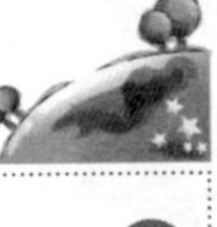

要有耐心

假如，根據自己的研究以及向心理衛生小組諮詢的結果，你認為孩子需要學校提供服務，你要用書面提出評估的申請。評估時間往往會延後，大部分的學區都有等待接受評估的名單，同時，測驗需要花時間和人力。然而，法規規定個別化教育計畫的會議必須在孩子決定接受特殊教育的三十天內完成。要確定知道有哪些人負責及參與這件事。你可以詢問這些訊息，以便了解狀況（請參考資源部分有更詳細的說明）。

小心的保留記錄（兩份記錄）

這是個咒語，我們一再的反覆：要小心的保留記錄。保留成績記錄、評估報告和其他學校提供的記錄影本。當你的孩子接受評估時（由學校或私人專業者），你應獲得一份書面資料。假如沒有提供，要詢問他們。記得在第四章內我們建議的一本活頁本。確定裡面包括學校記錄部分。如果你的孩子需要延伸的學校服務，你可能需要一本分開的學校記錄。

假如事情有誤，怎麼辦？

記得，評估的結果並非最後的結果，你也不一定要接受教育團隊的建議。你可以為結論提出申訴（這個權利在特殊教育法規中的法律保障程序中規定，在表5中有說明）。也就是說，記得向你孩子的教育團隊尋求聯盟，而非衝突。

思考盒子的外面：情感性障礙學生的教育計畫

要有創意

這可能是幫助孩子適應和發展一個調整方案的最好概念。

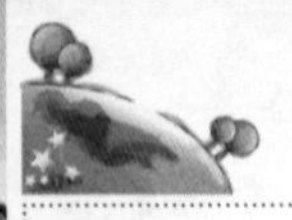

這裡有一些特殊學校為情感性障礙兒童和青少年安排調整的例
206 子。他們的計畫從教師與家長簡單的同意調適到正式的教育計
畫。你可以找到從學前教育到高中階段的例子。雖然提供的例
子是不同的教育階段，許多建議的概念很好，可以跨年級應用
（卓利是一年級學生，假如他感覺壓力太大，他可以離開現場
到安全的天堂躲避，這個策略同樣可以運用到小學、國中、高
中的學生）。

卡爾，學前托兒班。卡爾的母親蘇珊從孩子出生就發現他和其他孩子很不一樣。他幾乎很少睡，八個月時開始學走路，從此就走得很好。在家裡和在托兒所的活動管理非常困難。他有攻擊性，也會長時間發脾氣。他的判斷力非常差。有一次，趁托兒所教師不注意時，翻過圍籬。當老師抓住他時，卡爾衝到路上和汽車賽跑，因為他說「我比超人還快」。在幾次的攻擊傷害其他同學以及自己造成的危險之後，卡爾的托兒所所長建議他可能需要接受一些托兒所無法提供的教育服務。托兒所所長幫助蘇珊和當地學區的學前兒童主任見面。他們開始對卡爾做多元化的評估，包括進入學校觀察卡爾的上學情形、訪問蘇珊，並做一些相關的測驗。同時，蘇珊也回到卡爾的小兒科醫師那兒，他曾經為卡爾開興奮劑藥物。當蘇珊向醫師述說卡爾的問題時，小兒科醫師建議蘇珊要帶孩子去看兒童和青少年精神科醫師。在學校，老師為卡爾擬定了一份個別化教育計畫。他早上開始進特殊的托兒所班級，然後用交通車載回原來的托兒所吃中餐和休息。老師們都同意繼續帶他，只要有特殊教育團隊持續提供支持。卡爾去看他的新精神科醫師，醫師給他開穩定劑的藥品。在他的新藥以及特殊教育（班級人數少，師生比例小，活動適合他的需求）的協助下，卡爾的狀況開始

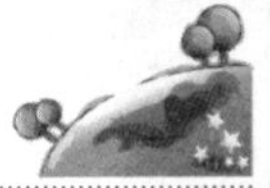

好轉。他的特殊教育教師教他一些管理生氣的技能，例如到教室的一個地方讓自己冷靜下來，並請老師幫助他使他冷靜。這個策略也很成功地運用到他的日間托兒所。 207

卓利，一年級。卓利今年七歲，就讀國小一年級。他經常哭泣，為了一點點挫折就容易生氣。在上學的第一年，卓利的父母約翰和雅曼達應學校老師的要求去學校開會。約翰和雅曼達向學校表示，他們已和心理醫師約時間看診，但是他們認為卓利仍然需要學校的一些協助。卓利的老師也邀請輔導諮商師參與會議，並且他們也為卓利準備了一個教育計畫。輔導諮商師提供了她的辦公室作為卓利有時需要冷靜的地方。假如輔導諮商師的辦公室不方便時，校長的辦公室也列為第二個讓卓利可以冷靜的場所。他們也為卓利建立了一個獎勵的制度。任何時間，假如老師發現卓利可以適當地管理挫折的情緒（例如保持冷靜、用語言表達他的感受），他可以獲得一個星星貼紙。每天學校放學時，老師會把星星貼紙夾在聯絡簿內讓他帶回家，讓家人知道卓利在學校的良好表現。卓利的父母會根據所獲得的星星貼紙數量給他獎勵。卓利的老師計畫用電子郵件的方式，把卓利在學校的任何問題向家長報告。卓利的母親也使用電子郵件向學校報告關於卓利治療的現況、在家裡表現的行為，以及提供他在校表現良好行為回饋的情形。這個計畫實施一個月後，卓利的父母和老師再一次見面。卓利在學校已經很少掉眼淚了，但是仍然容易因朋友關係而感到挫折。他們同意讓學校心理師為卓利做功能性行為評估，以便了解卓利行為的爆發情況。學校心理師發現卓利每當與同學爭執比賽或活動規則時，會爆發沮喪。根據學校心理師的觀察，卓利的輔導諮商師撥時間入班協助，特別是在沒有結構的時間裡，諮商師在活

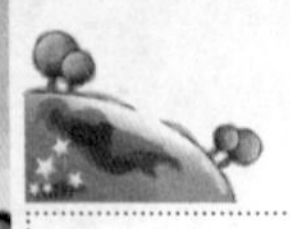

動中引導他。社交技能的訓練也成為卓利和他新的治療師集中練習的項目。

堤莎，三年級。堤莎在七歲時被診斷為輕鬱症，最近又被診斷為非典型的躁鬱症伴隨注意力缺陷／過動障礙。她經常激怒、持續地和同學爭論，漸漸的在同學之間變得聲名狼藉。她
208 常常侵犯同學的空間，以至於在學校裡沒有親近的朋友。她做過智力測驗，雖然智商在平均數以上，功課卻不佳。特別在寫作的作業方面最感困難，也經常沒有繳交作業。家庭作業時間是她每天痛苦的時間。上學一個月之後，沒有任何改善，堤莎的父母應學校老師的要求到校開會。校長也參與會議，因為她曾處理過好多次堤莎在學校運動場上與同學的衝突。他們同意為堤莎做多元化的評估，以便讓她可以接受特殊教育的服務。多元化的評估顯示，堤莎有語言一寫作學習的障礙和明顯的情緒和行為的問題。堤莎開始接受學習專家和職能治療師在資源班的嚴重情緒障礙特殊教育服務。她每天早上在普通班上課，下午到資源班上課。這樣，堤莎可以去資源班老師那裡吃中餐和休息，然後，接受更多的支持協助。職能治療師教導她做手部握筆和打字技能的運動，以改善她寫字的困難（抓握問題）。

海瑟，五年級。海瑟今年十一歲，最近因嚴重的增加爆發情緒、激怒和過度誇張的行為而開始服用鋰鹽治療。她的症狀顯然大都在家發生；她的老師偶然注意到她有咯咯笑的行為。鋰鹽可幫助她減少激怒，思考管理情緒，並可以做一些實質的決定。總之，她在學校情況好很多。海瑟過去在學校總是功課優異，也沒有顯著的行為問題。自從開始服用鋰鹽後，她變得經常要上廁所，也常感覺口渴。海瑟對於每次上廁所都要得到老師允許覺得很尷尬，因此，她的母親告訴老師，特別允許海

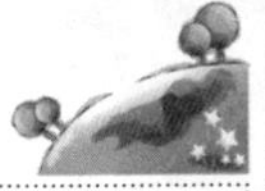

瑟可以安靜地離開教室上廁所。海瑟第一次使用鋰鹽時還曾有過昏睡的情形，特別是在午餐以後。這種情況通常是海瑟的老師讓全班安靜地做作業或默念時發生。在海瑟打瞌睡兩次以上後，海瑟的老師和她的父母會面。後來老師了解打瞌睡是使用藥物的副作用，因此他們協議做一個安排，就是假如海瑟感覺昏昏欲睡或想睡覺時，她可以暫時去醫務室校護那裡。兩星期
之後，昏睡的情形消失了，海瑟又可以很有效率地上比較安靜 209
的課程。

賈克，七年級。賈克今年十二歲，很討厭上學。雖然他可以很容易地了解重要的概念，但是他是個非常沒有組織也是很難完成作業的人。有時，他已做了作業卻忘記要繳交作業。賈克自學校開學以來，激怒生氣的事件急速增加，他的母親克莉絲汀娜懷疑賈克所服用的藥物百憂解（Prozac）是否有效，以及過動藥物（Adderall）是否劑量足夠。她非常訝異賈克的成績平均在六十分左右，因為賈克告訴她成績沒問題，而且老師也沒說什麼。克莉絲汀娜和丈夫法蘭克要求和老師見面開會。因為中學是團隊教學，他們與七年級許多的團隊教學教師開會，包括團隊召集人自然科教師。在賈克的輔導諮商教師（負責學校504條款計畫者，參考表4）的協助下，他們發展了504條款計畫，就是每星期賈克的父母及教師們用電子郵件溝通。法蘭克和克莉絲汀娜在每星期三用電子郵件和賈克的自然科教師聯絡關於遺漏的事情。自然科教師也會和其他教師聯絡，並在星期四回報有關賈克遺漏的作業等，因此，賈克可以在週末以前完成他的課業。這個計畫也特別要求賈克使用作業聯絡簿，每天下午要讓導師簽名，晚上再讓父母簽名。第504條款計畫可以讓許多事很快上軌道。此外，需要對賈克做多元化的

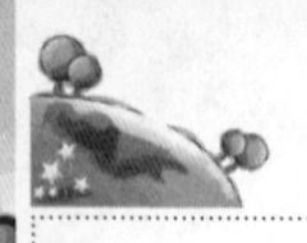

評估。同時，克莉絲汀娜也和賈克的精神科醫師約診，醫師增加了賈克百憂解的劑量，他也建議賈克上學時改服用長效型的過動藥物（AdderallXR），以改善注意力缺陷／過動障礙（例如持續專注寫功課的困難、缺乏組織能力、健忘、分心）。

雪莉，九年級。雪莉的沮喪情緒愈來愈增加，並且有憂鬱痛苦的傾向。自從她和男朋友分手後，她開始變得意氣消沉，她在家裡找到一些非處方藥，吃下過多劑量。這件自殺事件讓雪莉住院五天，出院之後，她開始服用抗憂鬱劑。她的父母非常關切，卻不知道雪莉的憂鬱情況有多麼嚴重，一直到雪莉企
210 圖自殺。在醫療人員的協助下，她開始治療。他們安排一位治療師在出院後為雪莉治療。同時，她也開始接受精神科醫師的治療。雖然雪莉從住院起便使用藥物，她的恢復則才剛剛開始。在雪莉回到學校前，雪莉和她的父母需要再去看輔導諮商教師。他們安排雪莉在前兩個星期只上半天課，等到情況穩定了再上全天課。他們在雪莉上全天課之前，還需要再度見面。輔導諮商教師提供他的辦公室給雪莉，在她需要的時候可以使用。他也同意每天幫雪莉做檢視。雪莉並不希望她的所有老師都知道她的情形，因為她擔心老師們會對她另眼相看（雪莉一向是個好學生，也是老師們寄予期待的學生）。雪莉同意告訴她最喜歡的老師，如此，老師可以就近關照她。

路克，十一年級。路克從來沒喜歡過學校，對於上學總是很不願意。他在家裡幾乎板著臉孔或往外跑，除非他是在外面。他身體健壯，喜歡接近自然。路克在小學時曾被鑑定為閱讀和寫字學習障礙。從那個時候起，路克進入資源班接受個別的輔導。他的哥哥是高材生，目前就讀大學二年級。路克的父母從他讀小學、國中到高中的一年半中，不斷與路克作戰，他

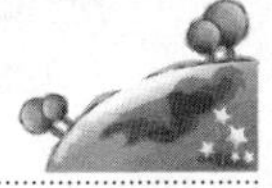

們覺得太累了，對於路克的不完成作業和學業失敗，已不再去注意。他們已準備要放棄了，學校的輔導諮商教師要求路克的父母親到校開會。輔導諮商教師建議路克改變升大學的計畫，成為職業訓練導向的學習。這個計畫是早上到學校上課，下午到工作場所學習職業技能。路克可以和他的同學一起畢業，並學到謀生技巧。輔導諮商教師可以幫他安排找到戶外的工作場所，可能是木工的工作。雖然這個工作並非路克父母對他們小兒子所想像的工作，然而學校的計畫是路克喜歡的，至少目前的狀況比以前好。路克同意去上學，並參與方案的策略。他順利地和同學一起畢業。

並非所有具有情感性障礙的兒童都需要學校提供特殊的服務，但是許多孩子因情感性障礙的症狀需要獲得協助，以適應學校的學習。學校通常是為一般沒有特殊情緒、行為或教育需求的兒童和青少年設計教學的。而情感性障礙的兒童無法適應一般的設計，因為他們有特殊的需求。在學校，支持孩子比較好的方式是了解你孩子的需求、知道可運用的資源、申請適當的服務，以及準備好捲起袖子以處理顯著的挑戰。

在本章前面，我們敘述了一些情感性障礙的症狀可能影響你孩子在學校的功能。作為你孩子的支持者，你的一部分角色是協助發展和要求一個調整的計畫。某些你可能會用到的需求請參考表6。進一步的資訊，請參考閱讀資料和資源部分所提供的網站。

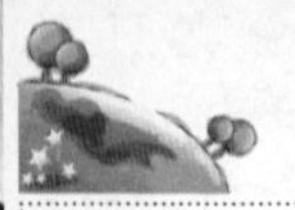

211 表6　一般情感性障礙者相關問題的調適

兒童的問題	調適方法
專注力困難	提供一處安靜的地方工作，允許使用耳機聽音樂。
社會退縮／極度的同儕衝突	在休息和午餐時間，教師提供額外的支持，安排與其他學校人員共處的「特殊時間」。
在缺乏結構化的時間無法持續工作	增加結構化，假如可能的話，發展組成一個伙伴系統。
每天情緒起伏大	在情緒狀況良好時，給予比較挑戰性的活動，增加教師對情緒起伏的警覺性。
藥物引起的頻尿	允許兒童可以使用廁所的次數。
起伏不定的精神	在疲倦的時間給予操作的活動，每天有休息時間，配合孩子精神的改變而設計每天的活動時間。

11 危機處理

作為一家之長，你可能要有處理危機的萬全準備。不幸的 212
是，家有情感性障礙孩子的家庭幾乎都可列出一堆發生的危機。並非所有情感性障礙的孩子都會發生本章所述的危機，但是我們強烈的建議，無論是減少到最小的傷害或是預防危機發生，都要有所準備。

這裡有兩項危機處理的方法必須要熟悉：(1) 面對失控行為（例如暴力）時要確保安全；(2) 處理特別具挑戰性的狂躁和憂鬱的行為。

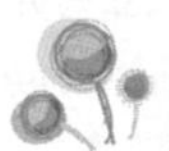

確保安全

對於某些情感性障礙的孩子，可能用不到我們的安全建議；但對其他孩子來說，在情緒狂飆時就很需要。我們建議你要考慮孩子的安全。因此，我們要幫你發展一個安全的計畫和一個預備的安全計畫。

事前考量

假如你的孩子有發怒的傾向，不要等到他的憤怒已無法用安全措施控制的地步。盡可能在情感性障礙症狀發生前，檢視下列可能潛藏在家裡或日常生活中的危機。

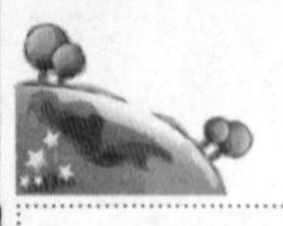

213 ・*刀子*：如何把廚房的刀子藏在安全的地方？可能的方法有把刀子鎖在刀架內、放在可鎖住的櫃子內，或放在可以鎖的廚房抽屜內。

・*槍械*：研究報告指出，把槍械鎖在家裡的一個地方，把彈藥鎖在家裡的另一個地方是不夠安全的。其實，最安全的方法是**把兩者都丟出家裡**（這**不是**反對槍械措施，而是預防的安全措施）。

・*交通*：假如你的孩子無法安全地坐在車內（例如他在移動的車子上要跳出來），你要如何載他？還有其他的大人可以載他嗎？你需要叫警察或救護車嗎？假如交通的安全有問題，你要如何處理？

・*治療式的掌控*：為保護你自身與孩子的安全，知道如何在危險時控制孩子。同時，也要知道使用肢體壓制孩子是不安全的（或者情況會變得更糟）。

・*鎖門*：為其他兄弟姐妹的臥房裝鎖是很重要的，因為兄弟姐妹常常是個案敵對攻擊的對象。兄弟姐妹在家裡需要一個安全的地方讓他們休息。你要讓兄弟姐妹們知道如何開鎖，同時，你也要隨時能把鎖打開。

緊急治療與住院

當卡門七歲的孩子安迪憤怒地抓著刀子威脅妹妹時，卡門處理得很適切。她很快地打電話給住在距離兩條街的小叔傑姆，他願意在必要時協助她。傑姆到達卡門家時，讓安迪很驚訝，他把刀子丟掉，然後跑到廚房躺在地板上又踢又哭。卡門打電話給安迪的精神科醫師告訴他所有發生的事。醫師建議卡門要把安迪送到急診室。卡門之前曾和保險公司聯絡過，知道

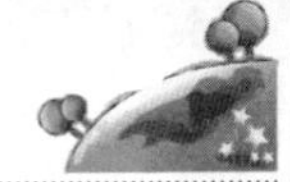

必要時安迪要送哪一家醫院。進一步，她也知道保險公司只能負擔當地兒童或青少年精神科診所的費用（卡門的情況和許多社區相同，一個社區只有一間兒童或青少年精神科診所）。卡門請鄰居照顧安迪的妹妹，然後，讓傑姆和安迪坐後座，帶著安迪的相關醫療資料，開車送安迪去醫院。

卡門處理這件事十分適當，她是在安迪爆發脾氣的情況下 214
處理這件事，因為她事先有準備，因此能按部就班的解決問題。假如你有參考本書前面建議的方法建立孩子的資料檔案，當孩子有緊急狀況時，就可帶在身邊。某些資料，你也應讓學校教師知道，萬一在學校發生危機事件時，比較容易處理。

你的危機資料夾內應包括下列資料：

1. 緊急電話號碼：
   - 能處理孩子或照顧其他兄弟姐妹的家人或朋友；他們日間和夜間的聯絡電話。
   - 處方醫師和治療師；他們上班和下班後的聯絡電話。
2. 醫療的資料：
   - 詳細列出藥物名稱、劑量和服用次數。
   - 藥物副作用的資料及處理方法。
3. 醫院的資料：
   - 醫院的地址（醫院的交通圖）。
   - 保險給付範圍，包括住院者的規定內容。

和警察聯絡

許多社區仰賴警察去處理關於心理健康的緊急事件，在這些緊急狀況中要運用的技巧是廣泛的。你必須知道何時和如何去聯絡當地的警察。當你必須要聯絡警察時，可能是你的孩子

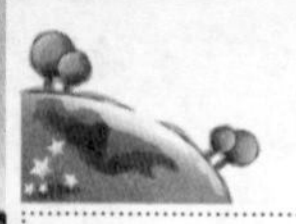

情況比較嚴重。你也需要事先組織一個健康醫療團隊。他們可以給你一些當地可用資源的指引（例如二十四小時的緊急中心）。這樣可能更為恰當，或是讓警察來保護你及你的孩子。

也許你會覺得聯絡警察讓你感到猶豫，特別是你不知道要
告訴警察他們能幫什麼忙。事實上，許多警察部門有管理青少
年的警察，他們主要的功能是服務未成年孩子和他們的家庭。
這些警察擁有高水準的技巧，知道如何和孩子溝通，給予家長
很好的支持。有時，這些人員剛好不方便，你要事先告訴他
215 們，解釋你的孩子有暴力和無法預估的疾病症狀。你可以預
先拜訪或打電話給當地警察局管理青少年的警察。假如你事先
知道緊急狀況，像是你的孩子變得危險而無法掌控時要如何處
理，你會比較放心。

我們無法承受過度的壓力，因此，尋求你的健康醫療團隊提供諮詢，以備掌控像卡門的緊急事件。當地的治療團隊可以告訴你，在你的社區內有哪些資源適合你孩子的需求可加以運用。例如，家長可以因孩子一再有暴力行為而申請法庭介入，但是它不是好的選擇。在社區裡沒有心理健康法庭方案或青少年司法系統，而法庭方案並非治療性的，它同時還有潛在的傷害。

十歲的史蒂芬自出生以來，對母親凱西來說就是很難養育的。史蒂芬的父親有躁鬱症，但未持續治療。當凱西懷孕時，他的躁鬱症發作，對凱西暴力攻擊。結果他們在孩子出生前就離婚了。他的父親從未想要和史蒂芬一起生活，也不關心凱西的感覺。然而，史蒂芬快七歲時，被診斷為躁鬱症。雖然史蒂芬很少和父親聯絡，凱西非常驚訝史蒂芬的攻擊性與父親如出一轍。其中他最不喜歡做的事是服藥，雖然凱西告訴史蒂芬服

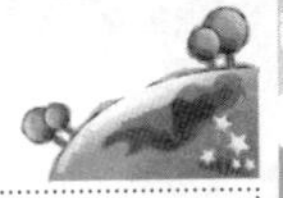

藥對他是多麼重要，史蒂芬卻機靈地把藥藏起來，並未吞下。史蒂芬一再的對凱西攻擊，情緒發飆時還會破壞家中的物品。在一次嚴重的發作中，史蒂芬踢了媽媽的肚子，於是凱西決定打電話向警察求助。她曾一再警告兒子，假如他傷害到媽媽，她是要報警的。這個主意是史蒂芬的個案管理員鼓勵她如此做，此時，她決定如此做。史蒂芬看到媽媽的行動，暫時安靜下來，等到兩位警察到達家裡時，他的情緒就降下來了。

在治療團隊的鼓勵下，凱西控訴兒子的暴行，史蒂芬被帶進少年法庭，並獲得觀護。他的觀護官每星期定期至學校和家裡看他。少年法庭也判他須進入一個憤怒管理的教育計畫方案
中學習。同時凱西也被告知，假如史蒂芬一旦對她有暴力行 216
為，她要打電話給觀護官。

這種資源並非所有的個案或任何地方均可實施。凱西尋求警察協助，並非孩子第一次有暴力時就打電話給警察，而是經過一段長時間的努力和痛苦的決定。她做出控訴是因為史蒂芬的個案管理員對當地的資源十分熟悉，加上當地的青少年司法系統發展得很完善，這些資源的運用能幫助凱西在社區內找尋教育方案，以幫助史蒂芬（觀護制度是由觀護官提供青少年心理健康的服務，並給予情緒管理的課程）。

這個方案鼓勵史蒂芬為自己的行為負責任，並尋求其他可以發洩情緒的適當管道。經過情緒管理課程的訓練，使他認識挑釁往往使他變得更為生氣。他也了解自己經常對著母親發脾氣，而不是尋求母親協助他。在接受觀護之前，史蒂芬也曾治療過，但是效果不佳，因為他不肯為自己的行為負責。史蒂芬開始了解並接受自己的疾病。他知道除非是疾病發作，任何不當的危險行為都是無法被忍受的。結果，他開始自願服藥。這

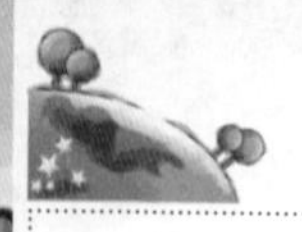

個方法對史蒂芬和凱西非常適當，因為她和治療團隊事先合作，預防所有可能發生的意外，運用的這些資源也都是史蒂芬所需要的。

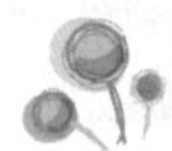

處理具挑戰性的症狀

在本書中，我們提供處理憂鬱症和躁症的建議。因為躁症的發作，包括某些特質，會使家庭陷入危機。這裡我們提供一些特別的建議以管理躁症。

處理躁症

預期措施

對於躁鬱症孩子的家長，最大的挑戰是面對障礙的下一步
217 應該怎麼辦。假如你能認清躁症的早期階段，你可以運用資源以阻止躁症發作。自己別受高亢情緒所影響。當你的孩子躁症發作時，早期的徵兆看起來是好玩或好笑，有時又情緒低落或常發脾氣。你要認清治療的需要並積極找治療團隊幫忙。

避免使情況惡化

在你能力所及的範圍內，避免高刺激的情況，例如參加大型的家庭聚會，如果待到聚會結束會讓孩子錯過上床睡覺的時間。暫時拿開可能會引發孩子不愉快或造成危險問題的特權。例如，如果你的孩子下課後單獨在家，可以安排某個人在家陪伴他。假如你十幾歲的孩子喜歡去大賣場購物而且有現金卡，你最好把它拿走。

朱莉十二歲，在服用綜合性情緒穩定劑後，行為表現良

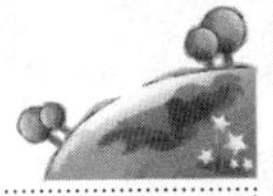

好。她服用一年低劑量的抗憂鬱藥和興奮劑治療伴隨的注意力缺陷／過動障礙。後來母親開始發現她有咯咯笑的行為，並且精力充沛，積極參加活動。她的表現不差，但是母親看到牆上寫了一些字，因此，就打電話給精神科醫師。該醫師曾告訴母親要為朱莉安排看診的時間，醫師為朱莉抽血，以便在下次正式看診時，了解朱莉的藥量使用情形。母親後來也取消了一個原本預計要參加的週末晚宴。

不要爭論

假如早期的躁症發展很快，你要小心處理接下來的階段。不要和你的孩子爭論，她自認為是學校最聰明的人。你不會贏的，得到的反而是不愉快的回應。

回到正常生活

一旦病情發作完之後，要慢慢地回到正常生活。躁症是一種疾病，像其他疾病一樣需要復元的時間。太快急著回到正常生活，容易產生更多的問題。

十三歲的馬克，他的躁症愈來愈嚴重。他變得很難相處，常常爭論，也很衝動，他說的每件事似乎都是誇張不實的。他
的母親珍妮絲想要糾正他的錯誤，但是她記著治療師給她的建 218
議：「當他發脾氣時，不要和他爭論，你不會贏的。」相對的，她盡量在家保持冷靜，並相信為他增加藥物的劑量對他有幫助。珍妮絲渴望盡速回到正常生活，並希望馬克能回到生活的慣常軌道。她知道她需要治療團隊給她支持並引導她回到正常的生活步調。

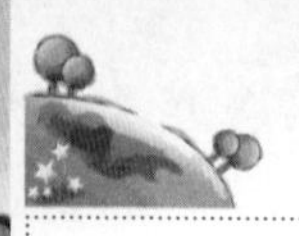

讓過去成為過去

當孩子躁症發作完了之後，不要對他常提及發病時的行為。然而，假如你的孩子拒絕治療並否認躁症是問題時，你才需要提醒他。

安東尼十六歲，由於嚴重的躁症發作加上精神疾病而住院，最近因病情穩定才剛出院。住院之前，安東尼在餐廳工作，他相信自己有特別的力量可以為他的老闆在午餐時提供「任何服務」，他還聽到有聲音告訴他要為市長而跑。現在安東尼已經病情穩定了數個月，因藥物的副作用困擾著他，他決定不再服藥，他認為自己現在很好，沒有任何問題。安東尼並未完全恢復以前正常時的信念和想法，他也沒有辦法控制自己的行為。住院時，醫院的社會工作人員曾告訴他的父親堪那，安東尼的病況不需要再住院，然而他擔心安東尼的病情會因拒絕服藥而復發。由於安東尼院外個案管理人員的協助，他的父親提醒安東尼可能導致住院的問題。事實上，安東尼已不記得發病時的行為，直到父親和他談及這件事。害怕自己在工作上表現尷尬的行為，安東尼願意持續服用藥物。

處理自殺的企圖和威脅

根據亞特蘭大的疾病控制防治中心（Centers for Disease Control and Prevention）的報告，美國每年大約有兩百萬的青少年企圖自殺，將近有七十萬人在企圖自殺的情況下接受藥物
219 治療。自殺的念頭非常普遍——在一年中，大約四分之一的高中女生以及六分之一的高中男生有嚴重的自殺想法。

我們知道具有情感性障礙（憂鬱症和躁鬱症）的兒童和青少年其高危險行為是自殺，包括企圖自殺。我們也知道，情感

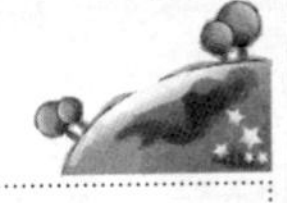

◆家長的備忘錄：自殺的危機和徵兆

自殺的想法和行為大部分發生的情況如下：

1. 在住院期間或出院治療時間
2. 在危機期間
3. 在親近的朋友或親人自殺之後
4. 在好的或壞的生活事件之後

自殺的徵兆包括：

1. 談論死亡或自殺
2. 說再見
3. 寫遺囑
4. 把心愛的東西送人

其他危險的因素包括：

1. 沮喪或無望的感覺
2. 使用毒品或酗酒
3. 衝動
4. 生氣憤怒
5. 身體虐待或性虐待
6. 想要逃離
7. 回想過去
8. 有自殘的記錄
9. 自我完美主義
10. 曾接觸槍械

性障礙（和伴隨的障礙）治療的效果是防止自殺的行為。因此要注意有自殺的想法幾乎是要面臨一場作戰。你要知道自殺

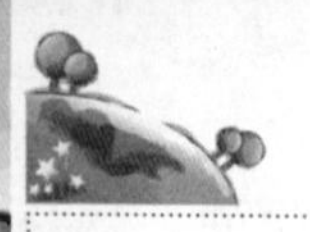

行為的危險因素和警訊。我們需要澄清一般錯誤的觀念，那就是去問一個人是否有自殺的想法會引發那個人企圖自殺。事情剛好相反。你直接去問孩子，你在意的是什麼事，你傳達了你對孩子的關心，並且注意到自殺的想法在孩子心裡是如何的掙扎，因此，可以幫他保持安全。最危險的是忽略了自殺的徵兆（參考上頁家長的備忘錄）。假如你注意到自殺警示的徵兆，你的孩子必須要找心理衛生專家給予協助。

首先，是談論自殺並有嚴重的自殺意圖。自殺意圖如自殘或自傷行為，它不會威脅生命，但是可看出孩子有自殺想法。
220 自殺意圖的例子包括抓傷手腕、吃過多的藥丸（不至於對生命產生威脅，但是藥物過量）。

以為孩子談論自殺是為了獲得注意，這是非常嚴重的錯誤迷思。談論自殺有兩個可能，一是要付諸行動的徵兆，另一個是想要求助。這兩種可能都要注意。要注意孩子魯莽的行為，一個表現出某些危險因素並用危險的方法騎車的孩子，可能是想尋求協助。

假如你偵測出孩子有自殺的想法，你要加強監督。移開一些可能的方法，如藥物和槍。知道如何和何時要送孩子去急診室和住院。和孩子的治療團隊討論這些你在意的事。從治療團隊處獲得建議，著手行動（例如送你的孩子去急診室或危機處理中心）。

我們無法為每件可能發生的緊急事件做準備，但是我們鼓勵你仔細思考你孩子的疾病在家裡可能潛藏的危險、你的資源和社區的資源。假如發生危機時，事先的計畫可讓你頭腦保持清醒。假如孩子的危機行為尚未排除，你能冷靜的將孩子行為的每個步驟一一列出，它也可以幫助你降低危機。

第四部分

幫助你的家人和情感性障礙孩子相處

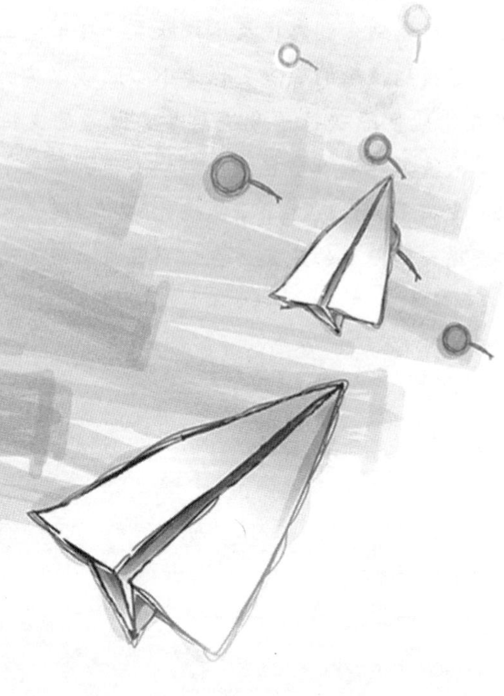

Helping_your_family_live_with_a_mood_disorde

221 我們還沒告訴你，一個情感性障礙的孩子會影響家庭生活的各種情形，從造成正常家庭循環的大混亂，以及成人負責帶哪一個手足出去而導致子女產生的怨恨。經常的，當你在處理更緊急的事件，例如管理孩子的沮喪和狂躁，使孩子有功能運作時，這些問題就像你背著一個燃燒的火爐一樣。以下的章節，我們會告訴你如何在孩子情感性障礙的危機中援救你的整個家庭。

當你日復一日埋首於管理情緒的症狀時，負面的家庭
循環通常發生在家庭與情感性障礙奮戰時，而疏忽了注意。
這些循環是可以避免的，只要家人些微的注意和一些正面的
步驟，如同在第十二章中所說明的。兄弟姐妹常常承受一個
孩子情緒症狀的衝擊。常見的是，他們是脾氣發作攻擊和出
氣的目標。他們最終感到受到忽視及不被欣賞。在第十三章
222 中，我們提出普通情緒反應的警告，你要小心照顧你其他的
孩子，並提供在情感性障礙孩子旁邊無辜旁觀者的支持要
點。最後，在「最後但非最不重要的」部分，我們在第十四
章將聚焦於你。你孩子的情感性障礙能讓你的身心耗盡和枯
竭，我們要你遵循一些簡單的建議，在你照顧每一個人時，
也要照顧好自己。

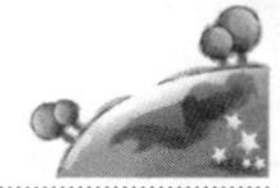

12 情感性障礙的孩子如何影響家庭生活？

直到現在，我們仍在探究你孩子的情感性障礙會如何影響 223
她的生活——在家、在學校以及與她同齡的小孩相處。然而，孩子是住在家裡的。這個意思是孩子的情感性障礙將會對你的整個家庭、手足間、你與你的配偶或是你的伙伴有顯著的衝擊。本章我們要敘述你孩子的情感性障礙會造成的負向循環，以及你要如何用正向的互動來阻止這些循環。特別是，我們要強調如何幫你創造一個平衡點，為你、你的孩子、你的家人，並如何與污名和孤立對抗。

首先，一個重要的警告。事實上，你閱讀本書，表示你很關心孩子和你的家人，你希望每個人無論是個人或全體都是最好的。不幸的是，家中無論是否有情感性障礙者，世界上沒有這樣完美的家庭或完美的家庭生活。你將會盡你所能做到最好，但某些事是無法實現的。你可以過很好的家庭生活，而有的時候沒有那麼好，有時是好的日子，有時是壞的日子，這樣就好了。嘗試去管理及照顧整個家庭，它比總是在自責更為重要。

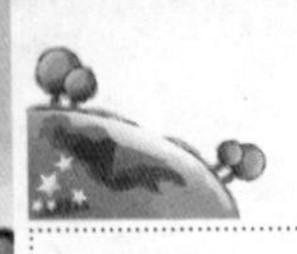
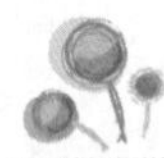

負面的家庭循環

所有有情感性障礙孩子的家庭都是獨特的，且他們在養育情感性障礙孩子方面都經歷過獨特的挑戰。然而，一些模式及
224 經驗對很多家庭來說是很平常的。我們屢次聽到，我們或其他人提及「負面的家庭循環」。這個循環包含了一系列好的意圖行動、消極的反應及受傷的情感。此循環出自Diane Holder和Carol Anderson在匹茲堡大學的一個如何幫助情感性障礙成人的討論議題。我們運用了這樣的想法在有情感性障礙孩子的家庭上。這個循環始於家人試著透過哄誘、一再的保證及保護去幫忙兒童。這些兒童或青少年對於這種方法沒有給予正向的回應。家人做出的反應就是更加努力的嘗試或是撤回。通常每一對父母嘗試不同的方法，且父母的注意力轉移到評論其他父母無效果的解決方法。同時，儘管兒童或青少年感到「免於受罰」的負擔，他也感到更疏遠，而父母會感受到抵制拒絕。在此時，若無介入，那個家庭會深陷這個負面循環——父母對孩子撤回關心或是對他們生氣，或兩者皆是。再一次，父母親扮演不同的角色然後彼此對抗是很常見的。從這一點，父母親常會感到內疚，接著又回到哄誘、一再的保證和保護。那孩子會感到漸增的拙劣、無能和被當作小孩對待。隨著時間過去，父母感到崩潰，不再熱中，但仍會感到內疚或者是生氣。最終的結果是孩子感到疏遠或者過度的保護。這個循環或是循環的一部分，傾向於一再重複，直到顯著的改變去改變它。

湯姆和瑪莎在兒子格列夫還是個嬰兒時開始有些問題。格列夫很難在晚上入眠，當他兩歲時，他開始停止小睡，且總是看起來喜怒無常又易動怒。但是事情真正的開始是，當格列夫

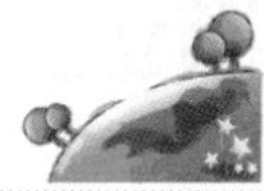

十二歲時，有愈來愈多的易怒期。確信的是，學校的壓力是主要的原因。瑪莎每天下午花時間陪伴她的兒子，幫助他、鼓勵他完成他學校的功課。這個十二歲男孩在下午特別易怒，格列夫覺得他媽媽的努力很煩人，常常無禮又目中無人地對抗她。湯姆覺得瑪莎太驕縱格列夫，他不斷的告訴她遠離，讓格列夫經歷沒完成功課的自然後果。同時，湯姆無法忍受聽到格列夫對他的媽媽如此無禮，他生氣的堅持要他兒子行為規矩點。而格列夫也因他爸爸而感到挫折。湯姆對格列夫缺乏正向的回應且易怒已忍無可忍，他放棄，不再堅持。瑪莎感到沒有支援，但堅持繼續試著幫忙及保護格列夫。隨著湯姆缺乏參與，她開始變得愈來愈不開心，導致湯姆和瑪莎間的爭吵。這些事情一 225
直持續著，當湯姆花更長的時間在工作上避免待在家中，瑪莎感到她與這個家庭正在奮戰。

最後，瑪莎與她教書時的好朋友吐露心聲。她的朋友傾聽她描述格列夫的情緒，並建議或許看治療師對他有益。瑪莎照做了，格列夫被診斷出有循環性情感疾病，並且開始服用鎮定劑。他也開始跟一位治療師進行治療，治療師幫助格列夫建立他自己的管理策略，和幫助他們家庭學習處理事情。之前，瑪莎和湯姆學到典型的嘗試反應模式，對於夫妻而言是很傷害的，更別提他們的意見不合導致無效的養育子女的方法。他們共同發展出兩人都感到合適的策略。湯姆和瑪莎在治療師的幫助下，澄清彼此對行動的正向看法，雖然行動本身和預期情況會有不同的結果。他們也學到了認識彼此的長處。例如，有一些狀況瑪莎比較有能力去處理（她在幫助格列夫協調社交的困境時較有辦法），而湯姆較能掌握其他的衝突（湯姆在幫助格列夫理解和處理他自己的症狀時有豐富的技巧，如同在第九章

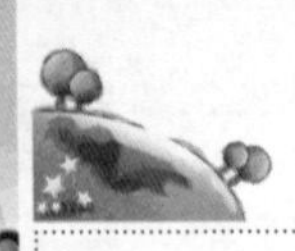

看到的）。現在，格列夫十四歲了，他在學校及在家中的表現都比以前好很多。湯姆和瑪莎彼此互相支持，並相互尊重彼此對待兒子的角色，他們對負向的循環有所警覺，這個負向的循環在任何時候會對孩子的情感性障礙產生家庭的生活壓力。

格列夫的家人提供了一個例子，情感性障礙所造成的負向循環能悄悄的進入一個家庭，弄糟關係以及生活中的所有事物。湯姆和瑪莎有一個基礎穩固的婚姻，他們對孩子堅定並且要給孩子最好的。然而，格列夫的情感性障礙占據了他們的家庭一段時間。認識情感性障礙並開始接受治療的知識打破了這個循環。我們希望閱讀這本書，將能幫助你認識並改正影響你家庭的負向循環。

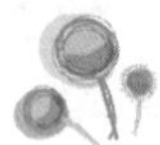

保持平衡

湯姆和瑪莎認清他們家庭正處於一個負向的循環，並採取步驟打破它。這裡有一些額外的觀念，你可以利用它來保持家
226 庭的健康平衡，避免家庭陷入負向的循環中。

對每一個他

阻止負向循環的一部分就是為你自己、你的家人及你的孩子找到一個平衡。如果你認清了每一個家庭成員經歷了不同的事實時，你將更有找尋平衡的能力。認清並接受這些事實，或溫和地幫助他們修正，是一個重要的過程。你的孩子或是他／她的手足喜歡只透過他們自己的觀點去看待事情。

凱文十歲，他的妹妹亞比八歲。凱文抱怨他總是被找碴（因為他對家人不禮貌，屢次被罰不能看電視）。亞比抱怨

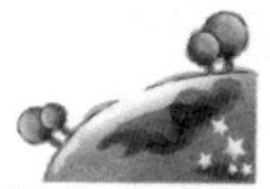

凱文總是用他的方法做他想做的，所以她從未能獲得她所想做的事。

除了家中的孩子看事物的觀點不同外，你與你的配偶也可能會有你們自己的觀點。認識不同的事物可能更能幫助你達成一致的看法。特別重要的是，沒有一個觀點是錯誤的。你可能認為你的孩子需要治療和支持，然而你的配偶可能覺得你的孩子需要一致的和嚴格的規範。你可能將這個觀點詮釋成意見不同，或者，反而承認你們**兩者**都對。你的孩子需要治療、支持、一致的嚴格規範，但你選擇強調支持和治療，但你的配偶認為需要治療，同時也強調一致的、嚴格的規範。

同意不同意

有時，你和你的伙伴可能很直率的不同意一個議題。在那樣的情況下，你將會需要去「同意不同意」。當這件事發生時，我們建議你使用第八章所談到的問題解決步驟，去建立一個父母A的解決評估階段。如果這不管用，接著你同意轉換到父母B的解決方法。如果這也不管用的話，那你們倆就必須一起動腦想想第三個解決方法。

席斯今年九歲，每天早上穿衣服上學是大挑戰。他起床時脾氣暴躁且很難使他有繼續的動作。他的媽媽凱西，每天早上給席斯的穿衣過程，總是用溫和的方式哄他及開玩笑地使他穿上他的衣服。不幸的是，有時會花掉她早上三十分鐘的時間。227
席斯的爸爸覺得席斯已經夠大了，可以獨立自己穿衣服並準備好準時到校。有時，他發現觀看及幫忙某些步驟的過程很令人沮喪。他的方法是威嚇席斯，如果他沒有在限定的時間內準備好，他將會失去一些特權。這方法有時會讓席斯穿衣服快一

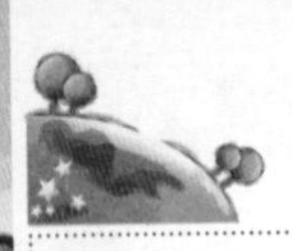

點，但是時常導致他哭泣並喪失他的特權。凱西和提姆因為每日早晨的例行事情常常爭吵。最後，他們把這樣的狀況告訴他們的家庭治療師巴爾醫生。巴爾醫生建議他們必須「同意不同意」。凱西就負責席斯穿衣服的部分，提姆到樓下和另外兩位年紀較大的孩子享用早餐、閱讀報紙、喝他的咖啡。如果這個解決問題的方法執行兩週後，凱西對她的角色感到疲累了，她可以要求和提姆交換。巴爾醫生另外的意見是，凱西和提姆需要清楚地讓席斯知道哪些計畫是要優先處理的，以便席斯能為後果負責。當這個計畫剛提出時，席斯一開始的回應是他「無法」起床。在一個家庭會議中，巴爾醫生建議，如果席斯、他的媽媽、他的爸爸對第一或第二計畫不滿意時，席斯可以提議一個第三計畫。只要席斯的父母親願意去執行他策劃的第三計畫的話，他們可以下次試試看。

記住！障礙並非孩子本身的問題

當你在心中把你孩子的症狀與你的孩子分離之後，家庭便很容易避免陷入負向的循環。就定義來說，幼童期就發生的情感性障礙是在一個人的個性與自我認同完形之前。所以，保持這些概念以清楚地區別可能會遇到挑戰。然而，了解你孩子的症狀及認清他們對你及家庭生活的影響，是會有幫助的。偶爾，重新探討孩子的長處以及孩子在過程中的參與（請看第二章「把敵對的事項列出來」的活動）。

別變成一個分析者

試想你孩子的苦難，**為什麼**他會憂鬱，它是一種自然的反應。要警覺環境中會造成症狀的一些刺激物，這是對你以及孩

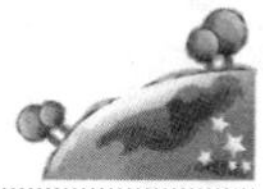

子發展很重要的技能。然而，如果你要了解每一個孩子的狀況，它只會導致挫折或罪惡感。特別是兒童和青少年告訴我 228
們，他們感激父母的支持與關心，但是討厭父母試著要變成他們的「治療師」。記得我們在第八章中敘述的內容分析嗎？如果你盡全力讓你的孩子知道你很關心他的感受，你的孩子之後會比較願意分享他的感受。孩子比較不願意與那些想要窺探每一個細節和了解孩子每天日常感覺的父母做分享。這有助於認清憂鬱並非總是環境因素造成的。事實上，很多孩子告訴我們，他們對於自己的憂鬱感到內疚，因為他們知道他們有一個好的生活，而且也不知道為什麼他們會感到如此的不快樂。

認清所有家庭成員的需求

研究顯示，情感性障礙會在家庭中流傳。這個意思是情感性障礙孩子的父母親，常常也有情感性障礙。當父母帶著他們的孩子來做評估時，常發現這些父母親自己並沒有在治療。對某些父母來說，在檢視診斷孩子時，讓他們發現到自己所經歷的那些問題，也可能來自於自己的情感性障礙。某些父母自己不願意尋求治療，因為他們不喜歡只是去看「任何人」那樣的想法。經由我們與孩子的接觸，他們通常可以透過介紹得到完全符合自己的臨床醫生而獲得好處。最後，在過去有許多家庭曾聽過關於家庭成員接受過無效治療的恐怖故事，那使得他們在自己尋求治療時感到洩氣（即使他們知道正在處理的問題仍然存在著）。當這些父母親尋求給他們孩子的諮商時，治療師就有機會給予這些父母親教育，告訴他們有關當代的治療方法，這些方法在近二十五年來已獲得長足的進步。如果你自己有未經治療的情感性障礙，養育一個情感性障礙的孩子會讓

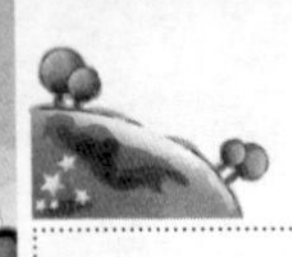

你感到厭煩與痛苦，就像把你的手綁在你的背後，蒙住你的眼睛，放到一個房間的中間，然後告訴你用針別住驢子的尾巴，那是件不可能的任務。

你曾經去定義和避免家庭負向循環的困境，而且你也發展了健康的方法去維持你家庭的平衡，現在這個議題擴展到你家的四面牆壁之外了。

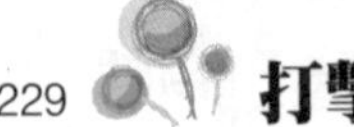

229 打擊污名

不幸的，心理疾病在我們的社會中依舊帶著相當大的污名。你可能有這樣的經驗，由於擔憂你兒子或女兒的行為被人知道，而避免家庭或社區聚會。你也可能因為相同的原因而猶豫，要不要與你的朋友或家庭成員分享你孩子或青少年的疾病資訊。所以你該告訴誰？學校？你的朋友？你的家庭成員？

答案有很多種。告訴誰？如何說？什麼時候可以說？這是一個非常私人的決定。較大的孩子或青少年，不管他們是否有情感性障礙，或是他們有一位情感性障礙的手足，都應該參與這個決定。假如考量安全性，或是你的孩子或青少年在學校需要額外的支持，與學校分享資訊，對你孩子的成功可能是關鍵的一步。你決定要告訴學校的哪個人，可能要依據誰最了解你的孩子，或是誰最能令你感到舒適。依照你的狀況，你可能選擇告訴你孩子班上的導師、孩子的諮商老師或是學校校長。記得，學校的運作就像一個小市鎮，即使你只告訴學校的一個人，無疑的，其他學校的教職員將會知道這個資訊。如果你有特別擔憂隱祕的問題（例如為了手足的理由），你有權利把這個擔憂讓你第一個傾吐的人知道。

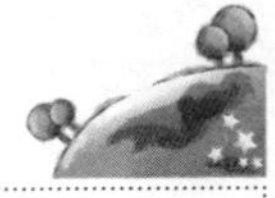

決定是否告訴朋友或家人，在你的部分可能需要很多思考。家庭成員有可能成為你的支持嗎？你有注意到其他家庭成員在相似的問題中奮戰嗎（例如在你女兒開始治療前，你姪兒的行為讓你警覺到女兒的行為嗎）？不像家人，你必須選擇你的朋友，而且你需要朋友作為支持和安慰的資源。告訴你所有的朋友也許並不那麼適當，但是擁有一些了解並支持你的朋友，可能在這一段長跑中對你會有幫助。

最嚴重的污名傷害是造成孤立。所以，除了尋求朋友和家人的支持外，試著聯絡社區資源作為支持。社區機構就像國家心理疾病聯盟（NAMI）在當地的分部，以及當地的心理衛生組織（MHA），它像齒輪連動著前進，提供給心智疾病的個
人及他們的家庭成員支持，而且他們也提供找尋多種資源的協 230
助。此外，全球資訊網上的大量支持也急速的增加。特別是，CABF提供免費線上支持團體（見資源部分有資訊提供如何與社區機構聯繫和網路支持服務）。

我們希望這章可幫助你提高情感性障礙孩子家庭一般所面臨議題的警覺。我們知道優先處理的需要──你在處理其他議題之前，你需要先花些時間去補救孩子在情感性障礙所受到的傷害。一旦你孩子的症狀可以掌控或至少是好轉的，你已獲得協助的重點。然後，你退一步想想，情感性障礙是如何的影響著你的整個家庭生活、你做父母的責任、你自己、你的配偶以及你其他的孩子，這樣做對你是有幫助的。家庭的負向循環常常會在情感性障礙兒童的家庭中出現，但是有一些方法讓你「不再受困」。你可以經由認識這個循環幫助你的家人，為平衡而努力，為那些需要治療的人爭取治療（包括家庭治療），把孩子與障礙區分開來，並取得資源以對抗污名。

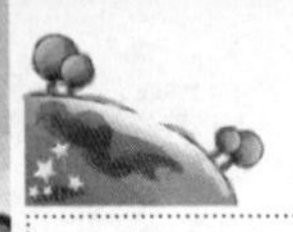

◆我需要申請社會安全補助嗎？

- 社會安全行政部門（SSA）提供社會安全補助（SSI）給身心障礙兒童，其家庭為低收入或資源缺乏者。
- 符合社會安全補助的對象，你的孩子必須要有生理或心理障礙的醫療證明，並註明為嚴重的功能受限。這種狀況必須持續至少十二個月以上，或是終身。孩子無法表現實質的工作能力。
- 兒童符合社會安全補助的資格，也符合醫療補助資格。這是健康方案，提供給低收入和資產有限者。
- 持續的障礙檢查（CDR），十八歲以下的兒童，需要每三年複檢一次，以確定障礙的狀況是否改善，而出生不超過十二個月的嬰兒，其障礙標準以體重過低為依據。

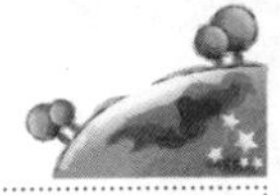

13 如何幫助其他的兄弟姐妹？

情感性障礙兒童的手足常面臨到各種不同的感覺，這些 231
感覺包含的範圍很廣——通常是他們心智有缺陷的手足所引起的。這些感覺從恐懼、憤怒、悲痛，到困窘難堪、寂寞和孤立。這些手足有時會嘗試彌補他們心智上有缺陷的手足，而感到憤恨不滿和沉重，甚至對於自己比較健康而覺得罪惡感。他們也會因為嫉妒、好像自己不受重視的感覺而痛苦掙扎。

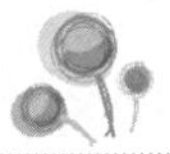

手足之間的衝突

黛比和傑森

黛比現年七歲，在傑森躁症發作時，常常成為傑森攻擊的目標。傑森現在十歲，他從三歲就開始有焦躁的症狀出現。在傑森發怒時，他常常手裡拿棍子追著黛比跑、用椅子丟黛比，也因此造成黛比身上無數的淤青。他們的父母會盡可能地保護黛比，卻沒辦法完全避免黛比成為傑森情緒問題發生時攻擊的目標。有時候黛比會因為太生氣而想要傷害傑森，傑森實在是摧毀太多黛比的東西了。上個星期，傑森才剛毀了黛比的社會科作業，他在黛比做了好幾天的海報上面亂畫。像這個時候，黛比就會報復。黛比的父母對於她在傑森比較冷靜時還故意激

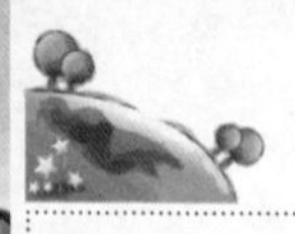

232 怒他的行為感到失望，這常常會讓黛比捲入麻煩，讓她感覺更痛苦。

辛西亞和克洛

辛西亞現在十四歲，她十一歲的妹妹克洛患有躁鬱症。雖然克洛在藥物療法及優秀治療師的治療下，情況已經相對穩定很多。但是她還是不停地在不適當的時間表現出愚蠢的樣子，指使其他同儕，愛對任何事情爭論；相反地，辛西亞是個人見人愛的好學生，她看著妹妹一次又一次地愚弄自己，對於克洛永遠不知道要如何表現適當的行為以及從來不會從錯誤中學習，感到失望和討厭。克洛在學校及公共場所的行為都讓辛西亞感到難堪。她也擔心人們會因為她妹妹的關係，認為她一定也有什麼問題。辛西亞會避免讓同學到她家來，因此在交友這方面她常常感到寂寞、被孤立。為了解決這個問題，他的父母花了很多時間和金錢帶克洛出去。

戴夫和尼克

戴夫九歲，他十四歲的哥哥尼克常常表現出生氣易怒的樣子，大部分的時間都窩在自己的房間裡沒有什麼動力。從戴夫的觀點，他覺得尼克既粗魯又懶惰，但是每個人總是小心翼翼地做很多事，只為了要讓尼克開心。尼克從來不做家事，所以戴夫必須做更多的家事，他對於尼克常常帶給家庭沉重的氣氛而感到生氣不滿，更不喜歡媽媽得常常忍受尼克強烈的憤怒，因此他會盡量不惹麻煩。同時，戴夫也知道尼克沒有朋友，在課業上有極大的困難且不快樂。戴夫對於尼克的觀感很差，在他被邀請參加別人的生日派對或是自己有好的學業成績時，內

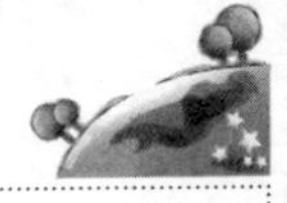

心也會有些許的罪惡感。

喬義和克莉絲塔

當十歲的克莉絲塔帶著兒童餐的玩具進來時，六歲的喬義
簡直不敢相信，為什麼當他在外婆家吃肉餅時，克莉絲塔卻可
以常常去麥當勞？為什麼他不能和媽媽一起出去吃晚餐？喬義
的憤怒轉而成為對他姐姐的辱罵、嘲弄。當他的父母不在時，
他就嘲笑他姐姐是「小嬰兒」、對她做鬼臉，克莉絲塔幾乎每 233
次都會向父母親告狀，最後當然是喬義被處罰。對於喬義來
說，這是一個多麼不公平的生活。

它並非全是負面的

雖然伴有情感性障礙兒童的手足常面臨到各種不同的感覺，但並非全是負面的。當傑森情緒比較穩定時，他其實是很有趣的，常常可以把黛比逗得開懷大笑；如果辛西亞看到克洛在遊樂場上被取笑，她會馬上過去幫她解圍；在尼克心情變得低潮之前，他是個很厲害的鼓手，偶爾他會用他的鼓即興演奏，當他這樣做的時候，戴夫覺得尼克真是酷斃了；有一次喬義在嘲弄克莉絲塔後，聽到她在房間裡說：「為什麼我總是這麼愚蠢？有誰能夠像我這樣愚蠢？連我的弟弟都覺得我是個蠢蛋！」喬義覺得很內疚，他開始絞盡腦汁地想要怎麼做，才可以讓克莉絲塔開心起來。

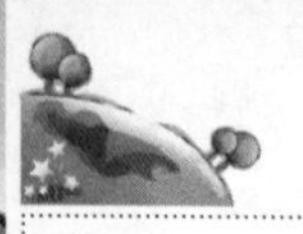

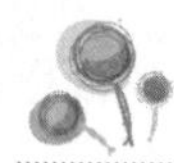

父母親可以做什麼？

首先，父母親必須體認到其他手足也是有需求的，最困難的就是你必須找到你情緒上的資源去解決問題，我們簡要地說明這些方法。回到手足身上，第一步，你必須知道他們也是需要支持的，告訴他們，你知道他們對於兄弟姐妹的困難有所感覺。因為了解到這些混雜或負面的情緒是可以被接受的，而這些是正常、可以預料到的反應，這會讓他們心裡平衡些。幫助手足接受他們兄弟姐妹負面的情緒，同時也可以幫助你自己體認、接受這些感覺。

其次，不論是雙親或是單親家庭，父母必須了解他們並沒有辦法完全滿足每一個家庭成員的需求，尤其是當情感性障礙孩子需要特別照料時，你可能會沒有多餘的心力做其他事，此時，也就是其他手足最需要支持的時候。因此，你必須藉由讓
234 手足和其他大人培養關係來解決這個問題，這些大人可以照料、支持他們，而且是個很好的榜樣，包括學校的輔導老師、傭人、隔壁的婆婆、大哥哥、大姐姐或是父母親的朋友、親戚……都可以擔任這個角色。

接下來有更多的方法可以提供你幫助你的孩子。

認識並處理這些常見的問題

在得知他們的感覺及幫助他們培養與其他大人的關係後，你可以採取一些額外的方法去幫助你的孩子，他們可能需要、也可能不需要下面我們所列的幫助類別，但是閱讀這些資訊會讓你更能察覺其他手足可能面臨的困難，以及你可以如何幫助他們。

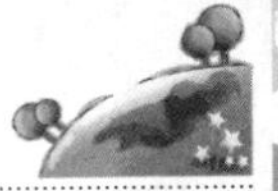

心理治療的需求

全數或半數的手足通常與家庭一同生活成長，也因此他們成為情感性障礙的高危險群，他們情緒障礙的兄弟姐妹併發的一些問題：焦慮、行為失序、學習障礙等，也有可能發生在他們身上。當家庭中某一個成員的症狀特別嚴重時，父母親很容易忽略了症狀較不嚴重的另一位，因此，這些問題可能會隱藏好一段時間。此外，年幼的手足在未到達某一特定年齡時，並不會顯現出症狀，所以家長的責任就是在你發現這些問題時，盡可能地做出適當的處理。發現或接受在所謂「比較健康的孩子」身上發生的情緒問題，可能會特別困難，我們在第十四章裡會有更深入的相關議題討論。

現在十歲、就讀五年級的葛蕾絲是羅柏的妹妹。羅柏現年十三歲，兩年前被診斷患有重鬱症。葛蕾絲以往在學校總是表現得很好，當她帶回她第二學期的成績單時，她的媽媽伊薇感到震驚，相較於之前都是甲或乙的成績，這次葛蕾絲全部得了丙或丁。伊薇馬上坐下來和葛蕾絲談，她了解到葛蕾絲情緒低落，有失眠的問題而且沒辦法專心，伊薇因此聯絡羅柏的治療師，幫葛蕾絲安排其他醫師來幫她做評估。基於這些評估，葛蕾絲開始了治療，而與家長一同協助葛蕾絲的醫師決定要更深 235
入地觀察她，如果她憂鬱的症狀沒有因治療而消去，他們會重新評估藥物治療的可能性。

激怒生氣

當孩子因為有情感性障礙手足而引起強烈、複雜的感覺時，他們通常會表現出激怒生氣，可能表達生氣、憤恨、嫉妒或者是會引起父母親注意的行為。黛比對於傑森的躁鬱症實

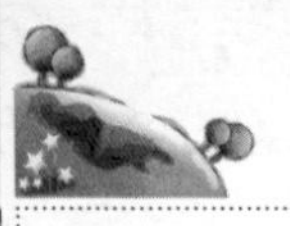

在是很厭煩，但是傑森現在已經穩定很多，表現也很好。傍晚時，黛比的媽媽要求她布置好餐桌，黛比卻只是賴在地上，並且開始尖叫，她媽媽對於她這樣的行為感到驚訝，於是將黛比送回她的房間。在回她房間的過程中，黛比重重地甩了兩個門，很用力地重踩階梯，以至於連地板都在震動，過了一會兒，當傑森拿遙控器轉台時，黛比還用拳頭打他。

手足必須知道他們所面臨到的感覺和情緒（生氣、嫉妒、憤恨……）是正常的反應，也是可以被接受的，但是用不適當的行為來表達這些情緒是無法被接受的。接下來的一星期內，黛比走路時總是重重地跺腳，用不恰當的行為對待家庭其他成員，不斷地被送回房間跟禁足，她媽媽覺得真是受夠了！某個星期六的早上，安妮讓她先生照顧傑森，然後帶黛比去逛街。在度過一個輕鬆愉快的早上之後，安妮和黛比一起去吃午餐。之後，安妮開始問黛比關於她的種種行為，黛比用十分平淡的語氣說：「傑森做這些事情都不會被懲罰，而且都沒有人會注意到我。」安妮和黛比同意她們每個月會有一次一起去吃午餐，其餘的時間，黛比可以和她最喜歡的阿姨共度。除此之外，她們還討論了黛比的感受，安妮告訴黛比，她感到生氣和嫉妒是可以被接受的，但是她並沒有用恰當的方式表達，她也清楚地讓黛比知道，每個不恰當的行為總會有一些後果要承擔。安妮把這些情況告訴傑森的治療師，並且安排他和黛比見面，讓黛比更能了解傑森的症狀是如何地影響他的行為。

手足參與家庭治療或是短期的個人治療，目的在讓其他手足更能了解情感性障礙症狀，並培養出應付情感性障礙手足的技能，這些能使其他手足獲益不少。

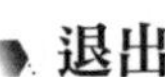

退出

有人選擇爆發激怒，有人卻選擇從家庭生活中退出或離開。有些人是完完全全退出，有些人則是轉移到他們的朋友或校園生活上。對青春期的孩子來說，從家庭生活轉向他們的同儕是可預期的結果，也是發展中很重要的一部分，關鍵在於你的孩子不會退出太多，或是因為在家中感覺自己沒有價值，不被支持而退出。

九歲的戴夫對於總是得小心翼翼、不要引起尼克情緒的這件事感到厭煩，因此，戴夫愈來愈常花時間待在他自己的房裡，他從不會要求他媽媽帶他出去，因為戴夫不想打擾她。戴夫盡可能地把時間花在和鄰居的小孩相處上，這樣他就可以不用待在家裡。戴夫的爸爸開始注意到戴夫待在自己房裡的時間愈來愈長。某天下午，父親敲了戴夫的門，當爸爸問戴夫他的狀況時，戴夫開始邊哭邊述說他的挫折和寂寞。爸爸做的第一件事，就是告訴戴夫保護媽媽不是他的責任，然後他們開始列出一些他可以和戴夫共同進行的活動，而這些活動可以讓戴夫過得更好一些。他們列出的活動包括一些休閒活動，像是童子軍、課後的西洋棋社團。經過了這些討論之後，戴夫的父母認為讓尼克的治療團隊知道他持續的激怒和對家庭生活的衝突是很重要的。

維持安全性

在某些個案中，手足的安全是個很重要的議題。患有躁鬱症兒童的手足，常常成為攻擊的目標。有時候他們對於可能受到傷害而感到懼怕，同時也會擔心他們的東西被摧毀。對此事有幫助的措施，包括在房門裝上鎖（基於安全的顧慮，父母也

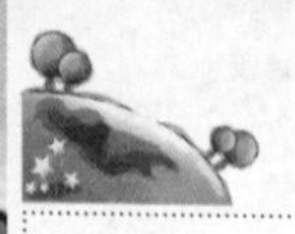

要隨時都能取得鑰匙），提供有鎖的盒子或其他可以放置重要物品的地方。父母親必須和孩子一起討論在他們感到可能受到傷害時，他們能去哪裡，還有他們會做什麼。讓孩子知道，不論是身體上或是情緒上，父母親都很關心他們的安危。

黛比時常對傑森感到恐懼，她害怕傑森會傷害她，而傑森的尖叫聲也讓黛比感到十分緊張。最後，黛比告訴她的父母，她想要有一個安靜並且讓她感覺很安全的地方。他們已經在黛比的房門加上了鎖，又決定在她的壁櫥門上再加上一個鎖。他
237 們放了一些枕頭、小收音機、燈、在壁櫥的門上貼上壁報紙，使它成為一個閱讀的小角落，當黛比需要時，就可以待在那裡。

社會孤立

情感性障礙兒童的手足由於種種不同的原因，會變得孤立：

- 因為困窘難堪，而不去結交朋友。
- 因不想讓家庭被冠上污名，避免談論自己的家庭生活。
- 不想要參與活動，避免成為負擔。

撇開原因不說，這些孩子最後會變成沒有交友圈，也不想參與活動。家長可以提供較安全的交友方式（例如密切地監督；在情感性障礙兒童去外婆家時，讓其他手足可以帶朋友來玩），並且確定他們在外要參與一些活動。

十四歲的特麗莎有一個患有躁鬱症的弟弟——史考特。自從一年前，特麗莎的弟弟緊緊抱住她的朋友，並且抓她的胸部之後，特麗莎再也不敢邀請朋友到家裡。特麗莎想，假如她談到弟弟的事，她的朋友肯定會覺得她是怪胎。所以她只是靜靜

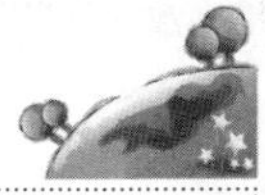

地聽，什麼話都不說。當她的弟弟開始表現比較好之後（一種非典型抗精神藥物加入他的治療後，他的情緒穩定很多），特麗莎的父母注意到她有很多的時間待在外面。當他們問她是怎麼一回事時，她只是聳聳肩，解釋說她擔心朋友會離去。儘管史考特有很大的進步，他仍然有過動的現象且有不恰當的插嘴。特麗莎的父母非常在乎她的感受，並與特麗莎討論可以用什麼方法和朋友相處，後來他們決定讓特麗莎安排一些戶外活動（去購物商場、看電影、溜冰等），這些活動特麗莎的父母都可以提供接送，是很好的解決辦法。

確立手足的角色

健康的手足在家中自然地被賦予「健康孩子」、「和事老」、「保護者」的角色。手足們需要獲得父母親的支持和協助，家長也必須了解孩子的角色是什麼，並且避免讓孩子承擔 238
不必要的工作。手足在家中唯一的角色就是鼓勵他們做健康的孩子，成長並補足他或她在成長發展上的需求。這些就足夠讓任何一個兒童或青少年忙碌了。

溝通

情感性障礙兒童的手足抱持良好的溝通管道是很重要的，定期與他們談話。傾聽，不要糾正什麼。給他們一些正面的回饋。回顧第八章我們討論的「溝通」，並且重新思考要如何應用到你的家庭中。

作為一個情感性障礙兒童或青少年的手足，因許多的理由會讓你感受到壓力。受限於家裡的時間和經濟資源，手足常因

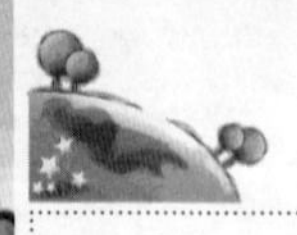

為他們的需求較不受重視而感到痛苦。手足面臨到的挑戰可能是短期的、一時的（如何讓自己在攻擊行為發生時安全度過？），或是長期的、持續的（如果有人總是呈現易怒的狀態，並且毫不猶豫地發洩在你身上，你要如何處理和這種人相處的壓力？）。作為家長，你必須幫助手足了解他們的感覺；常常跟他們談話；家裡以外，幫助他們找到一個關心他們、願意聆聽他們的人；讓他們多多接觸有益的活動；如果有需要的話，讓他們也接受一些治療；最重要的是照顧好你自己，這樣你才能成為一個對所有孩子最好的家長。

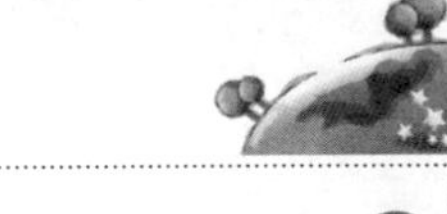

14 如何照顧自己？

作為一個情感性障礙孩子或青少年的父母，你可以因這樣 239
的工作而結束你的難題。你可以專心關注並努力幫助你的兒子或女兒，去管理孩子的行為和保持家中安寧，去促進一個正常的、健康的家庭生活。當你感到自己精神並不是很好或精疲力竭時，或者當你儲備好能量和希望卻被某件事破壞了，你可以自我調適。本章是為了你而寫的。不是因為你是治療的指導者、行為管理的專家、損害控制的藝術家、戶長，而是因為你和情感性障礙的孩子與其他家人一樣，也需要關心與支持。也許你只有一點剩餘的時間，或是你完全沒有時間，你必須要先照顧好自己。畢竟，如果你耗盡自己的資源，你就無法照顧任何人或事。

我們認識的許多父母曾對我們述說那些恐怖的時刻，他們終於可以在狂躁的日子裡暫停一下並深呼吸。他們真正感覺到不只是內心煎熬，還心痛地孤獨。我們希望從現在開始，你要知道你不再孤獨，有許多家庭也像你一樣面對著這樣的問題而努力奮鬥著。父母們通常會經歷到內疚、無力感、否認、生氣（對自己、對配偶、對他們的父母、對學校、對精神科醫師、對全世界、對上天、對那些開車經過他們前面的人）、焦慮、害怕、不確定、混亂、自責、羞愧。透過這本書我們希望能幫助你：

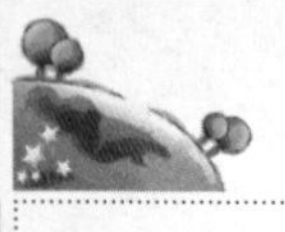

- 不再內疚
- 變得有能力
- 240 接受事實並開始採取行動
- 疏通憤怒的管道
- 獲得工具以舒緩焦慮與害怕
- 排除一些不確定的想法並接受不可避免的事
- 減少迷惑感
- 停止責難（自己或其他人）
- 克服羞愧及恥辱

讀完本章，複習之前的章節，然後再一次閱讀這個清單，看看自己如何運用我們的建議去達成這些目標。

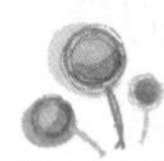

抗拒孤立

作為父母親最大的危機就是孤立。假如你沒有獲得幫忙或支持，幾乎任何問題都不能克服。情感性障礙孩子的父母可能會這樣，如果有個患了心理疾病的孩子，任何事都需要較大的實質協助和心理支持，當無法獲得這些協助時，就會變得孤立。孩子的行為引起的難堪、某些「幫助式」的建議（如「建立好的家教就能解決問題」）對你造成的傷害，以及心力交瘁，這些都會讓你在對抗情感性障礙的戰鬥中，遠離了朋友、親戚和支持的伙伴。也許，你覺得自己沒有時間與大家在一起，而那些人正是可以傾聽你的敘述、讓你笑或是讓你感到好一些的人。或是，可能你的朋友網絡很大或是家人就住在附近，但是在你最需要協助時，卻沒有一個人可讓你信賴並幫助你。這種孤獨是真實的或感受深刻的。任何一種情況，對你的精疲力竭，都是一個增添的消耗。

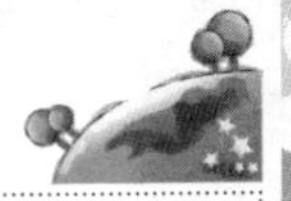

所以，你要從哪裡開始？想一想誰是你網絡中最近的聯絡人。你能找到任何一個給你資源的人嗎？你有方法建立自己的網絡嗎？你聯絡過社區的政府機關去找支持的父母團體嗎？你隸屬於一個教會、猶太教會、清真寺且能得到支持嗎？你能取得網路線上的支持嗎？最重要的是，就是不要孤立，採取行動，找到需求相似的一些人，並且成為別人的支持者。

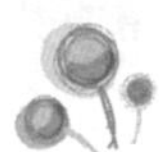

符合你的需求

241

如果你像大部分情感性障礙孩子的家長，你可能從未想過你自己的需求。不必驚訝，你孩子的需求通常是首先考慮的。但是重要的是，你也要考慮自己的需要。就像之前我們談過的，這是一個馬拉松耐力的考驗，不是一個短距離賽跑。你需要維持你的情緒和能量水準，為的是要有蓄積的能量去面對你的情感性障礙兒童或青少年。

喘息照顧

每個父母親都需要休息的機會——去散步、走路或慢跑（之後可以有更多一點的運動）、小睡、出差、讀一本書或花時間與朋友或與其他孩子相處。喘息照顧就是提供這些休息。非正式的喘息照顧可透過朋友或家人來幫忙照顧孩子，或是正式的喘息照顧是透過政府機關辦理安排幫忙照顧孩子。依據你住的地方，獲得喘息照顧的機會可能有所限制。如果你沒有辦法透過朋友或家庭成員而獲得喘息照顧，你可以詢問你的治療團隊成員或聯絡當地機構。根據你的狀況和可利用的資源，喘息照顧可能包括某人帶你的孩子去參與一項數小時的活動；或

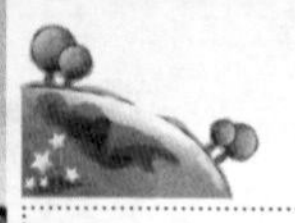

你的孩子離家過夜一個晚上或一個週末。記得，喘息照顧的設置應該符合你的需求，以及你孩子的需求。

分擔父母的職責

某些父母的職務是簡單而有趣的；有些人可能是挫敗和困難的（限制激怒的情緒和嘗試輔導沮喪的青少年；幫起床暴躁又不肯上學的孩子穿衣，簡直會讓你抓狂）。所以父母需要共同分擔痛苦並一起克服。

保留一些時間

養育一個特殊需求的孩子（情感性障礙孩子，無疑的具備了這個資格），父母之間關係的經營是很困難的。除此之外，在治療和管理上也是潛在的爭論議題，而時間是重要而有價值的調整機制。不要忽視彼此照顧孩子的關係，你的配偶或養育
242 伙伴是重要的支持與協助的資源。要珍惜這種關係。要找時間單獨共處。安排時間會面——哪怕只是在家裡客廳看一片租借的影片。假如在你孩子的治療上發生衝突，尋找父母諮商者幫你協調。如果你有一些無法解決的矛盾，尋求夫妻關係治療。你個人和親密者的關係是保持健康和快樂的一部分，當你是健康且快樂的，你就會是一個好的父母。

加比自從七年前妻子過世，就獨自養育他的兒子和女兒（現在十三歲和十歲）。他必須努力工作以幫助女兒得到良好的治療和學習良好的克服技能，以管理憂鬱及焦慮的情緒。莎拉從七歲起就開始服藥治療並持續看同一位治療師。她的治療師也提供加比支持及諮商。當加比遇見瑪格麗特時，他不確定這段關係可以維持多久。當他介紹瑪格麗特認識他的孩子前

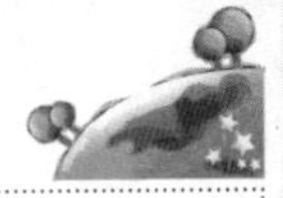

很猶豫，但最後他還是決定介紹了。當加比與瑪格麗特關係愈來愈好時，瑪格麗特開始發展與莎拉和傑米的關係，加比把他與瑪格麗特的關係告訴了治療師。一開始，治療師便很支持他與瑪格麗特的關係，並且當加比提出了和瑪格麗特結婚的想法時，治療師很開心。治療師告訴加比，她已觀察到自從瑪格麗特進入他們的生活以後，只有正向的改變。莎拉與一位女士的親密關係獲得了益處，就連傑米也是。而加比看起來更快樂，也較少壓力了。治療師告訴加比，她認為婚姻將會鞏固並加強一件已經很好的事（雖然當父母再婚時，總會有一些需要適應的地方）。

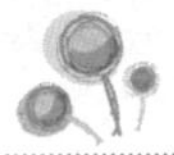

成為一個好的壓力管理者

成為一個好的壓力管理者，第一步是實際評估你自己可以處理多少壓力，且能維持你自己的健康。有一些人透過持續的活動，然而，有一些人需要大幅的和平和安靜的日子。任何的形式都沒有對或錯。最重要的是去了解你自己，及你能做些什麼以符合你自己的個性。

所以花些時間思考你適合哪些連續性的工作。如果生活中
你有太多壓力，你能找到一些方法簡化嗎？沒有一個特別的公 243
式可把它做得最好。這得依照你的生活型態及需要。以下是一些做法供你參考。記得，哪些要保留及哪些該去除，決定在你！

1. 試著改變你或配偶的工作時間表，你能
   (1) 減少你的工作時數嗎？
   (2) 彈性地工作嗎？

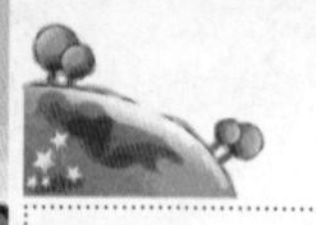

- 早一點出門工作，早一點回家？
- 晚一點上班，以減少一點早上的混亂？
- 工作四天較長時間，獲得一天休假？

2. 分配家裡的工作。
3. 檢查你孩子的時間表，是否排得太滿？
4. 優先排列你的工作清單，某些清單內的項目是否可刪除？

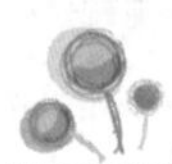

免費的藥物

管理壓力最重要的部分是照顧好自己。我們喜歡把我們在這兒討論的健康行為清單稱為「免費藥物」。我們指的是，這些行為不必花錢也沒有副作用，這些研究已被證實對你的心靈健康有好處！

1. 養成良好的睡眠習慣。
   (1) 獲得充足的睡眠。
   (2) 每天固定時間起床和睡覺。
2. 吃得健康。
   (1) 吃均衡的餐食。
   (2) 吃營養的點心。

   這有益於全家人，不只是你會健康，你的孩子也會有好的食物選擇價值觀。這不僅幫助抑制饑餓引發的易怒，並能防止藥物治療所引起的增重。
3. 規律的運動。
   (1) 研究顯示規律運動對心情及心靈健康有益。
   (2) 找到有趣的運動方法與你的家人一起運動，或稱你的運動時間為「我的」時間。

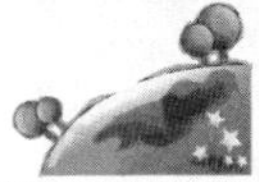

4. 為你的家人計畫有趣的活動。
5. 維持你的支持系統。在本章前面我們談到建立你自己的支持網絡。一旦你有了一個支持網絡，記住要保持它。邀請朋友喝一杯咖啡或者與你的姐妹一同去看場電影。
6. 寫日誌。研究顯示寫作是一個抒發負面情緒的好方法，對問題可獲得不同的看法。
7. 認識心靈在生活中的角色。
   (1) 祈禱、沉思或花些時間安靜地思考，把它成為每日例行的一部分。
   (2) 如果在你傳統習俗裡這是令你感到自在舒服的一部分，可參加一些宗教組織。以信仰為基礎的社區可以提供支持給各階層有特殊需求的家庭。
8. 保持你的幽默感，笑可幫助你：
   (1) 紓解緊張。
   (2) 解除你與孩子或青少年之間互動的困難。

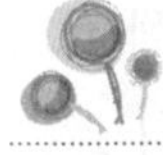

保持希望

你要用盡每一個可能的治療選擇，這是不可能的（特別是新的治療總被認為是有效的）。讓壞的日子過去，它不再是新的事實。利用你的心理衛生團隊和支持的網絡來指引你。記住，當你在閱讀時，新的治療方法又出來了。

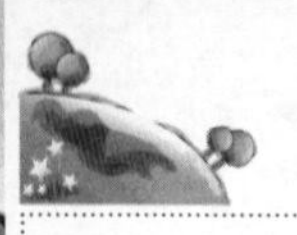

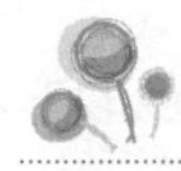

避免受難

你要盡你所能當最好的父母，你必須對自己好一點。別折磨自己，你的孩子需要你！田雅有一天開車到學校拿她兒子的數學課本時，她感覺自己精疲力竭，在來回學校的路上，不斷地尖叫與哭泣。田雅很盡力想把事情做好，作為一個單親家長，她必須管理並猜測衛爾會不會有大問題。她帶他去做很好的評估和治療，並且開始每隔一星期參加家庭治療課程。田雅重新排定她的工作時間，以便能補足時間而不被扣薪水。如果
245 她的薪資縮水了，他們將無法負擔生活費及新的費用（治療的部分給付、藥費、付給當地健康俱樂部的會費，健康俱樂部是田雅、衛爾和姐姐翠西能一起享受的活動地方）。現在衛爾告訴她，他的代數很差，如果他沒有數學課本可以讀的話，星期五的測驗他將會考不及格。

田雅在晚上深思了很長一段時間，她對自己發脾氣與感到挫折覺得很訝異。如果她無法處理並克服家庭的狀況，她不知道她還可以做什麼。但她確切的知道，事情不能再這樣下去。隔一晚，田雅租了一部影片給衛爾和翠西看，爆了一些爆米花給他們，然後鄭重地告訴他們要待在客廳，接下來的兩個小時不要來吵她。她洗了一個熱水澡，給自己倒了一杯新鮮清涼的飲料喝，並沉浸在浴缸泡泡中。一小時後，當她身上的肌肉放鬆了，她才出浴缸，開始寫她的日記。田雅在大學時曾寫過日記，但二十年來，她不再寫下任何日記。田雅開始列出所有她的責任清單。接著，她在第二張紙上畫了五個欄位。她標示著**田雅**、**衛爾**、**翠西**和**羅杰**（她的前夫），還有**其他人**。然後她又再一遍的寫她清單上的責任。這一次是寫五個欄位，直

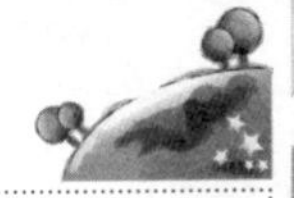

到每一個欄位都有一個或一個以上的項目。田雅排練了她明天要跟衛爾、翠西、羅杰，還有她的媽媽要說的話。她的媽媽被分配了數項任務在「其他」的欄位中。她告訴樓下的孩子們該是睡覺的時間了，並安排明早開一個家庭會議，以檢視新的計畫。田雅那晚睡得很熟，這幾個月來她從來沒有過這樣的放鬆。

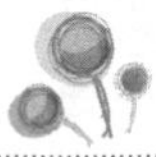

認清負面情緒

認清與接受你有時會有憤恨或生氣的情緒。你可能感到很憤怒，因為你的配偶整天在外面工作，而你卻必須面對帶孩子的挑戰。你可能面對每日的挑戰而感到生氣、疲倦或是真正的病了。接受你的感覺。與其用大量的精神去隱藏這些感覺，倒不如了解它並擬一個計畫去面對。從寫日誌或與你的配偶、治療師或某位網絡中的支持者討論你的感受，你會獲得很不一樣的想法。

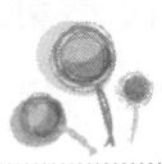

將衝擊減到最小 246

當你處在危機狀態，你無法避免孩子的狀況「占據」了整個家庭生活。然而，當你不在危機狀況時，你要盡可能將焦點轉移到所有家庭成員的需要上。除了你的孩子和他的症狀外，要注意、關懷與關心手足、配偶和自己。

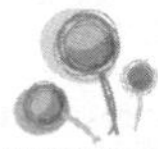

悲傷

在懷孕或等待撫養孩子的期間，你可能會有白日夢想像孩子將會變得怎麼樣。她會喜歡做什麼？他擅長什麼？她長大後

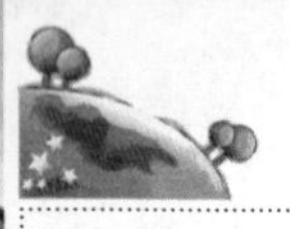

會做什麼？他會長得像誰？沒有一個人會想到，「我想知道我的孩子需要什麼綜合藥物治療？」或「我將如何在一年內每星期去做兩次心理衛生的診療？」

這些父母在知道孩子確定是終生的、遺傳上的疾病時，他們的內心會非常難過。你希望孩子健康，就需要為他計畫規律的治療和每天服藥。在每一個發展階段（例如國中及高中的轉銜、畢業），你知道要提醒自己，你的孩子是不一樣的。每次當你的孩子做發展轉銜時，給自己時間、允許自己去感受傷痛。

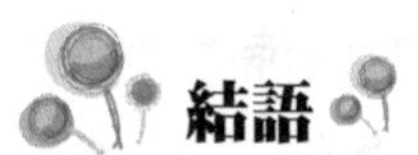

結語

在本章，我們強調照顧自己的重要性。很多次我們提到思考你的生活就像是馬拉松長跑，而非短距離賽跑。跑一場馬拉松需要好的教練、好的狀況以及好的態度。如果你需要讓你變得積極樂觀，有能力做個父母，別猶豫尋求幫助。照顧好你自己的心理與身體。這能幫助你及你的孩子。保持希望，投資你自己和你的孩子將會變得不一樣。

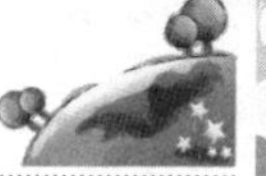

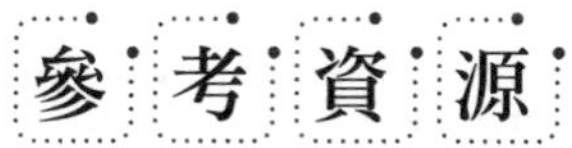

參考資源

書籍

憂鬱症

兒童用

Dubuque, N., & Dubuque, S. (1996). *Kid power tactics for dealing with depression*. King of Prussia, PA: Center for Applied Psychology.

青少年用

Cobain, B. (1998). *When nothing matters anymore: A survival guide for depressed teens*. Minneapolis, MN: Free Spirit.

Copeland, M. E., & Copans, S. (2002) *Recovering from depression: A workbook for teens*. Baltimore: Brookes.

Irwin, C. (1999). *Conquering the beast within: How I fought depression and won . . . and how you can too*. New York: Random House.

Koplewicz, H. S. (2002) *More than moody: Recognizing and treating adolescent depression*. New York: Putnam Press.

家長用

Dubuque, S. (1996). *A parent's survival guide to childhood depression*. King of Prussia, PA: Center for Applied Psychology.

Seligman, M. E. P. (1996). *The optimistic child*. New York: HarperCollins Publishers.

成人用

Beardslee, W. (2002). *Out of the darkened room: Protecting the children and strengthening the family when a parent is depressed*. Boston: Little, Brown.

Copeland, M. E. (2001). *Living without depression and manic depression*. Oakland, CA: New Harbinger.

Greenberger, D., & Padesky, C. A. (1995). *Mind over mood*. New York: Guilford Press.

Whybrow, P. *A mood apart*. New York: HarperCollins Publishers.

躁鬱症

兒童用

Child and Adolescent Bipolar Foundation (CABF) and Depression and Bipolar Support Alliance. (2003). *The storm in my brain*. Wilmette, IL: CABF.

McGee, C. (2002). *Matt the moody hermit crab*. Nashville, TN: McGee & Woods.

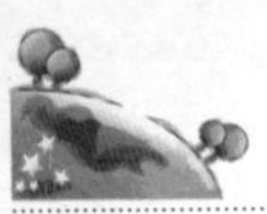

青少年用

Summers, M. A. (2000). *Everything you need to know about bipolar disorder and manic depressive illness.* New York: Rosen.

青年用

Simon, L. (2002). *Detour.* New York: Simon & Schuster.

家長用

Findling, R. L., Kowatch, R. A., & Post, R. M. (2003). *Pediatric bipolar disorder: A handbook for clinicians.* London: Martin Dunitz.

Geller, B., & Del Bello, M. P. (Eds.). (2003). *Bipolar disorder in childhood and early adolescence.* New York: Guilford Press.

Papalos, D., & Papalos, J. (2002) *The bipolar child.* New York: Broadway Books.

Waltz, M. (2000). *Bipolar disorders: A guide to helping children and adolescents.* Sebastopol, CA: O'Reilly & Associates.

成人用

Hinshaw, S. P. (2002). *The years of silence are past: My father's life with bipolar disorder.* Cambridge, UK: Cambridge University Press.

Jamison, J. R. (1995). *An unquiet mind.* New York: Knopf.

Miklowitz, D. J. (2002). *The bipolar disorder survival guide.* New York: Guilford Press.

親職議題

Faber, A., & Mazlish, E. (1998). *Siblings without rivalry.* New York: Avon Books.

Faber, A., & Mazlish, E. (1999). *How to talk so kids will listen and listen so kids will talk.* New York: Avon Books.

Reivich, K., & Shatte, A. (2002). *The resilience factor: 7 essential skills for overcoming life's inevitable obstacles.* New York: Random House.

精神障礙

Faraone, S. V. (2003). *Straight talk about your child's mental health.* New York: Guilford Press.

Greene, R. (1998). *The explosive child.* New York: HarperCollins.

Koplewicz, H. (1996). *It's nobody's fault.* New York: Times Books.

醫藥

Wilens, T. E. (2001). *Straight talk about psychiatric medications for kids* (rev. ed.). New York: Guilford Press.

補充介入

季節影響的障礙

光線箱

www.nmha.org/infoctr/factsheets/27.cfm

Rosenthal, N. E. (1998). *Winter blues.* New York: Guilford Press.

營養介入

EMpowerplus

1-888-878-3467

www.truehope.com

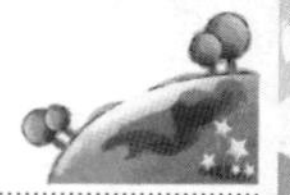

Omega-3 Fatty Acids
1-800-383-2030
www.omegabrite.com

副作用的管理

尿床

遺尿警報器
1-877 331 2768
www.dri-sleeper.com

一般的資訊
1-800-214-9605
www.bedwettingstore.com

體重管理

兒童心理和生理衛生資訊
經由兒童、青少年和家長個別的領域
www.kidshealth.org

全國性組織

兒童和青少年躁鬱症基金會
1-847-256-8525
www.bpkids.org

憂鬱症和躁鬱症支持聯盟
1-800-826-3632
dbsalliance.org

青少年犯罪躁鬱症研究基金會
www.jbrf.org

國家心理疾病聯盟
1-800-950-6264
www.nami.org

全國心理衛生協會
1-703-684-7722
www.nmha.org

學校計畫

兒童和青少年躁鬱症基金會
www.cabf.org/learning

Packer, L. E. *Classroom Tips for Children with Bipolar Disorder*
www.schoolbehavior.com

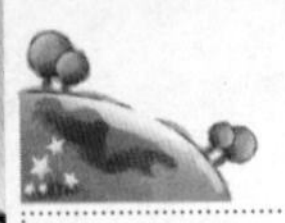

憂鬱症兒童和青少年家長資訊和學校計畫的概念
www.redflags.org

州教育廳
www.nasbe.org/SEA_Links/SEA_Links.html

治療式住宿學校：
全國治療學校和方案協會
www.natsap.org

美國教育部
www.ed.gov/index.jsp
www.ed.gov/pubs/edpubs.html

Wright, P. W. D., & Wright, P. D. (2002). *From emotions to advocacy: The special education survival guide.* Hartfield, VA: Harbor House Law Press.
www.wrightslaw.com

政府補助的安全收入

www.ssa.gov/notices/supplemental-security-income

伴隨障礙情況

注意力缺陷／過動障礙

Barkley, R. A. (2000). *Taking charge of ADHD.* New York: Guilford Press.

Parker, H. C. (1999). *Put yourself in their shoes: Understanding teenagers with attention deficit hyperactivity disorder.* Plantation, FL: Specialty Press.

對應反抗的障礙

Barkley, R. A., & Benton, C. M. (1998). *Your defiant child: Eight steps to better behavior.* New York: Guilford Press.

焦慮障礙

Rapee, R., Spence, S., Cobham, V., & Wignall, A. (2000). *Helping your anxious child.* Oakland, CA: New Harbinger.

強迫症障礙

Chansky, T. E. (2000). *Freeing your child from obsessive–compulsive disorder.* New York: Crown.

Waltz, M. (2000). *Obsessive–compulsive disorder: Help for children and adolescents.* Sebastopol, CA: O'Reilly & Assoc.

飲食障礙

Pipher, M. (1995). *Hunger pains: The modern woman's tragic quest for thinness.* New York: Ballantine Books.

亞斯伯格症

Ozonoff, S., Dawson, G., & McPartland, J. (2002) *A parents' guide to Asperger syndrome and high-functioning autism.* New York: Guilford Press.

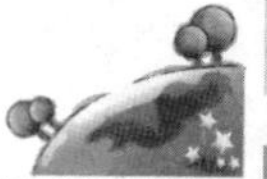

參考文獻

第 1 章

Findling, R. L., Kowatch, R. A., & Post, R. M. (2003). *Pediatric bipolar disorder: A handbook for clinicians*. London: Martin Dunitz.

Lewinsohn, P. M., Klein, D. N., & Seeley, J. R. (1995). Bipolar disorders in a community sample of older adolescents: Prevalence, phenomenology, comorbidity, and course. *Journal of the American Academy of Child and Adolescent Psychiatry, 34*(4), 454–463.

Weissman, M. M., Bland, R. C., Canino, G. J., Faravelli, C., Greenwald, S., Hwu, H. G., et al. (1996). Cross-national epidemiology of major depression and bipolar disorder. *Journal of the American Medical Association, 276*(4), 293–299.

Wozniak, J., Biederman, J., Kiely, K., Ablon, J. S., Faraone, S. V., Mundy, E., & Mennin, D. (1995). Mania-like symptoms suggestive of childhood-onset bipolar disorder in clinically referred children. *Journal of the American Academy of Child and Adolescent Psychiatry, 34*(7), 867–876.

第 2 章

Fristad, M. A., Gavazzi, S. M., & Soldano, K. W. (1999). Naming the enemy: Learning to differentiate the "symptoms" from the "self" that experiences them. *Journal of Family Psychotherapy, 10*(1), 81–88.

Geller, B., Bolhofner, K., Craney, J. L., Williams, M., DelBello, M. P., & Gundersen, K. (2000). Psychosocial functioning in a prepubertal and early adolescent bipolar disorder phenotype. *Journal of the American Academy of Child and Adolescent Psychiatry, 39*(12), 1543–1548.

Geller, B., Zimerman, B., Williams, M., DelBello, M., Bolhofner, K., Craney, J. L., Frazier, J., et al. (2002a). DSM-IV mania symptoms in a prepubertal and early adolescent bipolar disorder phenotype compared to attention-deficit hyperactive and normal controls. *Journal of Child and Adolescent Psychopharmacology, 12*(1), 11–25.

Geller, B., Zimerman, B., Williams, M., DelBello, M., Frazier, J., & Beringer, L. (2002b). Phenomenology of prepubertal and early adolescent bipolar disorder: Examples of elated mood, grandiose behaviors, decreased need for sleep, racing thoughts and hypersexuality. *Journal of Child and Adolescent Psychopharmacology, 12*(1), 3–9.

Kovacs, M., Akiskal, H. S., Gatsonis, C., & Parrone, P. L. (1994). Childhood-onset dysthymic disorder. Clinical features and prospective naturalistic outcome. *Archives of General Psychiatry, 51*, 365–374.

第 3 章

Birmaher, B., Ryan, N. D., Williamson, D. E., Brent, D. A., Kaufman, J., Dahl, R. E., et al. (1996). Childhood and adolescent depression: A review of the past 10 years (Part I). *Journal of the American Academy of Child and Adolescent Psychiatry, 35*(1), 1427–1439.

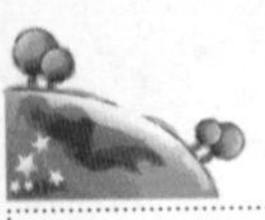

Gershon, E. S., Hamovit, J. H., Guroff, J., & Nurnberger, J. I. (1987). Birth-cohort changes in manic and depressive disorders in relatives of bipolar and schizoaffective patients. *Archives of General Psychiatry, 44,* 314–319.

Lange, K. J., & McInnis, M. G. (2002). Studies of anticipation in bipolar affective disorder. *CNS Spectrum, 7,* 196–202.

Mendlewicz, J., Lindbald, K., Souery, D., Mahieu, B., Nylander, P. O., Bruyn, A. D., et al. (1997). Expanded trinucleotide CAG repeats in families with bipolar affective disorder. *Biological Psychiatry, 42,* 1115–1122.

第 4 章

American Psychiatric Association (1994). *Diagnostic and statistical manual of mental disorders* (4th ed.). Washington, DC: Author.

Carlson, G. A. (1996). Clinical features and pathogenesis of child and adolescent mania. In K. I. Shulman, M. Tohen, & S. P. Kutcher (Eds.), *Mood disorders across the lifespan* (pp. 127–147). New York: Wiley-Liss.

Findling, R. L., Gracious, B. L., McNamara, N. K., Youngstrom, E. A., Demeter, C. A., Branicky, L. A., & Calabrese, J. R. (2001). Rapid continuous cycling and psychiatric co-morbidity in pediatric bipolar I disorder. *Bipolar Disorders, 3,* 202–210.

Geller, B., & Luby, J. (1997). Child and adolescent bipolar disorder: A review of the past 10 years. *Journal of the American Academy of Child and Adolescent Psychiatry, 36*(9), 1168–1176.

Geller, B., Zimerman, B., Williams, M., DelBello, M., Bolhofner, K., Craney, J. L., et al. (2002). DSM-IV mania symptoms in a prepubertal and early adolescent bipolar disorder phenotype compared to attention-deficit hyperactive and normal controls. *Journal of Child and Adolescent Psychopharmacology, 12*(1), 11–25.

Lagace, D. C., Kutcher, S. P., & Robertson, H. A. (2003). Mathematics deficits in adolescents with bipolar I disorder. *American Journal of Psychiatry, 160*(1), 100–104.

Wozniak, J., Biederman, J., Kiely, K., Ablon, J. S., Faraone, S. V., Mundy, E., et al. (1995). Mania-like symptoms suggestive of childhood-onset bipolar disorder in clinically referred children. *Journal of the American Academy of Child and Adolescent Psychiatry, 34*(7), 867–876.

第 5 章

Kaplan, B. J., Crawford, S. G., Gardner, B., & Farrelly, G. (2002). Treatment of mood lability and explosive rage with mineral and vitamins: Two case studies in children. *Journal of Child and Adolescent Psychopharmacology, 12*(3), 205–219.

Kaplan, B. J., Simpson, J. S. A., Ferre, R. C., Gorman, C. P., McMullen, D. M., & Crawford, S. G. (2001). Effective mood stabilization with a chelated mineral supplement: An open-label trial in bipolar disorder. *Journal of Clinical Psychiatry, 62*(12), 936–944.

Nemets, B., Stahl, Z., & Belmaker, R. H. (2002). Addition of omega-3 fatty acid to maintenance medication treatment for recurrent unipolar depressive disorder. *American Journal of Psychiatry, 159,* 477–479.

Stoll, A. L., Severus, W. E., Freeman, M. P., Rueter, S., Zboyan, H. A., Diamond, E., et al. (1999). Omega 3 fatty acids in bipolar disorder. A preliminary double-blind placebo-controlled study. *Archives of General Psychiatry, 56,* 407–412.

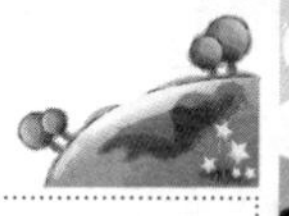

Swedo, S. E., Allen, J. A., Glod, C. A., Clark, C. H., Techer, M. H., Richter, D., et al. (1997). A controlled study of light therapy for the treatment of pediatric seasonal affective disorder. *Journal of the American Academy of Child and Adolescent Psychiatry, 36*(6), 816–821.

第 6 章

Chiaie, R. D., Pancheri, P., & Scapicchio, P. (2002). Efficacy and tolerability of oral and intramuscular S-adenosyl-L-methione 1, 4-butanedisulfonate (SAMe) in the treatment of major depression: Comparison with imipramine in 2 multicenter studies. *American Journal of Clinical Nutrition, 76*(5), 1172S–1176S.

Findling, R. L., McNamara, N. K., O'Riordan, M. A., Reed, M. D., DeMeter, C. A., Branicky, L. A., & Blumer, J. L. (2003). An open-label pilot study of St. John's Wort in juvenile depression. *Journal of the American Academy of Child and Adolescent Psychiatry, 42*(8), 908–914.

Frazier, J. A., Meyer, M. C., Biederman, J., Wozniak, J., Wilens, T. E., Spencer, T. J., et al. (1999). Risperidone treatment for juvenile bipolar disorder: A retrospective chart review. *Journal of the American Academy of Child and Adolescent Psychiatry, 38*(8), 960–965.

Jurgens, T. M. (1999). The use of herbal medicines in younger psychiatric patients. *Child and Adolescent Psychopharmacology News, 4*, 2–4.

Linde, K., Ramierz, G., Muldrow, C. D., Pauls, A., Weidenhammer, W., & Melchart, D. (1996). St. John's wort for depression: An overview and meta-analysis of randomised clinical trials. *British Medical Journal, 313*, 253–258.

Wilens, T. E. (2001). *Straight talk about psychiatric medications for kids*. New York: Guilford Press.

第 7 章

Brent, D. A., Poling, K., McKain, B., & Baugher, M. (1993). A psychoeducational program for families of affectively ill children and adolescents. *Journal of the American Academy for Child and Adolescent Psychiatry, 32*(4), 770–774.

Fristad, M. A., Goldberg-Arnold, J. S., & Gavazzi, S. M. (2002). Multifamily psychoeducation groups (MFPG) for families of children with bipolar disorder. *Bipolar Disorders, 4*, 254–262.

Kaslow, N. J., & Racusin, G. R. (1994). Family therapy for depression in young people. In W. M. Reynolds & H. F. Johnston (Eds.), *Handbook of depression in children and adolescents* (pp. 345–363). New York: Plenum Press.

Marcotte, D. (1997). Treating depression in adolescence: A review of the effectiveness of cognitive-behavioral treatments. *Journal of Youth and Adolescence, 26*(3), 149–154.

Mufson, L., & Fairbanks, J. (1996). Interpersonal therapy for depressed adolescents: A one-year naturalistic follow-up study. *Journal of the American Academy of Child and Adolescent Psychiatry, 35*(9), 1145–1155.

Reinecke, M. A., Ryan, N. E., & DuBois, D. L. (1998). Cognitive-behavioral therapy of depression and depressive symptoms during adolescence: A review and meta-analysis. *Journal of the American Academy of Child and Adolescent Psychiatry, 37*(1), 26–34.

Stark, K. D., Reynolds, W. M., & Kaslow, N. J. (1987). A comparison of the relative efficacy of self-control therapy and a behavioral problem-solving therapy for depression in

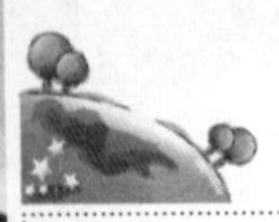

children. *Journal of Abnormal Child Psychology, 15*(1), 91–113.

Stark, K. D., Swearer, S., Kurowski, C., Sommer, D., & Bowen, B. (1996). Targeting the child and the family: A holistic approach to treating child and adolescent depressive disorders. In E. D. Hibbs & P. S. Jensen (Eds.), *Psychosocial treatments for child and adolescent disorders: Empirically based strategies for clinical practice* (pp. 207–238). Washington, DC: American Psychological Association.

Weisz, J. R., Thurber, C. A., Sweeney, L., Proffitt, V. D., & LeGagnoux, G. L. (1997). Brief treatment of mild-to-moderate child depression using primary and secondary control enhancement training. *Journal of Consulting and Clinical Psychology, 65*(4), 703–707.

Wood, A., Harrington, R., & Moore, A. (1996). Controlled trial of a brief cognitive-behavioural intervention in adolescent patients with depressive disorders. *Journal of Child Psychology and Psychiatry and Allied Disciplines*, 37(6), 737–746

第 9 章

Goldberg-Arnold, J. S., & Fristad, M. A. (2003). Psychotherapy for children with bipolar disorder. In B. Geller & M. Del Bello (Eds.), *Bipolar disorder in childhood and early adolescence.* New York: Guilford Press.

第 10 章

The educational needs of a child or adolescent with bipolar disorder. Retrieved May 24, 2003, from www.bpkids.org/learning/educating.htm.

第 11 章

Kann, L., Kinchen, S. A., Williams, B. I., Ross, J. G., Lowry, R., Hill, C. V., et al. (1998, August 14). *Youth Risk Behavior Surveillance—United States, 1997* (CDC Surveillance Surveys, Vol. 47, No. SS-3). Atlanta, GA: Centers for Disease Control.

第 12 章

Holder, D., & Anderson, C. M. (1990). Psychoeducational family intervention for depressed patients and their families. In G. I. Keitner (Ed.), *Depression and families: Impact and treatment* (pp. 157–184). Washington, DC: American Psychiatric Press.

第 14 章

Esterling, B. A., L'Abate, L., Murray, E. J., & Pennebaker, J. W. (1999). Empirical foundations for writing in prevention and psychotherapy: Mental and physical health outcomes. *Clinical Psychology Review, 19*(1), 79–96.

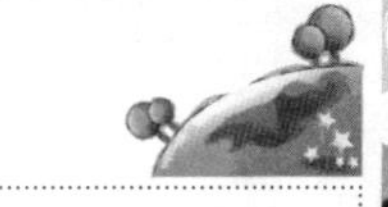

索引

（正文頁邊數字係原文書旁碼，供索引檢索之用）

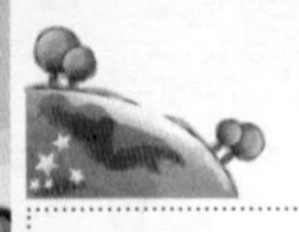

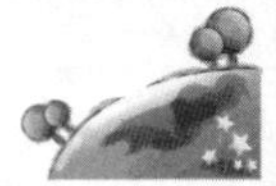
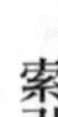

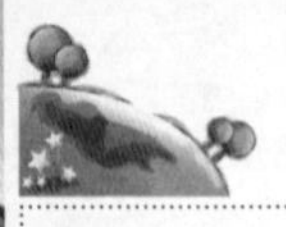

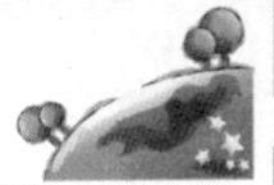

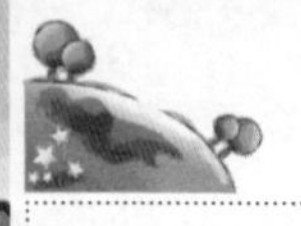

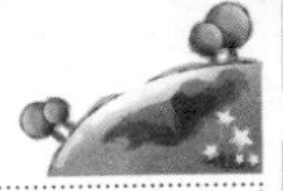

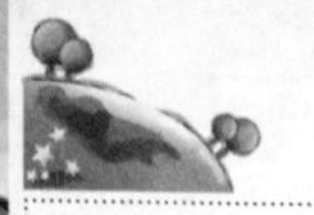

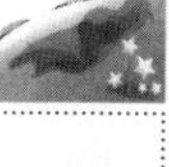

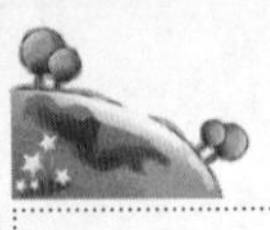

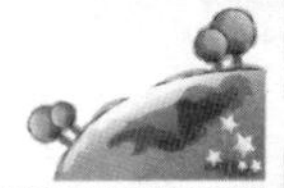

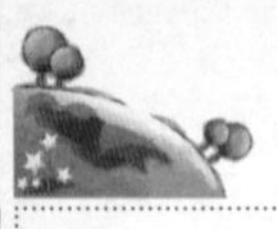

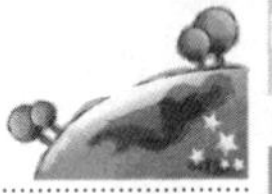

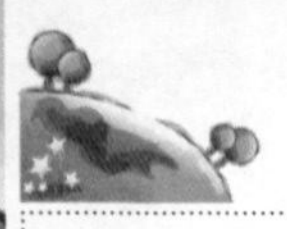

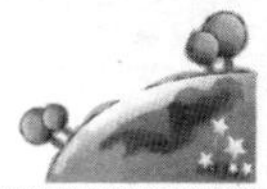

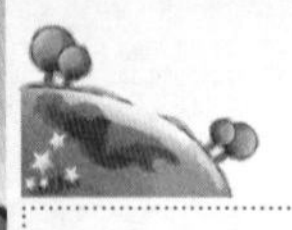

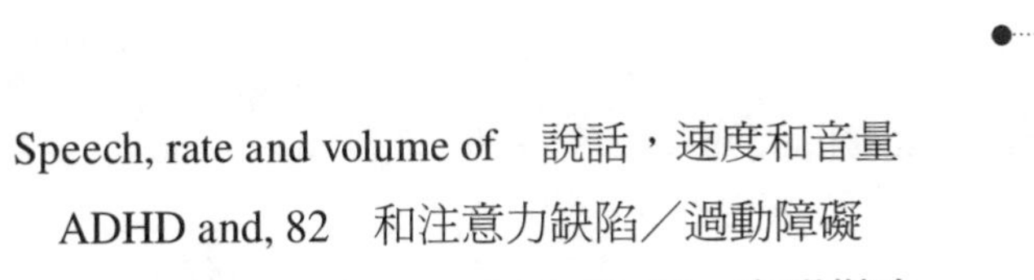
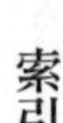

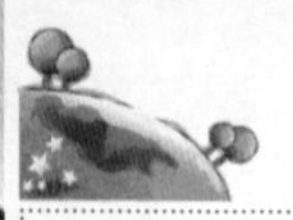

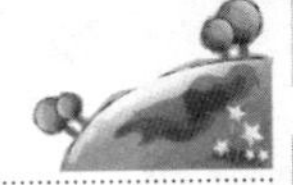

國家圖書館出版品預行編目資料

養育情感性障礙的孩子：如何克服憂鬱症和躁鬱症的障礙／Mary A. Fristad, Jill S. Goldberg Arnold著
鄭麗月譯. --初版.--臺北市：心理, 2008.07
面；　公分.--（障礙教育；79）
參考書目：面
含索引
譯自：Raising a moody child: how to cope with depression and bipolar disorder

ISBN 978-986-191-167-0（平裝）

1.憂鬱症　2.躁鬱症　3.青少年心理　4.親職教育　5.通俗作品

415.985　　97012143

障礙教育 79　養育情感性障礙的孩子：如何克服憂鬱症和躁鬱症的障礙

作　　者：Mary A. Fristad & Jill S. Goldberg Arnold
譯　　者：鄭麗月
執行編輯：林怡倩
總 編 輯：林敬堯
發 行 人：洪有義
出 版 者：心理出版社股份有限公司
社　　址：台北市和平東路一段 180 號 7 樓
總　　機：(02) 23671490　　傳　真：(02) 23671457
郵　　撥：19293172　心理出版社股份有限公司
電子信箱：psychoco@ms15.hinet.net
網　　址：www.psy.com.tw
駐美代表：Lisa Wu　tel: 973 546-5845　fax: 973 546-7651
登 記 證：局版北市業字第 1372 號
電腦排版：菩薩蠻電腦科技有限公司
印 刷 者：正恒實業有限公司
初版一刷：2008 年 7 月

定價：新台幣 330 元　
ISBN 978-986-191-167-0

讀者意見回函卡

No.______　　　　　　　　　　　　　　　　　　填寫日期：　年　月　日

感謝您購買本公司出版品。為提升我們的服務品質，請惠填以下資料寄回本社【或傳真(02)2367-1457】提供我們出書、修訂及辦活動之參考。您將不定期收到本公司最新出版及活動訊息。謝謝您！

姓名：____________________ 性別：1□男　2□女

職業：1□教師 2□學生 3□上班族 4□家庭主婦 5□自由業 6□其他____

學歷：1□博士 2□碩士 3□大學 4□專科 5□高中 6□國中 7□國中以下

服務單位：________________ 部門：________ 職稱：____________

服務地址：________________________ 電話：______ 傳真：______

住家地址：________________________ 電話：______ 傳真：______

電子郵件地址：____

書名：____

一、您認為本書的優點：（可複選）

❶□內容 ❷□文筆 ❸□校對 ❹□編排 ❺□封面 ❻□其他____

二、您認為本書需再加強的地方：（可複選）

❶□內容 ❷□文筆 ❸□校對 ❹□編排 ❺□封面 ❻□其他____

三、您購買本書的消息來源：（請單選）

❶□本公司 ❷□逛書局⇨______書局 ❸□老師或親友介紹

❹□書展⇨____書展 ❺□心理心雜誌 ❻□書評 ❼□其他______

四、您希望我們舉辦何種活動：（可複選）

❶□作者演講 ❷□研習會 ❸□研討會 ❹□書展 ❺□其他______

五、您購買本書的原因：（可複選）

❶□對主題感興趣 ❷□上課教材⇨課程名稱________________

❸□舉辦活動 ❹□其他______________

（請翻頁繼續）

廣　告　回　信
台北郵局登記證
台北廣字第 940 號

（免貼郵票）

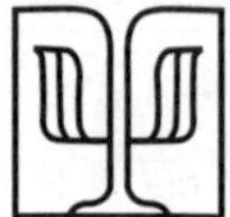

心理出版社 股份有限公司

台北市 106 和平東路一段 180 號 7 樓

TEL:(02)2367-1490
FAX:(02)2367-1457
EMAIL:psychoco@ms15.hinet.net

沿線對折訂好後寄回

六、您希望我們多出版何種類型的書籍

❶□心理　❷□輔導　❸□教育　❹□社工　❺□測驗　❻□其他

七、如果您是老師，是否有撰寫教科書的計劃：□有　□無

書名／課程：＿＿＿＿＿＿＿＿＿＿＿＿＿＿＿

八、您教授／修習的課程：

上學期：＿＿＿＿＿＿＿＿＿＿＿＿＿＿＿

下學期：＿＿＿＿＿＿＿＿＿＿＿＿＿＿＿

進修班：＿＿＿＿＿＿＿＿＿＿＿＿＿＿＿

暑　假：＿＿＿＿＿＿＿＿＿＿＿＿＿＿＿

寒　假：＿＿＿＿＿＿＿＿＿＿＿＿＿＿＿

學分班：＿＿＿＿＿＿＿＿＿＿＿＿＿＿＿

九、您的其他意見

＿＿＿＿＿＿＿＿＿＿＿＿＿＿＿＿＿＿＿＿

謝謝您的指教！　63079